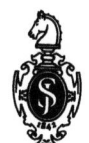

Thomas Steck,
Ricardo Felberbaum, Wolfgang Küpker,
Cosima Brucker, Dominique Finas

Endometriose

Entstehung, Diagnose, Verlauf
und Therapie

Springer-Verlag Wien GmbH

Prof. Dr. Thomas Steck[1], Prof. Dr. Ricardo Felberbaum[2],
Prof. Dr. Wolfgang Küpker[3], Prof. Dr. Cosima Brucker[4],
Dr. Dominique Finas[5]

[1] Frauenklinik der Klinikum Chemnitz GmbH,
[2] Frauenklinik, Universitätsklinikum Schleswig-Holstein, Lübeck,
[3] Frauenklinik im Zentralkrankenhaus Bremen-Nord, [4] Universitäts-Frauenklinik Ulm,
[5] Frauenklinik, Universitätsklinikum Schleswig-Holstein, Lübeck

Das Werk ist urheberrechtlich geschützt.
Die dadurch begründeten Rechte, insbesondere die der Übersetzung, des Nachdruckes, der Entnahme von Abbildungen, der Funksendung, der Wiedergabe auf photomechanischem oder ähnlichem Wege und der Speicherung in Datenverarbeitungsanlagen, bleiben, auch bei nur auszugs-weiser Verwertung, vorbehalten. Die Wiedergabe von Gebrauchsnamen, Handelsnamen, Warenbezeichnungen usw. in diesem Buch berechtigt auch ohne besondere Kennzeichnung nicht zu der Annahme, dass solche Namen im Sinne der Warenzeichen- und Markenschutz-Gesetzgebung als frei zu betrachten wären und daher von jedermann benutzt werden dürfen.

© 2004 Springer-Verlag Wien
Ursprünglich erschienen bei Springer Wien New York 2004

Produkthaftung: Sämtliche Angaben in diesem Fachbuch erfolgen trotz sorgfältiger Bearbeitung und Kontrolle ohne Gewähr. Insbesondere Angaben über Dosierungsanweisungen und Applikationsformen müssen vom jeweiligen Anwender im Einzelfall anhand anderer Literaturstellen auf ihre Richtigkeit überprüft werden. Eine Haftung des Autors oder des Verlages aus dem Inhalt dieses Werkes ist ausgeschlossen.

Umschlagbilder: © Thomas Steck 2004
Datenkonvertierung und Umbruch: Grafik Rödl, A-2486 Pottendorf
Druck: Druckerei Theiss GmbH, A-9431 St. Stefan im Lavanttal
Gedruckt auf säurefreiem, chlorfrei gebleichtem Papier – TCF
SPIN: 10859231
Mit 46 zum Teil farbigen Abbildungen

Bibliografische Information der Deutschen Bibliothek
Die Deutsche Bibliothek verzeichnet diese Publikation in der
Deutschen Nationalbibliografie; detaillierte bibliografische Daten
sind im Internet über http://dnb.ddb.de abrufbar.

ISBN 978-3-7091-7196-7   ISBN 978-3-7091-0574-0 (eBook)
DOI 10.1007/978-3-7091-0574-0

Geleitwort

Die Endometriose ist ein alltägliches Krankheitsbild in der Frauenheilkunde. Trotz dieser Häufigkeit – man spricht von 8–10% aller Frauen zwischen dem 15. und 50. Lebensjahr – ist diese Erkrankung der Frau bis heute noch wenig erforscht. Allein die zahlreichen Theorien zur Entstehung der Endometriose geben einen Beleg dafür, wie weit wir von einer schlüssigen Erklärung entfernt sind. Ähnlich vielfältig sind auch die therapeutischen Ansätze der Endometriose, die sich nur mit relativ radikalen Methoden von Grund auf bekämpfen lässt. Die Frauen leiden häufig unter rezidivierenden Schmerzen, so dass oft das Sexualleben gestört ist und ein vorhandener Kinderwunsch unerfüllt bleibt. Die Dysmenorrhoen können immer wiederkehren und den betroffenen Frauen das Dasein in schmerzvoller Weise verleiden. Die verzweifelten Bemühungen einer grundlegenden Therapie führen letztlich zu einschneidenden medikamentösen und operativen Interventionen, wobei der dauerhafte Erfolg oft fraglich ist.

Umso wichtiger ist die vorliegende Monographie, die sich ausschließlich dem Thema Endometriose mit allen ihren Facetten widmet. Dieses Buch trägt zum besseren Verständnis dieser Erkrankung bei und bietet eine Hilfestellung für den behandelnden Arzt, denn eine kompetente Endometriose-Therapie muss heute ein weites Spektrum an therapeutischen Möglichkeiten ins Auge fassen, um letztlich für die Patientin das optimale Behandlungsergebnis zu erzielen. Es ist den Autoren sehr zu danken, dass sie ein solch schwieriges Feld bearbeitet und das gesamte Spektrum der aktuellen Endometriose-Behandlung beleuchtet haben. Ich wünsche dem Werk eine weite Verbreitung, denn schlussendlich dient es dem Wohle der uns anvertrauten Patientinnen.

Prof. Dr. med. Johannes Dietl
Direktor der Universitäts-
Frauenklinik Würzburg

Vorwort

Die Endometriose ist ein häufig chronisches Krankheitsbild bei menstruierenden Frauen, das auf eine Verschleppung oder Verpflanzung endometrialer Zellen zurückzuführen ist und mit Schmerzen, Blutungsstörungen und ungewollter Kinderlosigkeit einhergeht. Die Erkrankung ist nicht so lebensbedrohlich wie ein Krebsleiden. Dennoch quält sie die betroffenen Frauen mitunter sehr, da diese oft über Jahre gynäkologischen und anderen Eingriffen und medikamentösen Therapiezyklen unterziehen müssen. Die chronischen Schmerzen und verstümmelnden Operationen am Genitale können die Partnerschaft und die sozialen Kontakte der betroffenen Frauen stören und ihr Selbstwertgefühl empfindlich beeinträchtigen.

Mit dem Rückgang der durchschnittlichen Kinderzahl und der Zunahme der Zahl der Menstruationen, die im Leben einer Frau durchschnittlich ablaufen, ist auch die Häufigkeit der Endometriose in den letzten Jahrzehnten angestiegen. Das Krankheitsbild hat verstärkt Aufmerksamkeit erfahren. Das Wissen um die Entstehung und die Behandlungsmöglichkeiten hat sowohl auf der Seite der Ärzte als auch der betroffenen Frauen zugenommen. Mittlerweile findet jedes Jahr ein nationaler Endometriose-Kongress statt, auf dem die neuesten Erkenntnisse ausgetauscht und vielversprechende therapeutische Möglichkeiten vorgestellt werden. Viele betroffene Frauen sind nicht bereit, ihr Leben durch die Krankheit verändert zu sehen. Sie lehnen sich auf und organisieren sich in Selbsthilfegruppen.

Wir haben uns in dem vorliegenden Buch die Aufgabe gesetzt, das aktuelle Wissen um die Entstehung der Endometriose, der vielfältigen Symptome und Lokalisationen, der operativen und medikamentösen therapeutischen Optionen zusammenzutragen und zu bewerten. Es ist ein Buch mit mehreren Autoren, die ein bis zwei Kapitel geschrieben und ihre fachliche Einstellung eingebracht haben. Der Leser wird darin sowohl den aktuellen Stand der Wissenschaft bei der Epidemiologie, Entstehung und der Symptome als auch die Erfahrungen der Autoren bei der Diagnostik und Therapie der Erkrankung wiederfinden. Es wird bereichert durch zahlreiche Tabellen und Abbildungen, die während einer Operation, einer sonographischen Untersuchung oder als mikroskopisches Präparat aufgenommen wurden. Das Buch wendet sich gleichermaßen an Frauenärzte in Klinik und Praxis, an Ärzte benachbarter Fachdisziplinen oder in der Weiterbildung, an betroffene Frauen und

Selbsthilfegruppen. Es eignet sich als Nachschlagewerk wie zur fachlich kompetenten Beratung. Es enthält aktuelle Therapieempfehlungen, gibt einen Überblick über die Medikamente und deren Indikationsbereiche, die unterschiedlichen operativen Eingriffe und nennt die Adressen von Patientenorganisationen und Selbsthilfegruppen. Wir wünschen uns, dass das Lesen darin Spaß macht und Anregungen bietet, dass es zum Wissen und Verständnis der Erkrankung beiträgt und dass sowohl Ärzte verschiedener Disziplinen, als auch betroffene Frauen und interessierte Laien daran Gefallen finden. Wir hoffen, dass es gerne gelesen wird.

Wir möchten uns an dieser Stelle bei den Mitarbeitern des Verlages, insbesondere bei Frau Mag. Renate Eichberger, für ihre stets unterstützende und motivierende Begleitung des Werkes, ihre Geduld und ihr Bemühen um eine ansprechende Wiedergabe und Gestaltung des Textes auf das herzlichste bedanken.

März 2004   Die Autoren

Inhaltsverzeichnis

Autorenverzeichnis XIII

1 Entstehung und Pathogenese (*Dominique Finas, Wolfgang Küpker, Klaus Diedrich, Ricardo Felberbaum*) 1
   1.1 Epidemiologie 1
      1.1.1 Begriffsbestimmung 1
      1.1.2 Häufigkeit 10
      1.1.3 Rezidivrisiko 12
      1.1.4 Allgemeinmedizinische Bedeutung 12
      1.1.5 Altersverteilung 16
      1.1.6 Risikofaktoren 16
   1.2 Entstehungstheorien 17
      1.2.1 Retrograde Menstruation 17
      1.2.2 Transplantation 17
      1.2.3 Metaplasie 18
      1.2.4 Hämatogene Verschleppung 19
   1.3 Pathogenese 20
      1.3.1 Tubenfunktion 20
      1.3.2 Uterine Peristaltik 20
      1.3.3 Immunologische Störungen 20
      1.3.4 Douglas-Millieu – Mediatorsystem 21
      1.3.5 Ovarieller Zyklus 23
      1.3.6 Steroidhormone und Wachstumsfaktoren 26
      1.3.7 Angiogenese 27
      1.3.8 Umweltgifte und Schadstoffe 30
      1.3.9 Hormoneller Einfluss 32
   Literatur 32

2 Manifestationen und Verlauf (*Thomas Steck*) 37
   2.1 Morphologie 37
      2.1.1 Peritoneale Implantate 38
      2.1.2 Ovarendometriose 42
      2.1.3 Tief infiltrierende Endometriose 45
      2.1.4 Tubenendometriose 46
      2.1.5 Douglasendometriose 47
      2.1.6 Intestinale Endometriose 48
   2.2 Mikroskopische und histologische Befunde 48
   2.3 Zelluläre und zyklische Aktivität 50
      2.3.1 Proliferation 51
      2.3.2 Steroidrezeptoren 51
      2.3.3 Östradiol und Aromatase 52

2.3.4 Wachstumsfaktoren und deren Rezeptoren ... 53
2.3.5 Angiogenese ... 54
2.3.6 Prostaglandine ... 56
2.3.7 Adhäsionsmoleküle ... 57
2.3.8 Proteasen ... 58
2.3.9 Apoptose ... 60
2.3.10 Fibrinolyse ... 60
2.4 Immunsystem ... 60
 2.4.1 Autoimmunität ... 61
 2.4.2 Zelluläres Immunsystem ... 62
 2.4.3 Zytokine und Chemokine ... 63
2.5 Schmerzen und Adhäsionen ... 64
 2.5.1 Schmerzentstehung ... 65
 2.5.2 Ausbildung von Adhäsionen ... 66
 2.5.3 Ort der Adhäsionen ... 66
2.6 Klassifikation und Stadieneinteilung ... 68
 2.6.1 Inspektion und Palpation ... 69
 2.6.2 Vaginale Sonographie ... 71
 2.6.3 Weitergehende Diagnostik ... 71
 2.6.4 Stadieneinteilung ... 72
Literatur ... 77

3 Symptome und Diagnostik (Cosima Brucker) ... 81

3.1 Schmerzen ... 82
3.2 Lokalisation ... 85
 3.2.1 Endometriosis genitalis interna ... 86
 3.2.2 Endometriosis genitalis externa ... 87
 3.2.3 Endometriosis extragenitalis ... 87
 3.2.4 „Tiefe" Endometriose ... 90
 3.2.5 Frozen pelvis ... 91
 3.2.6 Endometriose der ableitenden Harnwege ... 91
 3.2.7 Andere extragenitale Manifestationen ... 93
3.3 Untersuchungsverfahren ... 94
 3.3.1 Klinische Untersuchung ... 94
 3.3.2 Sonographie ... 95
 3.3.3 Zysto- und Rektosigmoidoskopie ... 96
 3.3.4 Andere bildgebende Verfahren ... 96
 3.3.5 Serummarker ... 98
 3.3.6 Laparoskopie ... 98
3.4 Gestörte Sexualität und psychosomatische Aspekte ... 99
Literatur ... 101

4 Endometriose und Kinderlosigkeit (Cosima Brucker) ... 103

4.1 Auslösung von Sterilität ... 103
 4.1.1 Ovarialendometriom ... 105
 4.1.2 Adhäsionen, Obliteration des Douglas ... 107
 4.1.3 Voroperationen ... 109
4.2 Hormonelle und immunologische Faktoren bei Endometriose ... 109
 4.2.1 Zyklusstörungen bei Frauen mit Endometriose ... 110
 4.2.2 Abortneigung ... 111
 4.2.3 Immunologische Störungen ... 112
4.3 Therapiansätze zur Verbesserung der Fertilität ... 113
Literatur ... 118

5 Operative Therapie *(Thomas Steck)* 121
5.1 Therapeutische Strategie 121
5.1.1 Exspektatives Management 122
5.1.2 Operative Sanierung 123
5.1.3 Medikamentöse Vor- und Nachbehandlung, Dreistufenkonzept ... 124
5.1.4 Alters- und Stadienabhängigkeit 129
5.2 Indikationen 130
5.2.1 Pelvine Schmerzen 130
5.2.2 Ungewollte Kinderlosigkeit 133
5.2.3 Organmanifestationen 135
5.3 Zugangswege 136
5.3.1 Endoskopischer Zugang 136
5.3.2 Laparotomie 138
5.3.3 Vaginaler Zugangsweg 139
5.3.4 Vaginale sonographisch gesteuerte Punktion 139
5.4 Operationen bei Organmanifestationen 140
5.4.1 Myometrium 140
5.4.2 Peritoneum 141
5.4.3 Adhäsionen 142
5.4.4 Douglas-Raum 142
5.4.5 Septum rectovaginale 143
5.4.6 Tube 145
5.4.7 Ovar 147
5.4.8 Rectum und Rectosigmoid 151
5.4.9 Harnblase 153
5.4.10 Ureter und Niere 154
5.4.11 Appendix 155
5.4.12 Dünndarm 156
5.4.13 Zwerchfell und Leber 156
5.4.14 Thorax 157
5.4.15 Nabel 158
5.4.16 Narben 158
5.4.17 Perineum 160
5.4.18 Muskulatur 161
5.4.19 Peripheres und zentrales Nervensystem 161
5.5 Radikale Sanierung 161
5.5.1 Ovarektomie 162
5.5.2 Hysterektomie 162
5.5.3 Hysterektomie mit Adnexektomie beidseits 164
Literatur 166

6 Medikamentöse und konservative Therapie *(Dominique Finas, Wolfgang Küpker, Klaus Diedrich, Ricardo Felberbaum)* 171
6.1 Therapiekonzepte 171
6.1.1 Zyklusblockade 173
6.1.2 Wirkmechanismus 173
6.1.3 Vor- und Nachbehandlung 175
6.2 Schmerztherapie 178
6.2.1 Medikamentös 180
6.2.2 Physikalisch 184
6.2.3 Naturheilverfahren 185
6.2.4 Psychosoziale Verfahren 187
6.2.5 Akupunktur 187
6.3 Indikationen 188

6.3.1 Schmerzen 188
6.3.2 Organbefall 190
6.3.3 Sterilität 191
6.3.4 Prä- oder postoperativ 193
6.4 Hormonelle Therapie 195
   6.4.1 Gestagene 195
   6.4.2 Ovulationshemmer 196
   6.4.3 Danazol 197
   6.4.4 GnRH-Agonisten und -Antagonisten 198
   6.4.5 Antigestagene 200
   6.4.6 Add back-Therapie 201
   6.4.7 Osteoporoseprophylaxe 203
   6.4.8 Therapiedauer 207
   6.4.9 Ergebnisse randomisierter Therapiestudien 208
   6.4.10 Aktuelle Empfehlungen 211
   6.4.11 Effekt auf Rezidiv- und Schwangerschaftsrate 212
6.5 Rehabilitation 215
   6.5.1 Ernährung 216
   6.5.2 Aktivität 216
   6.5.3 Selbsthilfegruppen 217
      6.5.3.1 Deutschland 217
      6.5.3.2 Österreich 221
      6.5.3.3 Schweiz 222
      6.5.3.4 Kinderwunsch 222
Literatur 225

Sachverzeichnis 231

Autorenverzeichnis

Prof. Dr. Cosima Brucker	Leiterin des Zentrums für Reproduktionsmedizin und Gynäkologische Endokrinologie Universitäts-Frauenklinik Ulm Prittwitzstraße 43 D-89075 Ulm e-mail: cosima.brucker@medizin.uni-ulm.de
Prof. Dr. Ricardo Felberbaum	Stellvertretender Direktor der Klinik für Frauenheilkunde und Geburtshilfe Universitätsklinikum Schleswig-Holstein Campus Lübeck Ratzeburger Allee 160 D-23538 Lübeck e-mail: rfelberbau@aol.com
Prof. Dr. Wolfgang Küpker	Direktor der Frauenklinik des Zentralkrankenhauses Bremen-Nord Hammerbecker Straße 228 D-28755 Bremen e-mail: frauenklinik@zkhnord.de
Prof. Dr. Thomas Steck	Direktor der Frauenklinik der Klinikum Chemnitz GmbH Flemmingstraße 4 D-09116 Chemnitz e-mail: th.steck@skc.de
Dr. Dominique Finas	Klinik für Frauenheilkunde und Geburtshilfe Universitätsklinikum Schleswig-Holstein Campus Lübeck Ratzeburger Allee 160 D-23538 Lübeck e-mail: finas.d@web.de

1 Entstehung und Pathogenese

Dominique Finas, Wolfgang Küpker, Klaus Diedrich, Ricardo Felberbaum

1.1 Epidemiologie

1.1.1 Begriffsbestimmung

Der Begriff der Endometriose leitet sich vom Endometrium ab. Dabei handelt es sich um endomeriumähnliches Gewebe, welches ektop, also nicht im Cavum uteri zu finden ist. Die Endometriose ist eine östrogenabhängige, benigne Erkrankung. Das Vorhandensein einer stromatalen Komponente ist eine wichtige Voraussetzung für die hormonelle Ansprechbarkeit.

Endometriose kann an verschiedenen Orten im Organismus auftreten. Die Endometriosis genitalis interna bezeichnet Endometriose im Myometrium (Adenomyosis uteri) (Abb. 1). Von Endometriosis genitalis externa spricht man, wenn Endometriose am inneren Genitale auftritt: in der Vagina, der Tuba uterina (z.B. die Salpingitis isthmica nodosa als Sonderform) (Abb. 2), im Ovar (sog. Endometriom mit Ausbildung von Schokoladen- bzw. Teerzysten) (Abb. 3 und 4). Die Endometriosis extragenitalis bezeichnet Endometriose, die sich außerhalb des Genitale findet: intra- oder retroperitoneal (Spatium rectovaginale (Douglasendometriose), Ligg. sacrouterina (Abb. 5 und 6), Harnblase/Blasendach (Abb. 7), Darm, Netz, Ureter (Abb. 8) oder seltener an weiter vom inneren Genitale entfernten Orten wie dem Gehirn, den peripheren Nerven, Knochen, Leber, Lunge oder Haut (Tabelle 1). Durch iatrogene Ausbreitung kommt es zudem beispielsweise zur Ausbildung einer Narbenendometriose nach operativen Eingriffen.

Unter dem hormonellen Einfluss im weiblichen Zyklus verhält Endometriose sich wie orthotopes Endometrium und kann verschiedene funktionelle Beschwerden oder Schmerzen hervorrufen. Die Pathogenese der Endometriose ist letztlich noch ungeklärt. Verschiedene Modelle versuchen Erklärungen für deren Entstehung zu liefern (Transplantat- und Metaplasietheorie). Sie kann mechanische Hindernisse, Störungen im Mediatorsystem und im Gleichgewicht der Wachstumsfaktoren, immunologische Phänomene und eine Störung der Homöostase des peritonealen Milieus erzeugen.

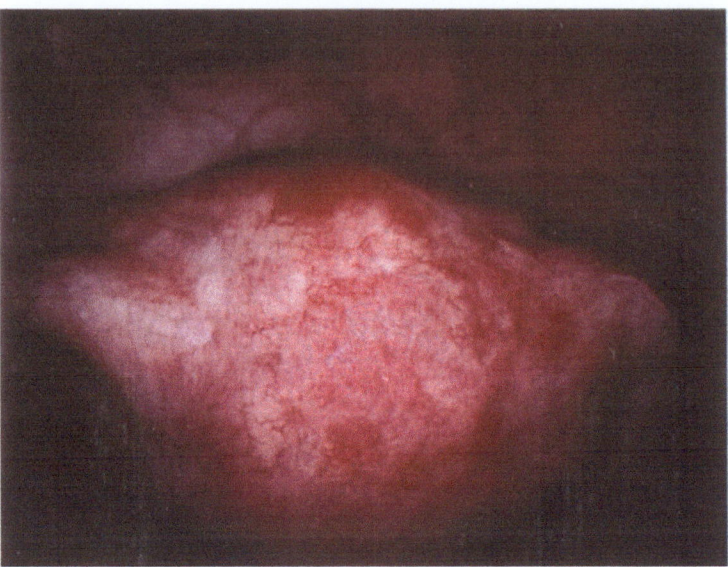

Abb. 1. Adenomyosis uteri. Die im Myometrium verlaufenden Gefäße und endometrioiden Implantate erzeugen eine unebene uterine Oberfläche. Die intensive rote Färbung spiegelt die starke Vaskularisation bei der Adenomyosis wieder. Zusätzlich sind peritoneale Endometrioseimplantate auf der Serosa zu erkennen. Intraoperative Aufnahme bei Laparoskopie

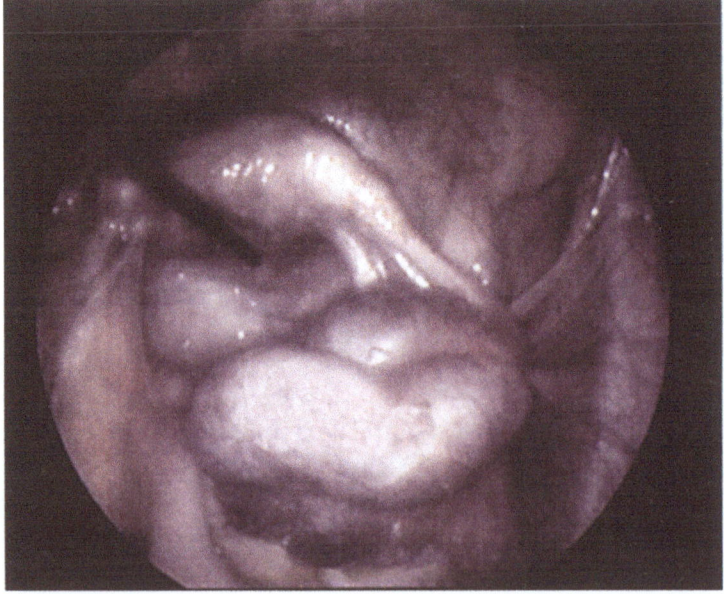

Abb. 2. Endometriom der rechten Tube. Am oberen Bildrand ist der Uterus in anteflektierter Stellung zu sehen. Das Tubenendometriom stellt sich als stark aufgetriebene Tube rechts im Bildvordergrund dar. Intraoperative Aufnahme bei Laparoskopie

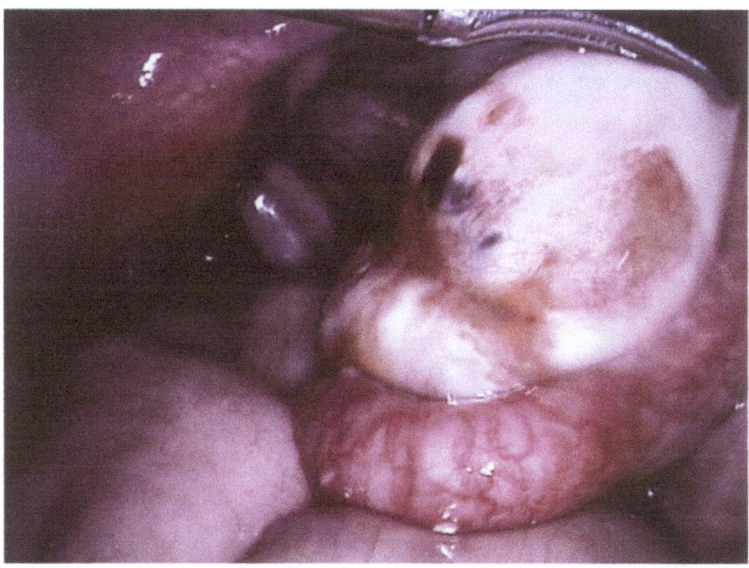

Abb. 3. Intaktes Endometriom des rechten Ovars. Am linken oberen Bildrand ist der Uterus zu sehen. Die rechte Tube befindet sich im Bildvordergrund. Darüber ist das rechte Ovar zu sehen. Das Endometriom ist an der Ovarkapsel gut zu erkennen. Intraoperative Aufnahme bei Laparoskopie

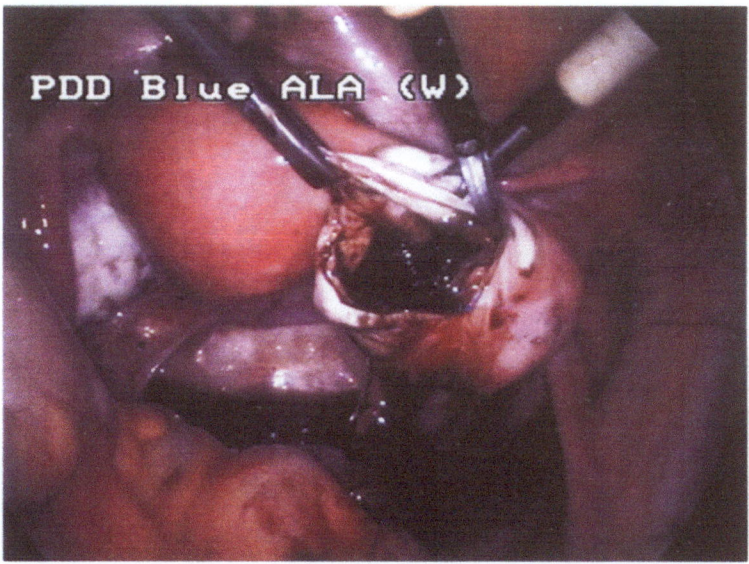

Abb. 4. Eröffnetes Endometriom des rechten Ovars. Ausschälung des Zystenbalges eines Endometrioms im rechten Ovar nach Eröffnung der Zystenkapsel. Im Bildhintergrund links ist der Uterus zu erkennen. Intraoperative Aufnahme bei Laparoskopie

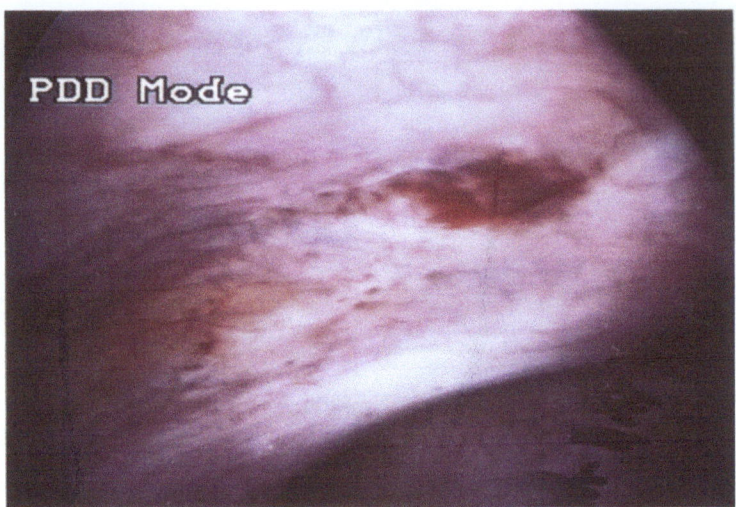

Abb. 5. Endometrioseherd am Ligamentum sacrouterinum mit Neovaskularisation. Der Endometrioseherd kommt oberhalb des Ligamentum sacrouterinum zur Darstellung. Außerdem ist zum linken Bildrand hin die dem Endometrioseherd zugehöige Gefäßversorgung im Sinne einer Neovaskularisation zu erkennen. Intraoperative Aufnahme bei Laparoskopie

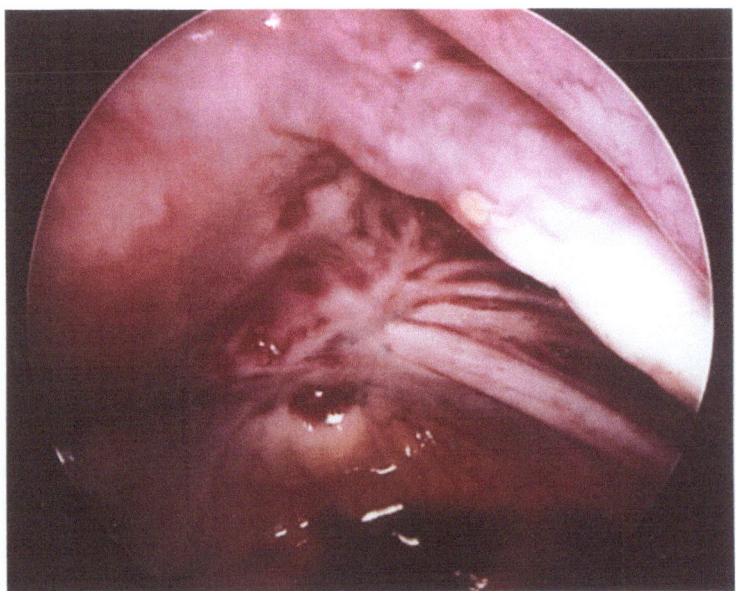

Abb. 6. Endometrioseherd am Ligamentum sacrouterinum. Am linken Bildrand ist der Uterus zu erkennen. Das rechte Ligamentum sacrotuerinum zieht vom rechten Bildrand unten kommend in einen Herd narbiger, endometriosebedingter Verwachsungen hinein. Intraoperative Aufnahme bei Laparoskopie

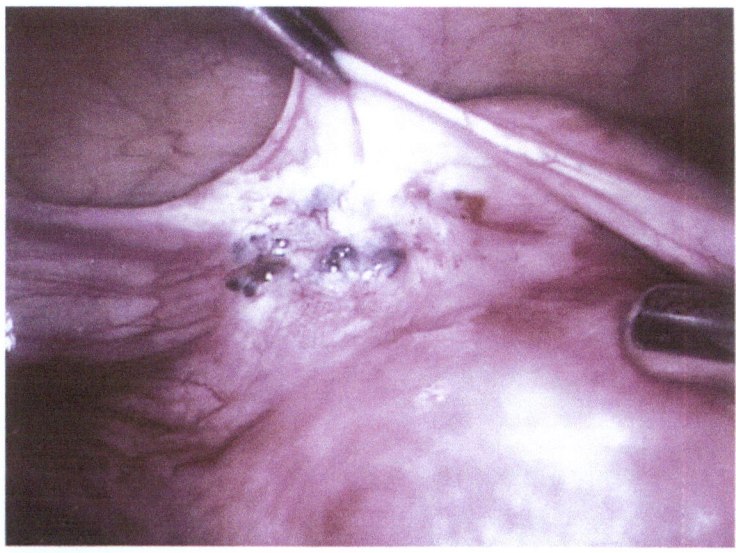

Abb. 7. Endometrioseherd an der Blasenumschlagsfalte. Im Bildvordergrung rechts ist der Uterus zu sehen. An der angehobenen Blasenumschlagsfalte kommt ein knotiger Herd mit lividegefärbter Endometriose zur Darstellung. Die Wölbung im Bildhintergrund – hinter der Blasenumschlagsfalte – kommt durch die Blockung des in der Harnblase liegenden Blasenkatheters zustande. Intraoperative Aufnahme bei Laparoskopie

Tabelle 1. Intraoperative Häufigkeitsverteilung der Endometrioselokalisationen

Lokalisation	Schweppe (in %)	Semm (in %)
Ligamentum sacrouterinum	60	64
Ovar	52	51
Douglas	28	28
Ligamentum latum	16	11
Blasendach	15	23
Rektum	12	–
Mesosalpinx	10	6
Eileiter	2–8	–
Dünn-/Dickdarm	7	5
Ligamentum rotundum	5	–
Uterus	–	1

– keine Angaben

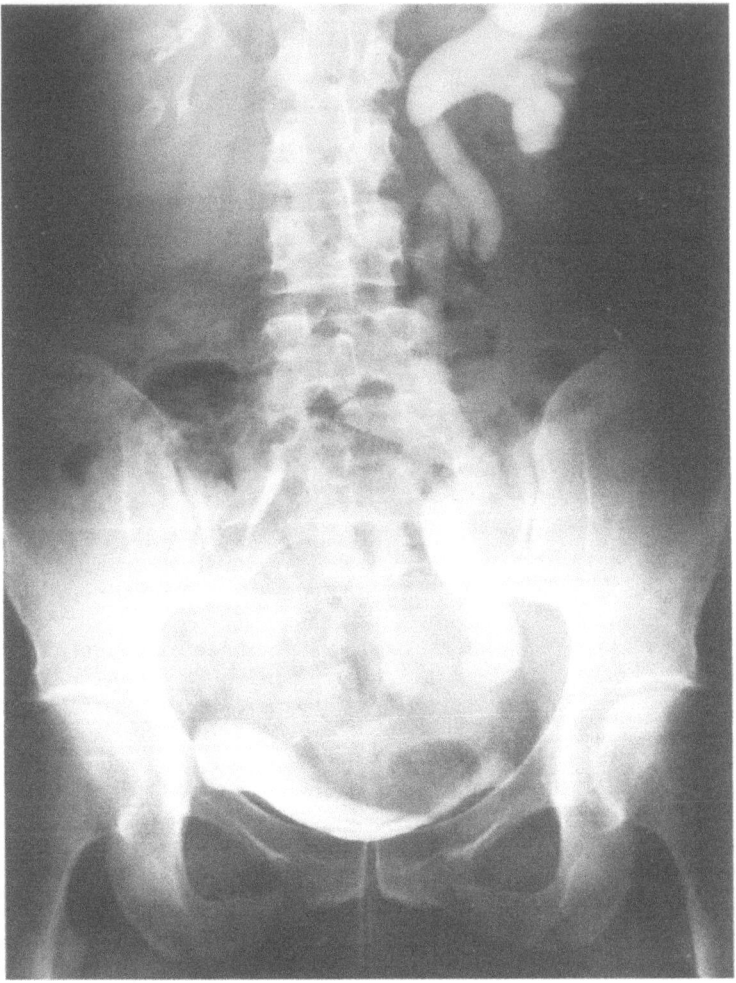

Abb. 8. Ureterendometriose und Endometriose im kleinen Becken. Röntgendarstellung der ableitenden Harnwege im Rahmen der Durchführung einer i.v.-Pyelografie. Die Endometriose hat zu einer beinahe kompletten Obliteration des rechten Ureters geführt. Dieser bleibt fast im gesamten Verlauf ohne Darstellung. Die dauerhafte Strangulation des rechten Ureters mit initialem Harnstau hat bereits einen Parenchymschaden mit Einschränkung der Nierenfunktion auf dieser Seite bewirkt. Die rechte Niere reichert nur noch mäßig an. Linksseitig ist der Prozess noch nicht so weit fortgeschritten. Das Nierenbeckenkelchsystem ist gestaut. Der Ureter kommt im Verlauf bis zum Eintritt in das kleine Becken als Megaureter mit ausgeprägtem Kinking zur Darstellung. Die Endometriose des kleinen Beckens komprimiert den Ureter in dessen weiterem Verlauf und hindert den Weitertransport des Harns. Die linke Niere kompensiert aber noch die rechtsseitige Einschränkung der Nierenfunktion

Die Endometriose bietet ein vielfältiges morphologisches Erscheinungsbild. Dabei gilt als ein typischer Befund das Auftreten von lividen kleinknotigen Auflagerungen auf den Ovarien und/oder dem Peritoneum im kleinen Becken (Abb. 7 und 9). Gerade bei den pigmentierten Befunden zeigt sich häufig eine überraschende Diskrepanz zwischen klinisch scheinbar eindeutig positivem Befund und negativer Histologie (Stratton et al. 2002). Pigmentierte Befunde gelten als typisch, unpigmentierte als atypisch. Als suspekt sind schleierartige Strukturen und Bläschen einzuordnen (Abb. 10 und 11). Untersucht man die biochemische bzw. biologische Aktivität der Endometrioseherde, so ist die nicht pigmentierte mit der aktiven, hingegen die pigmentierte mit der inaktiven Form gleichzusetzen. Die Endometriose ist offensichtlich vielgestaltig, verwechselbar und dabei weder makroskopisch, noch lupenoptisch suffizient darstellbar. Dennoch erfolgt die Diagnosesicherung derzeit unter Weißlichtbedingungen mit der Gewinnung einer Histologie von suspekten Befunden.

Die *American Fertility Society* (AFS) hat 1979 ein Scoresystem zur Klassifikation der Endometriose entwickelt (revidierte Version 1997, rAFS) (AFS 1979, 1997). Nach diesem Scoresystem vergebene Punkträngeergeben das klinische Endometriosestadium (Tabelle 2). In das komplexe Scoresystem fließen intra operativ erhobene Befunde nach Aspekt, Lokalisation, Ausdehnung, die Tubendurchgängigkeit und Invasionstiefe der Endometrioseherde

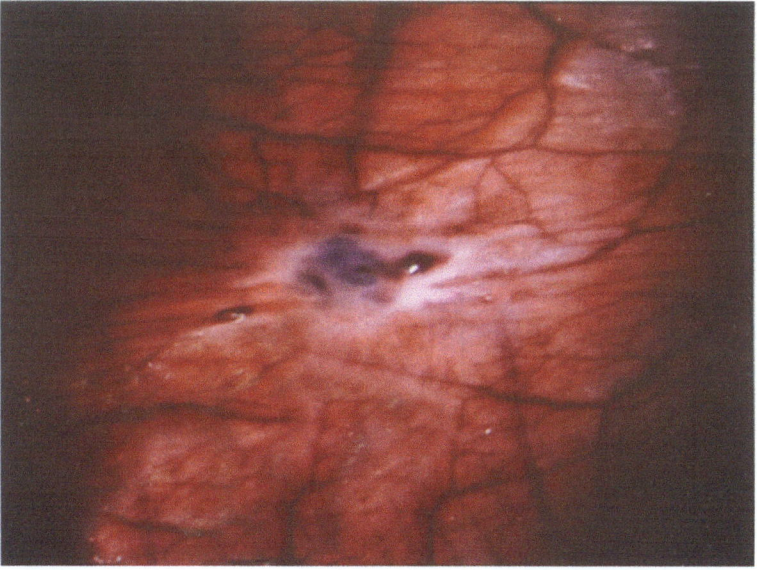

Abb. 9. Livider kleinknotiger peritonealer Endometrioseherd. Sicht auf die Beckenwand. Auf dem Peritoneum ist eine kleinknotige Auflagerung zu sehen. Die livide Läsion ist gut vaskularisiert und von kleineren rötlichen Läsionen umgeben. Ein perifokales Ödem bedingt den weißen Halo. Intraoperative Aufnahme bei Laparoskopie

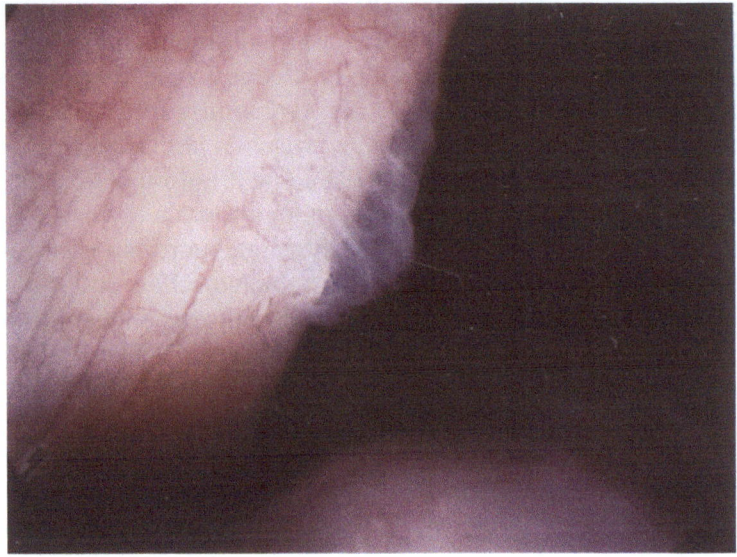

Abb. 10. Peritonealer Schleier. Vom Peritoneum ausgehend beginnt die Endometriose schleierartig in die Peritonealhöhle zu proliferieren. In dem durchscheinenden Gewebe ist bereits die eigene Gefäßversorgung sichtbar. Dieser klinisch als suspekt einzuordnende Endometrioseherd ist biochemisch hoch aktiv. Intraoperative Aufnahme bei Laparoskopie

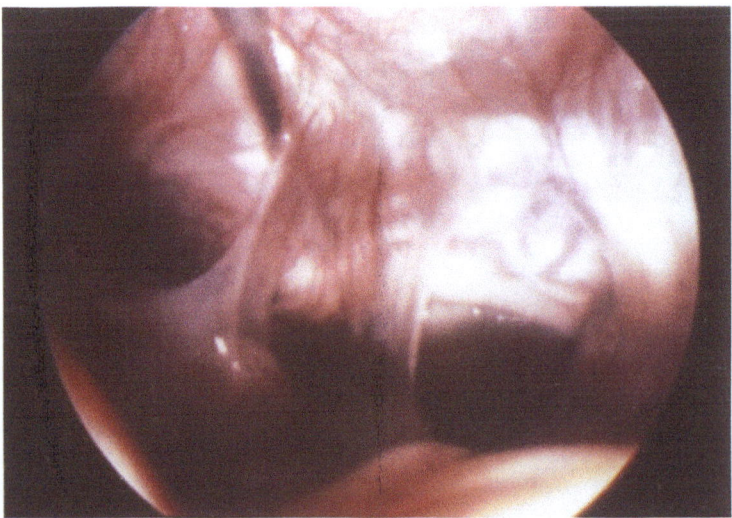

Abb. 11. Endometioider schleierförmiger Adhäsionsstrang. Mehrere schleierartige Verwachsungsstränge von der Beckenwand zum Darm sind deutlich erkennbar. Die Schleier tragen multiple Gefäßproliferate. Intraoperative Aufnahme bei Laparoskopie

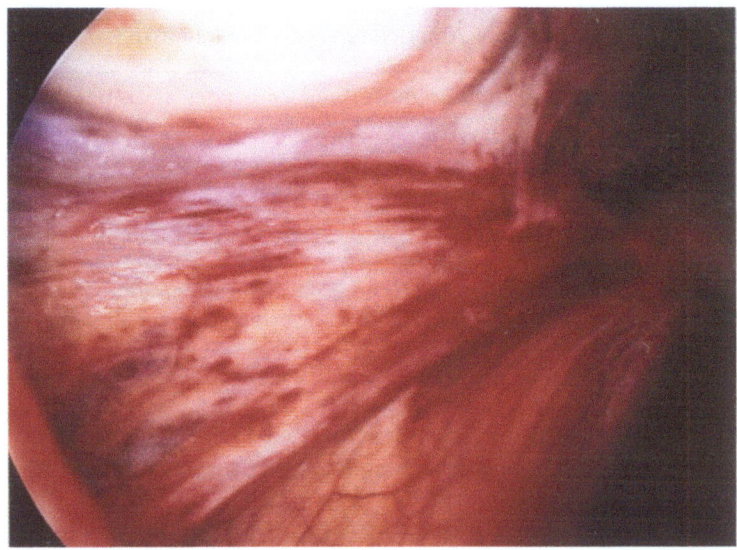

Abb. 12. Starke endometriosebedingte Adhäsionen rAFS III-IV. Am linken oberen Bildrand ist das linke Ovar zu sehen. Peritoneale Adhäsionen haben das Adnex ausgedehnt ummauert. Sie beziehen das Spatium rectovaginale im weiteren Verlauf mit ein. Die gut vaskularisierten Adhäsionsstränge tragen multiple rötliche endometrioide Auflagerungen. Intraoperative Aufnahme bei Laparoskopie

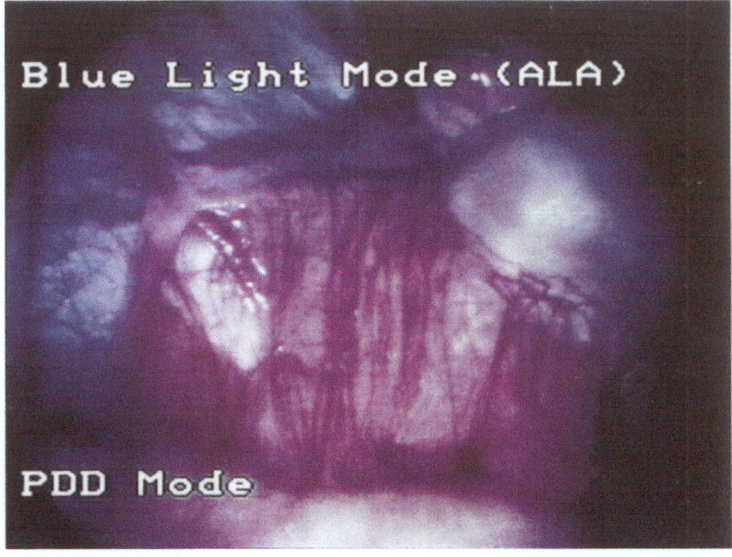

Abb. 13. Schwere Endometriose rAFS IV im Spatium rectovaginale. Der Uterus ist am rechten Bildrand zu erkennen und vollständig endometriotisch ummauert. Das Spatium rectovaginale ist als solches nicht mehr zu erkennen. Intraoperative Aufnahme bei Laparoskopie

Tabelle 2. Stadieneinteilung der Endometriose nach der Klassifikation der Endometriose der *American Fertility Society* (rAFS)

Stadium	Klinische Bewertung	Punktwert
I	minimal	1–5
II	mild	6–15
III	mäßig	16–40
IV	schwer	>40

Der hier dargestellten Stadieneinteilung liegt ein *Scoring* intraoperativ erhobener Befunde zu Grunde, bei dem der Punktwert den Schweregrad der Endometriose wiedergibt

ein. Ein weiterer wichtiger Scoreparameter ist das Vorhandensein und die Ausdehnung von Adhäsionen, wie sie bei der Endometriose Stadium III und IV häufig sind (Abb. 12 und 13).

1.1.2 Häufigkeit

Etwa zehn bis 20 Prozent aller Frauen entwickeln in ihrer reproduktiven Lebensphase eine Endometriose. Es ist die zweithäufigste gutartige gynäkologische Erkrankung der Frau nach dem Uterus myomatosus. Siebzehn Pro-

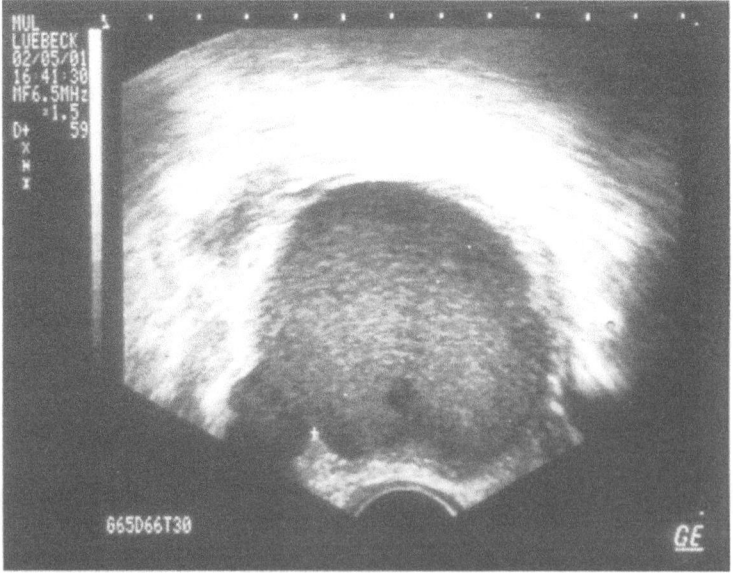

Abb. 14. Endometriom in der Transvaginalsonographie. Das Endometriom des Ovars kommt in der Transvaginalsonographie als zystische Struktur mit homogenem Binnenecho zur Darstellung. Ovarielles Restgewebe ist häufig nicht erkennbar

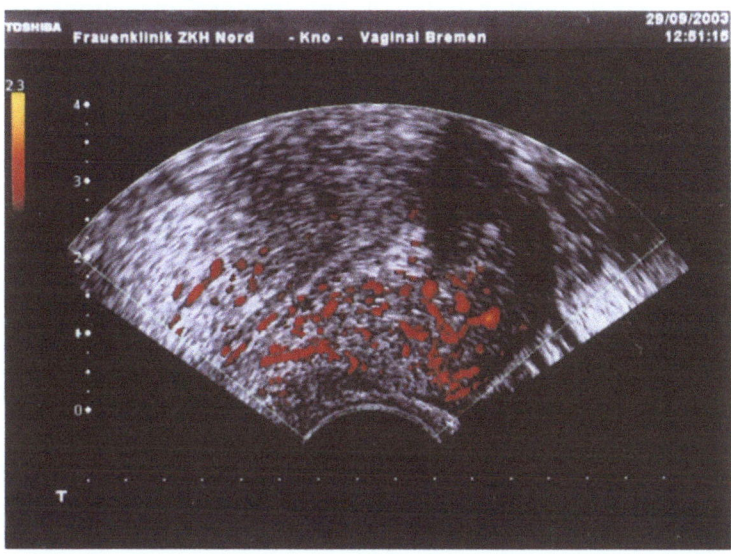

Abb. 15. Dopplersonographische Darstellung der Adenomyosis uteri. Das Myometrium ist bei der Adenomyosis uteri sehr gut vaskularisiert. Mit der transvaginalen Farbdopplersonographie können die durchbluteten Gefäße gut visualisiert werden. In dem hier vorliegenden Fall befindet sich die Endometriose überwiegend in der Uterushinterwand

zent der Endometriosepatientinnen weisen eine Oligo- oder Anovulation auf. Ein besonderes Problem stellt aber die durch sie bedingte Sterilität dar. Bei fertilen Frauen ist von einer Endometrioseprävalenz von 0,5–5 Prozent (Saltiel und Garabedian-Ruffalo 1991; Donnez et al. 2002), gegenüber 25–70 Prozent bei infertilen Frauen auszugehen (Kistner 1975).

In Deutschland sind derzeit ungefähr 2,000.000 Frauen von einer Endometriose betroffen. Etwa 678.000 Frauen sind an einer Endometriose erkrankt, d.h. sie weisen Symptome der Endometriose auf. Jedes Jahr treten klinisch zirka 42.000 Neumanifestationen einer Endometriose auf. In 50 Prozent der Fälle muss von einer Progredienz der Erkrankung ausgegangen werden. Kann im Rahmen einer Therapie Beschwerdefreiheit erreicht werden, so kommt es in 24 Prozent der Fälle innerhalb von 36 Monaten zu einem Rezidiv. Je jünger die Patientin bei der Erstmanifestation ist, desto stärker sind die Symptome und desto früher ist mit Rezidiven zu rechnen (Ballweg 2003).

Das häufigste Symptom der Endometriose ist nicht die Sterilität oder Infertilität, sondern der Schmerz. Dennoch ist die Prävalenz der Endometriose im Sterilitätskollektiv besonders hoch. Bei etwa 50 Prozent der im Rahmen einer Sterilitätsdiagnostik durchgeführten Laparoskopien kann die Diagnose einer Endometriose gestellt werden. Eine Endometriose wird aber häufig auch als Zufallsdiagnose im Rahmen einer aus anderen Gründen durchgeführten Laparoskopie gefunden.

Ein wichtiger Parameter in der Diagnostik der Endometriose ist die Anamnese. Es gilt nicht nur die Anamnese der Patientin, sondern auch eine Familienanamnese zu erheben. Die Anamnese ist bereits hinweisend für das Vorliegen einer Endometriose. Die klinische (Inspektion und Palpation) und bildgebende (Sonographie, CT, MRT) Untersuchung der Patientin erhärten den Verdacht (Abb. 14 und 15). Zysto- und Rekto- bzw. Koloskopie, ggf. auch ein i.v.-Pyelogramm liefern weitere wichtige Informationen zum Status der Erkrankung (Abb. 8). Eine sichere Diagnose des Vorliegens einer Endometriose gelingt aber ausschließlich operativ durch Gewinnung einer Histologie.

Liegt ein unerfüllter Kinderwunsch vor, so ist eine Chromopertubation zur Überprüfung des Tubenfaktors in jedem Falle indiziert.

Die Therapie der Endometriose stützt sich auf ein Dreistufenkonzept: Zunächst muss in einem ersten Schritt die Diagnose einer Endometriose durch die Gewinnung einer Histologie gesichert werden. In einem zweiten Schritt erfolgt die medikamentöse Behandlung (GnRH-Analoga) über drei bis sechs Monate. Abschließend werden in einer *second look* Operation Restbefunde der Endometriose saniert. Dabei sind aber wiederum nur visuell detektierte Befunde einer Eradikation zugänglich. Bei bestehendem Kinderwunsch sollte dieser dann rasch realisiert werden. Liegt aktuell kein Kinderwunsch vor, ist zur Rezidivprophylaxe an die operative eine medikamentöse Therapie anzuschließen.

1.1.3 Rezidivrisiko

Alle Therapieansätze verfehlen das Ziel dauerhafter Heilung der Endometriose (Lu und Ory 1995). Auch nach radikaler Sanierung ist die Rezidivwahrscheinlichkeit hoch. Im Fünfjahres-*Follow up* werden Rezidivraten von 20 bis 80 Prozent beschrieben (Candiani et al. 1991; Waller und Shaw 1993; Busacca et al. 1999). Die Kombination von medikamentöser mit chirurgischer Therapie reduziert zumindest die Rezidivrate und verlängert das rezidivfreie Intervall (Falcone et al. 1996). Wenn sich nach medikamentöser und/oder operativer Therapie ein bestehender Kinderwunsch nicht realisieren lässt, ist die stadiengerechte Therapie zur Verbesserung der Lebensqualität der Patientin zwingend erforderlich.

1.1.4 Allgemeinmedizinische Bedeutung

Die Endometriose ist eine Erscheinung der reproduktiven Lebensphase der Frau. Sie sollte als chronische Erkrankung der Frau betrachtet und behandelt werden. Bei der Therapie der Endometriose gilt es, ein Maximum an Lebensqualität bei möglichst niedrigem Nebenwirkungsspektrum zu erreichen.

Hinweisend auf das Vorliegen einer Endometriose ist bereits das Beschwerdebild mit Dysmenorrhoe, Dyspareunie und Defäkationsschmerz, nach dem in der zunächst durchzuführenden gründlichen Anamnese gefragt werden muss. Auch ein unerfüllter Kinderwunsch sollte die Endometriose in das Blickfeld des diagnostischen Spektrums rücken. Dennoch verlaufen 30 Prozent der Fälle asymptomatisch oder mit nur schwacher Symptomatik. Die Diagnose wird dann eher zufällig z.B. während einer aus anderen Gründen durchgeführten Laparoskopie gestellt.

Wichtigstes Symptom ist der Schmerz. 63 Prozent der Patientinnen leiden unter einer oft progredienten Dysmenorrhoe (Buttram 1979). Die Dysmenorrhoe kann als primäre Dysmenorrhoe schon kurz nach der Menarche auftreten. Blutungsstörungen im Sinne von prämenstruellen Schmierblutungen oder aber auch Hypermenorrhöen können bei verminderter uteriner Kontraktilität auftreten. Ödeme, tumoröse Schwellung, Verwachsungen und lokale Entzündungsreize erzeugen Schmerzen, die perimenstruell als Dysmenorrhoe, vor allem aber prämenstruell bei passiver oder aktiver Manipulation als Dyspareunie oder Defäkationsschmerz oder permanent bzw. mit höherer Frequenz beispielsweise als Dysurie auftreten können.

27 Prozent der Endometriosepatientinnen leiden unter einer Dyspareunie (Buttram 1979). Damit ist die Dyspareunie ein häufiges Symptom der Endometriose. Zur Dyspareunie kommt es vor allem bei einem Befall von Vagina, Zervix, der Ligamenta sacrouterina und endometriosebedingten Verwachsungen im Spatium rectovaginale, die oft mit einer extremen Retrofixatio uteri einhergehen (Abb. 6 und 13). Die Douglasendometriose kann zu einer Ummauerung des sakralen Nervenplexus führen und ischialgiforme Beschwerden hervorrufen, die oft therapierefraktär sind und meist über lange Zeit hinweg inadäquat behandelt werden.

Bei etwa 0,5 bis zwei Prozent der Endometriosepatientinnen ist eine Darmbeteiligung nachweisbar, wobei nur in 60 Prozent der Fälle auch Symptome auftreten. Ein Befall des Rektosigmoids liegt nur in 50 Prozent der Fälle vor. Meist handelt es sich bei den Symptomen der Darmendometriose um Defäkationsschmerz. Es kann allerdings auch zu blutigen Auflagerungen auf dem Stuhl, bzw. Darmblutungen kommen. Daher ist immer auch nach Blutbeimengungen im Stuhl zu fragen bzw. zu achten. Außerdem können Tenesmen, eine Obstipation bis hin zum Ileus mit Ausbildung eines akuten Abdomens auftreten.

Eine Dysurie erklärt sich durch den Befall der Harnblase (Abb. 7). Zusätzlich kann eine Hämaturie auffallen. Im Falle der Ummauerung des Harnleiters durch Endometrioseherde kann sich ein Harnaufstau ausbilden, der allmählich zu einer Hydronephrose mit Entwicklung von Nierenbeschwerden führt (Abb. 8). Die Nierensonographie und ggf. ein i.v.-Pyelogramm verifizieren den Befund und spiegeln die Schwere des Befalls wieder. Die Darstellung des Ureters und der ihn umgebenden Gewebestrukturen kann sinnvoll mittels MRT erfolgen. Diese Bildgebung ist insbesondere zur präoperativen Darstellung seines Verlaufes bei der Planung einer operativen Intervention sinnvoll.

Im Konzert mit der Patientin muss ein Weg aus dem Dilemma von Schmerzursache und Schmerztherapie gefunden werden. Diese Aufgabe erfordert ein hohes Maß an Flexibilität. Es gilt verschiedenste Therapieformen zu überblicken und zu koordinieren. Schmerzpatientinnen fallen häufig aus dem Arbeitsprozess heraus. Zusätzlich wird das soziale Umfeld bei einer Beschwerdeprogredienz häufig keine Unterstützung mehr bieten, eine Überforderung des Familien-, Freundes- und Bekanntenkreises führt zu dessen Auflösung. Die Patientin steht am Ende dieser Entwicklung alleine, insbesondere wenn letztlich auch die Beziehung zum Lebenspartner nicht mehr trägt. Im Verlauf dieser Entwicklung – möglichst frühzeitig – müssen zusätzlich soziotherapeutische Ansätze verfolgt und umgesetzt werden. Aber auch die (noch) arbeitende und in relativer sozialer Sicherheit lebende Patientin muss nicht selten einer psychologisch orientierten supportiven Behandlung zugeführt werden. Von herausragendem Interesse ist es, die Patientin vor einem immer mehr zur Bedrohung werdenden Selbstbild zu bewahren und ihr Wege aus der Krankheit heraus zu weisen. Dazu ist ein vielschichtiges und vielgestaltiges Netz präventiver Maßnahmen bereitzustellen.

Das zweite wichtige Symptom ist der unerfüllte Kinderwunsch. Endometriosepatientinnen mit Kinderwunsch durchlaufen häufig über einen langen Zeitraum hinweg erfolglos verschiedene Therapien mit invasiven Maßnahmen reproduktiver Verfahren, hormoneller Behandlung und chirurgischen Interventionen.

Unbestritten ist, dass die Endometriose eine mögliche Ursache von Sterilität ist. Mindestens zehn bis 20 Prozent aller Frauen entwickeln in der reproduktiven Lebensphase eine Endometriose. Dabei haben nur etwa die Hälfte dieser Frauen auch entsprechende Symptome (Schmerzen, Sterilität,

Tabelle 3. Endometriose und Infertilität

Ebene	Störung
Vor Fertilisation	– Follikulogenese – Ovulation – Ovum *pick up* – Tubentransport – Spermatozoenphagozytose
Fertilisation	– Spermatozoen-Ovozyteninteraktion
Nach Fertilisation	– Implantation – Lutealphase – Embryonalentwicklung

Dargestellt sind die bei Endometriose zur Infertilität führenden Störungsebenen im weiblichen Organismus und der Interaktion der Gameten

Tastbefund). Es wird angenommen, dass 30–40 Prozent aller Frauen mit Endometriose ungewollt kinderlos sind. Ursächlich sind mechanische Hindernisse der Eizell- und Spermienwanderung (z.b. Tubenendometriose), aber auch immunologische und hormonelle Störungen der Homöostase des Reproduktiven Systems. Die Interaktion zwischen Eizelle und Spermium ist bei der Endometriose ebenfalls nicht unbeeinflusst (Pal et al. 1998). Durch das Einwirken der bei Endometriose in ihrer Zusammensetzung veränderten Peritonealflüssigkeit ist die Bindungsfähigkeit der Spermien an die Zona pellucida der Eizelle vermindert. Außerdem ist bereits eine verstärkte Phagozytose von Spermien durch aktivierte Peritonealmakrophagen beschrieben worden (Tabelle 3) (Suginami et al. 1986).

Bei vorliegen eines unerfüllten Kinderwunsches sind Hauptindikationen für eine operative interventionelle Therapie tubare Passagehindernisse, ovarielle Endometriome und abdominelle Verwachsungen. Auch bei Vorliegen einer milden Endometriose mit weniger stark ausgeprägten Veränderungen erhöht die operative Sanierung endometriotischer Befunde die Wahrscheinlichkeit für den Eintritt einer Schwangerschaft z.B. durch die Verbesserung des peritonealen Milieus (Lu und Ory 1995). Eine operative Sanierung des Situs kann durch eine sich anschließende medikamentöse Therapie effektiviert werden. In vielen Fällen wird zur Erfüllung des Kinderwunsches dennoch eine reproduktionsmedizinische Behandlung erforderlich sein.

Der Nachweis schwerer Zellatypien in Herden einer Endometriose kann eine prämaligne Läsion vortäuschen. Es ist allerdings nicht auszuschließen, dass sich auf dem Boden einer solchen Zellatypie ein Karzinom entwickelt (Czernobilsky und Morris 1979). So entstehen etwa 15 Prozent der Ovarialkarzinome vom endometroiden Typ auf dem Boden einer Ovarialendometriose. Allerdings kann ein direkter Zusammenhang zur Endometriose nur in einem Teil der Fälle histopathologisch nachvollzogen werden (Ridley 1966; Czernobilsky et al. 1970a, b). Erst kürzlich wurde von der Entstehung eines Adenokarzinoms auf dem Boden einer Endometriose berichtet. Dieses endometrioide Adenokarzinom war 22 Jahre nach abdominaler Hysterektomie und bilateraler Adnexektomie in das Rektum einer postmenopausalen Patientin eingewandert (Magtibay et al. 2001).

Eine Studie zu der Frage der Assoziation einer Endometrioseerkankung mit dem Auftreten maligner Erkrankungen wurde kürzlich in Schweden durchgeführt (Berglund et al. 2003). In der Studie wurden insgesamt 753.838 Frauenjahre überblickt. Alle Frauen, die mit der Diagnose Endometriose ein schwedischer Krankenhaus in dem Zeitraum von 1969 bis 2000 verlassen hatten, wurden erfasst. Diese Datenbank wurde mit dem nationalen schwedischen Krebsregister verglichen. Die Inzidenz von Malignomen wurde in dem untersuchten Patientinnengut mit 3.418 Fälle angegeben. Das Risiko für den Eintritt einer malignen Erkrankung war insgesamt zur Normalbevölkerung nicht erhöht. Es zeigte sich aber, dass bestimmte Malignome im Endometriosekollektiv vermehrt auftreten. So haben Patientinnen mit Endome-

Tabelle 4. Assoziation von Endometriose mit dem Auftreten von Malignomen

Malignom	Wahrscheinlichkeit*	Konfidenzintervall
Ovarialkarzinom	1,42	1,18–1,69
Non-Hodgkin-Lymphoms (NHL)	1,23	1,02–1,48
Endokrine Tumoren	1,35	1,14–1,60
Gehirntumoren	1,21	1,03–1,40
Zervixkarzinom	0,63	0,47–0,83

* Auftrittswahrscheinlichkeit gegenüber der Allgemeinbevölkerung.
Patientinnen mit Endometriose haben ein erhöhtes Risiko für die Entwicklung bestimmter Malignome. Das Risiko für die Inzidenz des Zervixkarzinoms ist gegenüber der Allgemeinbevölkerung allerdings erniedrigt

triose ein erhöhtes Risiko für die Entwicklung eines Ovarialkarzinoms, eines Non-Hodgkin-Lymphoms (NHL), für endokrine Tumoren und für Gehirntumoren. Patientinnen mit Endometriose haben allerdings ein erniedrigtes Risiko für den Eintritt eines Zervixkarzinoms. Das Risiko für den Eintritt eines Ovarialkarzinoms scheint durch eine im Rahmen der Endometriosetherapie durchgeführte Hysterektomie auf 1,05 (Konfidenzintervall 0,63–1,64) normalisiert (Tabelle 4) (Berglund et al. 2003). Die Studie zeigt, dass Patientinnen mit Endometriose einer besonderen Nachsorge im Hinblick auf das Entstehen bestimmter maligner Erkrankungen bedürfen.

1.1.5 Altersverteilung

Die Endometriose ist eine Erscheinung der reproduktiven Lebensphase der Frau. Dies ist mit der Östrogenabhängigkeit endometrialer Proliferationsvorgänge gut zu erklären. In der dritten Lebensdekade tritt die Endometriose gehäuft klinisch in Erscheinung (Buttram 1979). Eine unbehandelt gebliebene Endometriose kann bis zum Eintritt in die Menopause einem ständigen Progress unterliegen. In der Postmenopause ist allerdings mit einer spontanen Regression zu rechnen. Dennoch kann eine Endometriose auch in der Postmenopause noch klinisch in apparent werden. Schmerzen entstehen hier beispielsweise durch ältere intraperitoneale Verwachsungen oder die Ruptur schon länger bestehender Endometriome. Selten kann eine alte Endometriose durch eine lokale oder systemische Östrogentherapie im Sinne einer Substitutionsbehandlung (HRT) in der Postmenopause reaktiviert werden (Cust et al. 1990).

1.1.6 Risikofaktoren

Für die Endometriose scheint eine erbliche Komponente vorzuliegen. Eine familiäre Häufung dieser Erkrankung ist bekannt. Dabei sind Verwandte ersten Grades von Endometriosepatientinnen zu sieben Prozent betroffen (Simpson et al. 1980). Regelunregelmäßigkeiten gelten als zumindest begünstigender Faktor für die Entstehung einer Endometriose: das Auftreten der Menstruationsblutung mit einem Intervall unter 28 Tagen, eine Metrorrhagie (*Spotting*), Menorrhagie und eine Hypermenorrhoe. Der Eintritt zumindest einer Schwangerschaft gilt als protektiver Faktor im Hinblick auf die Entstehung einer Endometriose und die Dynamik einer bereits bestehenden Endometriose. Rauchen scheint ebenfalls einen protektiven Effekt zu haben. Östrogene werden bei Raucherinnen in der Leber verstärkt verstoffwechselt und stehen so nicht mehr als proliferativer Stimulus der Endometriose zur Verfügung. Frauen, die regelmäßig Sport treiben und solche, die orale Kontrazeptiva einnehmen sind gleichfalls seltener von einer Endometriose betroffen (Cramer et al. 1986).

1.2 Entstehungstheorien

In der Vergangenheit wurde mit verschiedenen Erklärungsmodellen versucht, die Pathogenese der Endometriose zu beschreiben. Fakt ist, dass die Pathogenese der Endometriose derzeit noch ungeklärt ist. Sicher ist aber, dass verschiedene Faktoren an der Bildung, Aufrechterhaltung und Modulation der Endometriose beteiligt sind (Abb. 16).

1.2.1 Retrograde Menstruation

Als prädisponierender Faktor für die Entstehung einer Endometriose gilt die retrograde transtubare Menstruation (Sampson 1927). Die physiologisch zum Cavum uteri gerichtete expulsive Bewegung der Tuba uterina und des intratubaren Zilienschlages der Tubenschleimhaut scheint gestört. Dabei kommt es zum peritonealwärts, also retrograd gerichteten Transport von endometrialem Gewebe während der Menstruationsblutung. Allerdings ist bei ca. 90 Prozent aller menstruierenden Frauen perimenstruell Menstrualblut intraperitoneal nachweisbar (Halme et al. 1984). Die retrograde Menstruation scheint demnach ein physiologisches Phänomen zu sein, dass nicht zwangsläufig zu der Ausbildung einer Endometriose führt (Abb. 17). Diese Tatsache spricht für eine multifaktorielle Genese der Endometriose.

1.2.2 Transplantation

Ein Tiefenwachstum im Sinne einer Organdurchwanderung oder eine Verschleppung (z.B. retrograde transtubare Menstruation bei gestörter Tubenmotilität) und die Implantation von menstruell abgestoßenem Endometrium

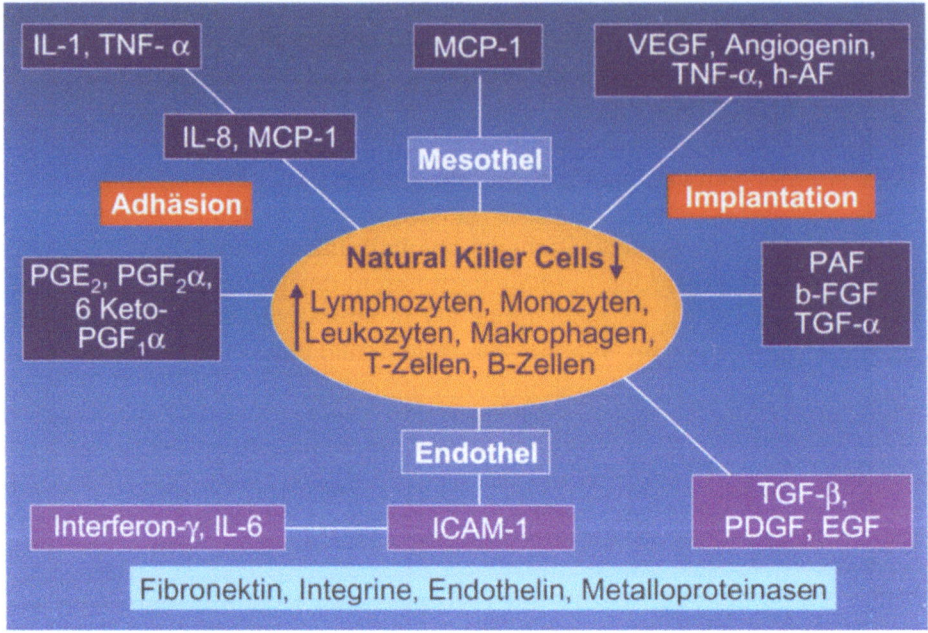

Abb. 16. Mediatoren der Bildung, Aufrechterhaltung und Modulation der Endometriose. Wachstumsfaktoren und immunmodulatorisch aktive Substanzen wirken in einem komplexen Netzwerk auf die Repräsentanten der zellulären und humoralen Abwehr ein. Gleichzeitig fördern vasoaktive Substanzen die Bildung von neuen Blutgefäßen. Die Implantation, die Unterhaltung und das Wachstum der Endometriose wird so gesichert. *IL* Interleukin; *TNF* tumor necrosis factor; *MCP* monocyte chemotactic protein; *VEGF* vascular endothelial growth factor; *AF* angiogenic factor; *PGE* Prostaglandin E; *PGF* Prostaglandin F; *PAF* platelet activating factor; *FGF* fibroblast growth factor; *TGF* transforming growth factor; *ICAM* intercellular adhesion molecule; *PDGF* platelet derived growth factor; *EGF* endothelial growth factor

gelten als weitgehend akzeptierte Erklärungsmöglichkeiten. Auch eine iatrogene Verschleppung von Endometrium – hier ist z.B. an die Narbenendometriose nach transabdominalen uterinen Eingriffen mit Eröffnung des Cavum uteri zu denken – im Sinne der Transplantationstheorie ist möglich (Sampson 1925). Verschlepptes Gewebe wird als Heteroplasie bezeichnet. Der Begriff gilt sowohl für nach physiologischen, als auch für nach traumatischen bzw. iatrogenen Verschleppungsvorgängen anzutreffendes ortsfremdes Gewebe.

1.2.3 Metaplasie

Die Metaplasietheorie geht alternativ zu der Transplantationstheorie von einer *in situ de novo* Entstehung von Endometriose durch Metaplasie von embryonalem Zölomepithel aus (Meyer 1919). Ein natürliches Modell für

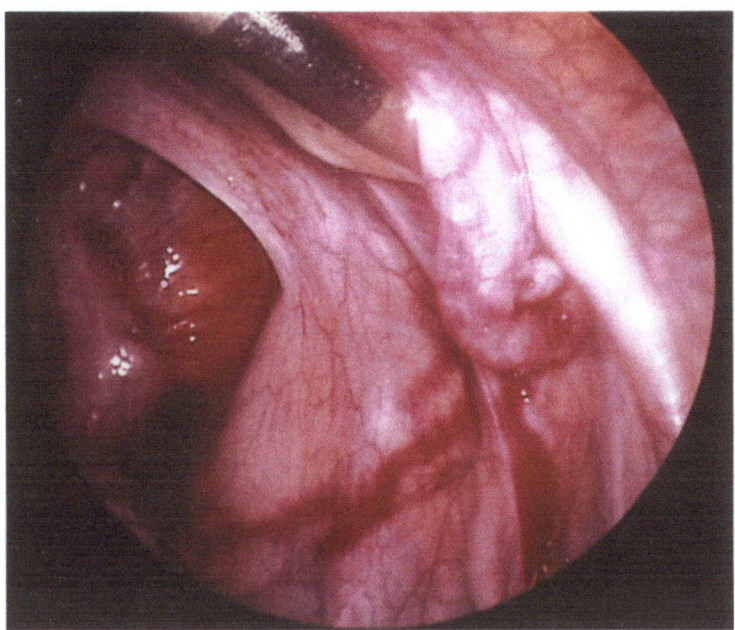

Abb. 17. Retrograde Menstruation. Ohne vorherige Manipulation wurde intraoperativ Blut aus der rechten Tube exprimiert. Dieses Blut ist während der Menstruation retrograd in die Tube gelangt. Bei ca. 90 Prozent aller menstruierenden Frauen ist perimenstruell Menstrualblut intaperitoneal nachweisbar. Intraoperative Aufnahme bei Laparoskopie

diesen Erklärungsansatz bieten Frauen mit ausgeprägten Formen von Müllergangsanomalien. Kommt es bei fehlender Verbindung zwischen Cavum uteri und Intraperitoneum zum Auftreten einer Endometriose, stellt die metaplastische Transformation angestammter Epithelien eine einleuchtende Erklärung dar (Kühn et al. 1981). Für die Metaplasietheorie spricht gleichfalls der Nachweis erhöhter Serumwerte des zölomepithelassoziierten Antigens CA-125 bei Vorliegen einer Endometriose (Barbieri et al. 1986; Kammerer-Doak et al. 1996). Auch der Nachweis von Endometriose bei nach Kastration mit Östrogenen behandelten Männern und bei Mädchen noch vor der Menarche ist bereits erbracht und unterstützt den Erklärungsansatz der Metaplasietheorie (Suginami 1991).

1.2.4 Hämatogene Verschleppung

Ebenfalls im Sinne einer Transplantation ist die Verschleppung endometrialer Zellen in entferntere Regionen des Organismus zu verstehen. Hierbei kommt es zu einer quasi metastatischen Absiedlung ortsfremder endometrialer Zellen über das Blutgefäßsystem. Diese implantieren dann in distante Gewebe. Beschreibungen von Lungenendometriose (Terada et al. 1999; Kiyan et al. 2002) und Endometriose im Gehirn (Thibodeau et al. 1987) sind so erklärbar.

Auch die Verschleppung endometroiden Gewebes über die Lymphbahnen ist möglich.

1.3 Pathogenese

1.3.1 Tubenfunktion

Die Funktion der Tubae uterinae scheint bei Patientinnen mit Endometriose gestört. Dabei kommt es zu mechanischen Irritationen und einer lokal gestörten tubaren Homöostase. Durch eine Dysfunktion der Kontraktilität der Tubenmuskulatur entsteht eine retropulsive Peristaltik bei gleichzeitig unphysiologisch peritonealwärts gerichtetem intratubarem Zilienschlag. Während der Menstruationsblutung wird Menstrualblut zum Peritonealraum transportiert. Auch der Transport der Eizelle bzw. der fertilisierten Einzelle ist gestört. Ursächlich ist ein erhöhter intraperitonealer und intratubarer Prostaglandingehalt. Auch intratubare endometrioide Implantate können die Funktion der Tube empfindlich stören.

1.3.2 Uterine Peristaltik

Bei Patientinnen mit Endometriose kann während der Menstruation eine gesteigerte und schmerzhafte uterine Kontraktilität beobachtet werden. Ursache hierfür kann eine erhöhte lokale Konzentration von Prostaglandinen sein. Die Prostaglandine PGE_2, $PGF_{2\alpha}$ (Badawy et al. 1985) und 13,14-dihydro-15-keto-$PGF_{2\alpha}$ (PGFM) (Badawy et al. 1982) sind zumindest in der Peritonealflüssigkeit von Endometriosepatientinnen erhöht.

1.3.3 Immunologische Störungen

Bei Patientinnen mit Endometriose sind Störungen der humoralen und zellulären Immunität zu beobachten. So finden sich bei diesen Patientinnen signifikant häufiger Autoantikörper (IgA und IgG) gegen endometriale Zellen im Serum und in der Peritonealflüssigkeit (Weed und Arquembourg 1980; Mathur et al. 1982). Im orthotopen uterinen Endometrium konnten C_3-Komplement und Antikörper vom IgA- und IgG-Typ nachgewiesen werden. Bei Endometriosepatientinnen sind die Mechanismen der embryonalen Implantationsphase in das dezidualisierte Endometrium gestört. Möglicherweise alterieren autoimmunologische Prozesse durch Präzipitation der Antikörper und Komplementbindung die unteren Schichten des Endometriums dergestalt, dass die Implantation gestört wird oder unmöglich ist.

Bei Endometriosepatientinnen ist eine Vermehrung der Peritonealmakrophagen mit einem erhöhten Aktivierungsgrad nachweisbar (Koninckx et al. 1998). Aufgabe dieser Makrophagen, die von den Monozyten abstammen, ist die Phagozytose von Blutresten, Detritus und Spermien. Sie modifizieren durch Sekretion von Prostaglandinen, Wachstumsfaktoren und hydrolytischen Enzymen das lokale Milieu. Prostaglandine und hydrolytische Enzyme sind hauptverantwortlich für die Entstehung von Schmerz.

Die *Natural Killer Cells* (NK), deren Aufgabe auch das Auffinden und Vernichten von Tumorzellen ist, weisen eine Funktionsstörung im Sinne einer verminderten Zytotoxizität auf (Koninckx et al. 1998). Bei der Endometriose ist damit ein wichtiger Modulator zur Verhinderung von Migration und Implantation endometrialen Gewebes in seiner Funktionalität empfindlich gestört. Die Zytotoxizität der NK-Zellen wird unter anderem durch das *intercellular adhesion molecule*-1 (ICAM-1) moduliert, welches bei Endometriosepatientinnen im Serum erhöht ist (De Placido et al. 1998). Auch die Zytotoxizität der T-Lymphozyten ist zumindest im Endometriosemodell *in vitro* herabgesetzt (Schmidt 1985).

Das bei der retrograden Menstruation nach intraperitoneal abgegebene Menstrualblut kann aufgrund der komplexen Störungen der immunologischen Balance nicht ausreichend abgebaut werden. Dadurch können endometriale Bestandteile leichter in das Peritoneum implantieren. Durch diese mehrschichtigen Störungen des peritonealen Milieus kann sich die Endometriose etablieren und schafft sich die Bedingungen, sich selbst zu erhalten und zu vermehren.

1.3.4 Douglas-Millieu – Mediatorsystem

Das Mediatorsystem von Endometriosepatientinnen ist ebenfalls verändert. In einer Übersichtsarbeit fassen Wu und Ho die verfügbare englischsprachige Literatur zur Rolle der peritoneal lokalisierten Zytokine in der Pathogenese und endometrioseassoziierten Infertilität zusammen (Wu und Ho 2003). Es zeigt sich, dass einige Zytokine wie die Interleukine (IL-) 1, 6, 8, 10, der TNF-α *(tumor necrosis factor)* und der VEGF *(vascular endothelial growth factor)* in der Peritonealflüssigkeit von Patientinnen mit Endometriose erhöht sind. Diese Zytokine sind unter Anderem an der Aktivierung der Peritonealmakrophagen, an Entzündungsreaktionen und an der Steigerung der Angiogenese beteiligt. Deutlich höher werden aber das IL-2 und das Interferon-γ (IFN-γ) exprimiert. Dies spiegelt eine Störung in der Funktion der T-Zellen und der NK *(natural killer)*-Zellen wieder. Die Endometrioseimplantate selbst sind an der Produktion und Sekretion dieser Faktoren beteiligt. Außerdem produzieren sie Faktoren, die ihre Fähigkeit zur peritonealen Implantation sichern. Dazu gehören die Matrix Metalloproteinasen (MMPs) und die Produkte des bcl-2 Protoonkogens. Das bcl-2 steuert inhibitorisch die Vorgänge der Apoptose der Endometriosezellen. Es moduliert aber beispielsweise auch die Vorgänge bei der Entstehung von B-Zell-Neoplasien. Die in der Peritonealflüssigkeit nachweisbaren Zytokine werden von mesothelialen Zellen, Leukozyten und den Endometriosezellen produziert. Es besteht eine enge Interaktion der Zellen und Zytokine auf lokalem – peritonealem – und systemischem Niveau (Wu und Ho 2003).

Interleukin-1 (IL-1) ist ein Syntheseprodukt aktivierter Makrophagen, das sowohl die Prostaglandin-, als auch die Fibrinogensynthese induziert. Es stimuliert darüber hinaus die Fibroblastenproliferation. Schmerz- und Adhäsionsphänomene erfahren durch diese Induktion eine deutliche Verstärkung der Intensität. Auch IL-6 und TNF-α wurde in der Peritonealflüssigkeit von Patientinnen mit Endometriose in erhöhter Konzentration nachgewiesen. Diese weisen zudem vermehrt Herde mit aktiver Endometriose auf (Harada et al. 1997). IL-6 ist auch im Serum, in der Follikelflüssigkeit und in ovariellen Granulosazellen von Frauen mit Endometriose in erhöhter Konzentration nachweisbar (Pellicer et al. 2000).

Die bei der Endometriose erhöhte Aktivierung der Peritonealmakrophagen erfolgt unter anderem durch Interferon-γ (IFN-γ), das in der Peritonealflüssigkeit von Endometriosepatientinnen vermehrt nachweisbar ist. Syntheseort des IFN-γ sind die T-Lymphozyten. Die Peritonealmakrophagen tragen durch ihre erhöhte Aktivität zur Entwicklung einer Infertilität oder Sterilität bei. Sie sind beispielsweise durch Phagozytose am Abbau von Spermien beteiligt. Bei gesteigertem IFN-γ Angebot ist die Aktivität der Peritonealmakrophagen gesteigert und demnach auch der Abbau von Spermien (Suginami et al. 1986). Die Chancen für die Fertilisierung einer befruchtungsfähigen Eizelle sinken.

Bei Endometriosepatientinnen finden sich in der Peritonealflüssigkeit erhöhte Konzentrationen von PGE_2, $PGF_{2\alpha}$ (Badawy et al. 1985) und 13,14-dihydro-15-keto-$PGF_{2\alpha}$ (PGFM) (Badawy et al. 1982). Diese Prostaglandine können ursächlich für schmerzhafte tubare und uterine Kontraktionen sein. PGE_2 ist zudem ein wichtiger Faktor in der Autostimulation einer floriden Endometriose. Androgene Präkursoren aus der Nebenniere werden durch das Enzym Aromatase in Östradiol umgewandelt. Aromatase findet sich im Ovar, aber auch im endometrioiden Gewebe. Die Endometriose trägt demnach die enzymatische Ausstattung zur Produktion des wichtigsten Stimulans der Proliferation in sich selbst. Östradiol wirkt seinerseits stimulierend auf die Funktion der PG-Synthetase-2. Unter dem Einfluss von stimulatorisch wirkenden Zytokinen wird die Bildung von PGE_2 promoviert. In diesem Kreis autostimulatorischer Prozesse ist die ununterbrochene Weiterentwicklung einer Endometriose gewährleistet (Abb. 18).

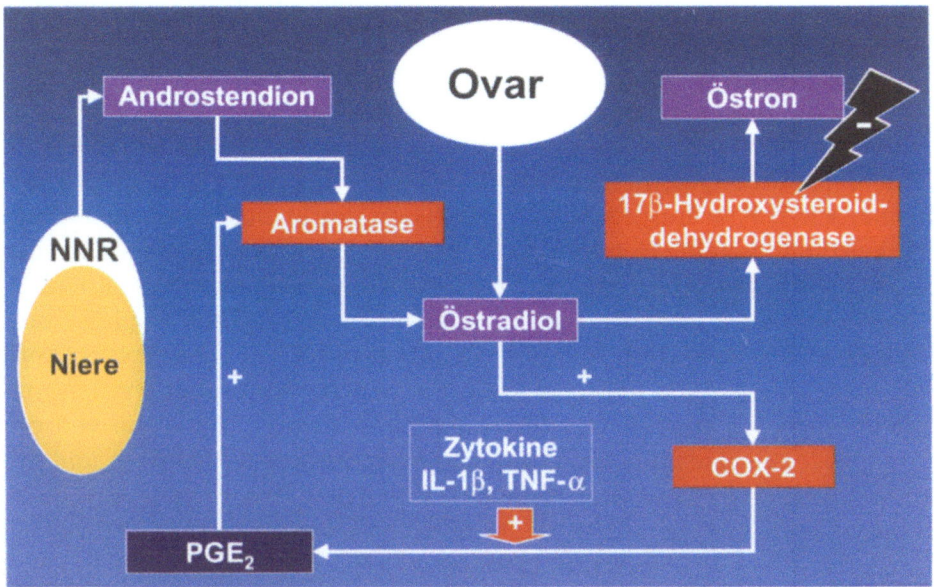

Abb. 18. Steroidmetabolismus unter dem Einfluss von Zytokinen und Enzymen. Unter dem Einfluss der im Endometriosegewebe exprimierten Aromatase wird die Umwandlung von Androstendion zu Östradiol gesteigert. Daraus resultiert eine gesteigerte PGE_2-Produktion, die wiederum die Östradiolsynthese stimuliert. In Endometrioseherden ist als weitere endokrine Störung eine reduzierte Expression der 17β-Hydroxysteroiddehydrogenase nachweisbar. Dieses Enzym reguliert die Transformation von Östradiol zu Östron. Aufrund der verminderten Expression kommt es zu einer weiteren Kumulation von Östradiol im Endometriosegewebe mit einer ebenfalls gesteigerten Kumulation von PGE_2 und dem geschilderten Effekt. Die Produktion von PGE_2 wird außerdem durch Zytokine (IL-1β, TNF-α) promoviert. *NNR* Nebennierenrinde; *COX-2* Cyclooxigenase-2

1.3.5 Ovarieller Zyklus

Der ovarielle Zyklus ist eingebunden in einen komplexen hormonellen Regelkreis. Dieser umfasst den Hypothalamus, die Hypophyse und das Ovar als zentrale humorale Achse. Andere Regelkreise im weiblichen Organismus unterliegen nachgeordnet ebenfalls dem Einfluss dieser humoralen Achse. Eingebunden ist natürlich nicht ausschließlich der reproduktive Apparat mit dem Uterus und dem Endometrium, sondern gleichfalls werden die Regelkreise des Leber- und des Insulinstoffwechsels und weiterer wichtiger endokriner und metabolischer Systeme beeinflusst.

Mit der Pubertät beginnt der Hypothalamus als Pulsgenerator aktiv zu werden. In Pulsen von 70–90 Minuten Abstand sezerniert er das *gonadotropin releasing hormon* (GnRH). Das GnRH ist ein Peptidhormon. Es besteht aus zehn Aminosäuren. Die Halbwertszeit dieses Dekapeptids ist mit zwei bis fünf Minuten relativ kurz. Dadurch können die hypothalamischen Pulse aber tatsächlich einzeln ohne gegenseitige Beeinflussung an ihren Zielzellen wirken. Die GnRH-Pulsatilität ist zunächst noch instabil und unregelmäßig in Frequenz und Amplitude, stabilisiert sich dann aber während der Pubertät zunehmend in ihrer rhythmischen Aktivität.

Das GnRH stimuliert die gonadotropen Zellen der Adenohypophyse zu einer ebenfalls rhythmischen Aktivität. Diese resultiert in einer dem hypothalamischen Puls entsprechenden Sekretion des luteinisierenden und des follikelstimulierenden Hormons (LH und FSH). Die gonadotropen Zellen der Adenohypophyse tragen spezifische membranäre Rezeptoren für das GnRH. Sie machen etwa zehn Prozent der Zellmasse der Adenohypophyse aus. Störungen der Pulsatilität und Konzentration der LH-/FSH-Sekretion können direkt oder durch übergeordnete Zentren hervorgerufen werden und beeinflussen alle nachgeordneten endokrinen Organe. Auch die von der Hypophyse ausgehenden Hormone sind Proteohormone. Synthese und Sekretion werden in einem hohen Maße vom Hypothalamus gesteuert. Diese Prozesse folgen dem GnRH-Puls des Hypothalamus synchron. LH und FSH werden entsprechend pulsatil sezerniert.

Das FSH induziert am Zyklusbeginn die Rekrutierung einer Follikelkohorte und stimuliert die Reifung der Follikel im Ovar. Außerdem werden die follikulären Granulosazellen zur Bildung von Östrogenen angeregt. Hierbei werden Androgene durch die Aktivität des Enzyms Aromatase in Östradiol und Östron umgewandelt. Durch einen negativen Feedback wirken die Östrogene hemmend auf die Gonadotropinsekretion in der Hypophyse. LH stimuliert die Androgensynthese (Testosteron und Androstendion) in den Zellen der ovariellen Theca interna und liefert so das Material zur granulo-

Tabelle 5. Effekte der Östrogene im weiblichen Organismus

Wirkort	Effekt
Ovar	Follikulogenese
Tuben	Erhöhung der Motilität
Uterus	Verstärkung der Durchblutung Steigerung der Erregbarkeit und Aktivierung der Muskulatur
Mammae	Pigmentierung der Areolae
Knochen	Reduktion des Osteoporoserisikos durch Hemmung des Knochenabbaus
Primäre und sekundäre Geschlechtsmerkmale	Ausbildung und Differenzierung
Haut und Schleimhäute	regenerativer Effekt
Gefäßsystem	Senkung des Arteriosklerose- und Herzinfarktrisikos durch Absenken des Cholesterinspiegels
Psyche	stimulierend, antidepressiv

Tabelle 6. Effekte des Progesterons im weiblichen Organismus

Wirkort	Effekt
Mammae	Entwicklung der Alveolen und Läppchen
Uterus	Antiöstrogene Wirkung senkt die Zahl der Östrogenrezeptoren
Temperaturregulation	Anstieg der Körpertemperatur in der 2. Zyklushälfte um 0,3–0,5 °C innerhalb von zwei Tagen nach dem mittzyklischen LH-Peak

salen Aromatisierung. Mittzyklisch induziert der LH-Peak die Ovulation. Weiterhin sorgt LH für den Erhalt des Corpus luteum in der Gelbkörperphase des Menstruationszyklus. Das Corpus luteum ist der Syntheseort des Progesterons. Dieses senkt durch einen negativen Feedbackmechanismus die GnRH-Pulsfrequenz auf einen Puls pro drei oder mehr Stunden (Wildt et al. 1983). Die Aktivität der Progesteronsekretion des Corpus luteum beeinflusst dabei direkt das GnRH-Pulsmuster und die -Frequenz auf hypothalamischer und hypophysärerer Ebene (Ortmann et al. 1994).

In der ersten Zyklushälfte, der Proliferationsphase, wird im Ovar unter dem Einfluss des FSH in den Granulosazellen des ovariellen Follikels Östradiol gebildet. Unter dem Einfluss des Östradiols wird das Stratum funktionale des Endometriums aus dem Stratum basale heraus zur Proliferation stimuliert (weitere Effekte der Östrogene s. Tabelle 5). In der zweiten Zyklushälfte, nach dem mittzyklischen LH-Peak, wandelt sich das Endometrium in der Sekretionsphase unter dem Einfluss des Progesterons des Corpus luteum drüsig um (weitere Effekte des Progesterons s. Tabelle 6). Dabei wird gylykogenhaltiges Sekret eingelagert, welches die Nutrition bei Aufnahme des Embryos vorbereiten und gewährleisten soll. Die Funktion des Gelbkörpers erlischt nach 14 Tagen und die Sekretion von Progesteron versiegt. Es kommt zur Hormonentzugsblutung.

Bei Patientinnen mit Endometriose ist häufig eine Lutealphaseninsuffizienz zur beobachten. Daraus resultiert eine zu geringe bzw. inadäquate Progesteronsynthese und -sekretion. Die Umwandlung des Endometriums in eine zu Implantation eines Embryos bereite Dezidua findet mangelhaft oder gar nicht statt. Diese empfindliche Störung der endometrialen Rezeptivität führt zu einer erhöhten Abortrate in diesem Kollektiv.

Das endometriumähnliche Gewebe der Endometriose unterliegt prinzipiell den gleichen regulatorischen Mechanismen, wie das physiologische Endometrium (Bergqvist et al. 1993). Das am Zyklusende freigesetzte Menstrualblut kann aber nicht, wie bei der orthotopen Blutung, durch Zervix und Vagina nach außen abfließen, sondern sammelt sich am Ort des Entstehens bzw. in präformierten Räumen. Dort erzeugt es einen starken lokalen Reiz, der zur Aktivierung der Körperabwehr und damit zu einer lokalen Entzündung führt. Gleichzeitig werden Mediatoren frei, die heftige Schmerzreize erzeugen.

1.3.6 Steroidhormone und Wachstumsfaktoren

Bei der Entstehung und Ausbreitung der Endometriose spielen Wachstumsfaktoren und Faktoren der Angiogenese eine wichtige Rolle (Ramey und Archer 1993, Koninckx et al. 1998). Insbesondere Interleukin (IL)-1, IL-6, IL-8, IL-10, TNF-α, RANTES (*regulated upon activation, normal T-cells expressed and secreted*), VEGF (*vascular endothelial growth factor*), IGF-1 und TGF-β werden bei Patientinnen mit Endometriose in einer erhöhten Konzentration in der Peritonealflüssigkeit gefunden (Gazvani und Templeton 2002; Taylor et al. 2002; Wu und Ho 2003). Diese Faktoren werden in erster Linie von aktivierten Makrophagen gebildet und sezerniert. Sie scheinen eine wichtige Rolle bei der Entstehung und der Erhaltung der Endometriose zu spielen. Dabei dienen sie auch als Modulatoren der Schmerzentstehung und -erhaltung und der Schmerzintensität. Zudem beeinflussen sie die Prozesse, die zur Entstehung einer endometriosebedingten Infertilität führen.

Es konnte gezeigt werden, dass die Konzentration von RANTES (*regulated upon activation, normal T-cell expressed and secreted*) in der Peritonealflüssigkeit von Patientinnen mit Endometriose mit der Schwere der Erkrankung positiv korreliert ist (Hornung et al. 1997). In der Peritonealflüssigkeit von Endometriosepatientinnen ist auch die Konzentration von TNF-α erhöht (Harada et al. 1997). Proinflammatorische Zytokine wie der TNF-α und das IFN-γ haben die Fähigkeit, die Bildung der mRNA von RANTES und damit die Synthese von RANTES zu induzieren (Kayisli et al. 2002). RANTES ist ein Chemoattraktor, der die leukozytäre Migration in das peritoneale Milieu induziert. Die Sekretion von RANTES im Endometriosegewebe trägt dazu bei, die peritonealen Entzündungsprozesse bei Endometriosepatientinnen zu erhalten (Hornung et al. 1997).

Unter dem Einfluss von PDGF (*platelet derived growth factor*) kommt es zu einer konzentrationsabhängigen Stimulation des Wachstums endometrialer Stromazellen. Erhöhte Spiegel des VEGF (*vascular endothelial growth factor*) ermöglichen das Wachstum und die Ausbreitung der neu gebildeten Blutgefäße (Küpker et al. 1998). Die gleichfalls erhöhten Spiegel des *transforming growth factor beta* (TGF-β) (Küpker et al. 1998) unterstützen den entstehungshypothetischen Ansatz der Metaplasietheorie.

Endometrioseherde tragen die Fähigkeit, das Enzym Aromatase zu exprimieren. Dieses Enzym ist in der Lage Androgenpräkursoren (Androstendion) in Östradiol umzuwandeln. Da Endometriosegewebe östradiolabhängig proliferiert, scheint das Vorhandensein dieser Fähigkeit ein wichtiger Faktor bei dem Erhalt und der Ausbreitung der Erkrankung zu sein. Die Expression der Aromatase in Endometriosegewebe wird durch PGE$_2$ (Prostaglandin-E$_2$) stimuliert. Dabei resultiert wiederum die Stimulation durch Östradiol zu einer vermehrten Produktion von PGE_2. Der so charakterisierte positive Rückkopplungsmechanismus führt seinerseits zu einer vermehrten Proliferation endometrioiden Gewebes (Abb. 18).

In Endometrioseherden ist als weitere endokrine Störung eine reduzierte Expression der 17β-Hydroxysteroiddehydrogenase nachweisbar (Kauppila et al. 1984; Attia et al. 2000). Dieses Enzym reguliert die Transformation von Östradiol zu Östron. Aufrund der verminderten Expression kommt es zu einer weiteren Kumulation von Östradiol im Endometriosegewebe mit einer ebenfalls gesteigerten Kumulation von PGE_2 und dem geschilderten Effekt (Attia et al. 2000; Kitawaki et al. 2002) (Abb. 18).

1.3.7 Angiogenese

Die Neubildung von Gefäßen ist ein wichtiger Faktor bei der Entstehung und dem Erhalt einer Endometriose, aber auch bei deren Fortschreiten (Taylor et al. 2002; Inan et al. 2003) (Abb. 19). Inseln endometroiden Gewebes können nur unter Ausbildung bzw. Induktion neuer Gefäße ihre

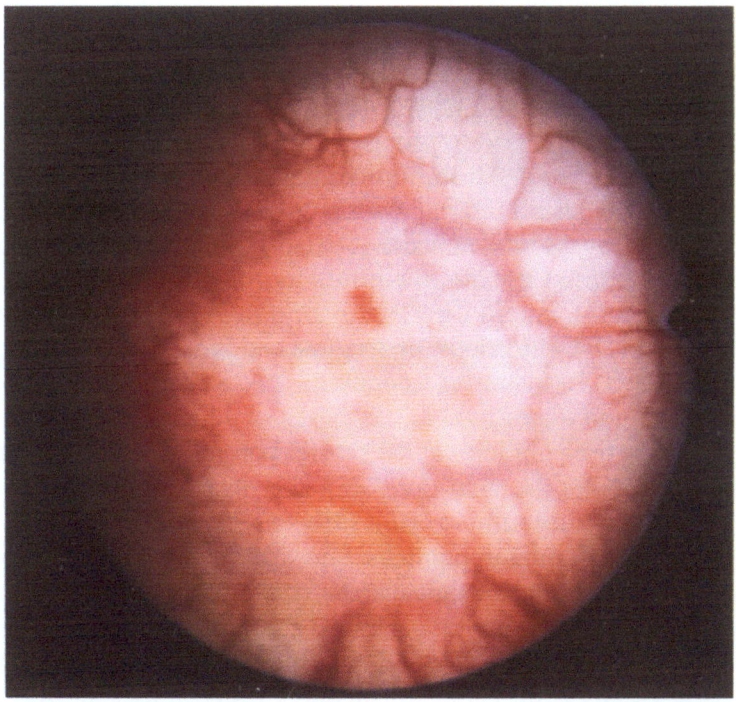

Abb. 19. Endometrioseherd mit Neovaskularisation. In der unteren Bildhälfte ist ein bräunlicher Endometrioseherd zu sehen. Zirkulär um diesen Herd haben muitlipe Gefäßproliferate Kontakt zu vorbestehenden Gefäßen

Implantation und Proliferation sichern (Abb. 5). Die neuen Gefäße dienen der Ernährung dieser ektopen Zellen, die nicht als Einzelzellen, sondern in kleinen Zellverbänden zu migrieren scheinen (Abb. 10). Insbesondere das Vorhandensein einer stromatalen Komponente sichert die endokrine Rezeptivität des Zellverbandes und ist außerdem vornehmlich für die multiplen auto- und parakrinen Stoffwechselaktionen zuständig.

Das Vorhandensein des VEGF (*vascular endothelial growth factor*) spielt bei der Ausbildung neuer Einzelgefäße und Gefäßverbände eine wichtige Rolle (Küpker et al. 1998). Es bedingt eine exzessive Angiogenese. Die Funktion des VEGF kann unter physiologischen Bedingungen sinnvoll sein. Es wird nicht nur durch die Endometrioseherde selbst produziert und sezerniert, sondern auch von Peritonealmakrophagen bereitgestellt (McLaren 2000). Die Konzentration von VEGF in der Peritonealflüssigkeit von Patientinnen mit einer Endometriose rAFS I-II ist deutlich geringer, als bei Patientinnen mit einer Endometriose rAFS II-IV, in jedem Fall ist sie aber höher, als bei gesunden Patientinnen (Küpker et al. 1998). Stadienabhängig scheint das VEGF demnach ein Marker für die Aktivität einer Endometriose zu sein. Die Behandlung mit einem GnRH-Agonisten ist in der Lage, die Konzentration von VEGF in der Peritonealflüssigkeit von Endometriosepatientinnen deutlich zu reduzieren. Dieser Effekt scheint auf der Alteration des Östradioleinflusses unter Suppression der Hypophysenfunktion zu beruhen (Küpker et al. 1998). Offen ist aber ob das Östradiol selbst einen direkten Einfluss auf die Konzentration des VEGF hat, oder dies ein sekundärer Effekt ist.

Die Herkunft angiogenetischer Faktoren scheint klar. Die Endometriosezellen selbst, und inflammatorisch kompetente Zellen übernehmen die Produktion dieser Faktoren (Gazvani und Templeton 2002). Sie sorgen in gleicher Weise für die Entstehung der Endometriose, wie für deren Erhalt (Wu und Ho 2003). In der Modulation der lokalen Entzündung ist demnach ein wichtiger Angriffspunkt für die Beeinflussung der Neoangiogenese zu sehen. In der Hemmung der an der Entzündung beteiligten Zellen und damit ihrer Produktivität ist ein relativ unspezifischer Weg der Aktivitätsminderung einer floriden Endometriose gegeben. Die Entfernung entzündlichen Gewebes über einen operativen Zugangsweg stellt eine weitere relativ unspezifische, weil grobe Option dar. Die Detektion der aktiven Endometriose stellt dabei das größte Problem dar. Obgleich dieser Weg aufgrund dieser Probleme ungenau erscheint, ist seine Effizienz eindeutig belegt.

Die Entwicklung antiangiogenetischer Wirkstoffe zur Hemmung der überschießenden Wirkung beispielsweise des VEGF oder der FGFs (*fibroblast growth factors*) könnte eine gezielte Therapie der Endometriose schon in einem frühen Stadium der Entstehung möglich werden lassen (Dabrosin et al. 2002; Reynolds et al. 2002). Tatsächlich findet in diesem Bereich eine vielversprechende Forschung statt. Neben dem VEGF sind noch weitere angiogenetische Wachstumsfaktoren an der Ausbildung des endometrioiden Milieus beteiligt (Taylor et al. 2002). In einem Mausmodell konnte die Arbeitsgruppe um Dabrosin die Wirksamkeit eines entsprechenden therapeutischen Ansatzes belegen. Ovarektomierte und mit Östrogenen substituierte Mäuse wurden einer Gentherapie unterzogen. Sie erhielten das Gen für Angiostatin, einem natürlichen Angiogeneseinhibitor. Es wurde intraperitoneal appliziert. Als Fähre für das Plasmid diente ein replikationsdefizientes Adenovirus (AdAngiostatin). Eine komplette Eradikation der Endometriose gelang bei allen 14 behandelten Tieren. Bei Mäusen mit normalem Zyklus wurde nach der Gentherapie eine gestörte Ovarfunktion beobachtet. Bei diesen Mäuse kam es zu einer Suppression der Entwicklung eines Korpus luteum. Außerdem war die Produktion von Östradiol und Progesteron reduziert. Es muss noch sichergestellt werden, dass die Wirkung von AdAngiostatin ausschließlich lokal bleibt und ein lang anhaltender systemischer Effekt bzw. eine dauerhafte Schädigung der Ovarfunktion ausbleibt (Dabrosin et al. 2002).

Einen ebenfalls gentherapeutischen Therapieansatz verfolgt die Gruppe um Hull (Hull et al. 2003). Blutgefäße in Endometrioseherden sind von wenigen Perizyten begleitet oder frei von Perizyten. Gerade diese Blutgefäße sind aber besonders sensibel für Angiogeneseantagonisten. Zur Prüfung dieser Hypothese wurden Nacktmäuse mit Endometrioseherden geimpft. In einem weiteren Schritt bekamen die Mäuse entweder den löslichen trunkierten Rezeptor flt-1, einen Antagonisten des AGF (*angiogenic growth factor*) oder einen Antikörper gegen VEGF Typ A. Beide Angiogenesehemmer waren in der Lage, perizytenfreie Blutgefäße von Endometrioseherden in Nacktmäusen in signifikantem Maße zu schädigen (Hull et al. 2003).

In der Peritonealflüssigkeit von Endometriosepatientinnen konnten auch höhere Konzentrationen von TNF-α gefunden werden (Harada et al. 1997). TNF-α induziert die Neoangiogenese und bedingt und unterhält das proliferative Potential der Endometriose (Küpker et al. 1996). Endometriales Gewebe ist selbst in der Lage, IL-8, MCP-1 (*monocyte chemotactic protein*-1), RANTES und die korrespondierenden Rezeptoren zu produzieren (Kayisli et al. 2002). Diese Faktoren sind an der Ausbildung neuer Gefäße beteiligt und treten dazu in eine intensive Interaktion mit TNF-α, IFN-γ und IL-1 ein und werden durch sie reguliert. Die Regulation der Leukozytenmigration durch RANTES bei der Bildung neuer Gefäße ist eine wichtige Stellgröße, denn die Leukozyten sind an der Bildung angiogenetischer Faktoren maßgeblich beteiligt. Außerdem greifen die Stoffwechselprodukte der Leukozyten in die Regelkreise der Apoptose im Endometriosegewebe und dessen Proliferation und Differenzierung ein (Kayisli et al. 2002).

Eine Modulation der angiogenetischen Faktoren wäre außer über die spezifische Hemmung der Angiogenese auch über eine mittelbare Beeinflussung der Bildung von Blutgefäßen möglich durch Modulation immunologischer Prozesse. Die Hemmung der Chemotaxis von Monozyten, also der Migration von immunkompetenten Zellen erscheint möglich. Dabei sind Thiazolidinedione (TZDs) in das Interesse der Forschung gerückt (Hornung et al. 2003). TZDs sind bisher in der Funktion des Insulinsensitizers bekannt und stimulieren den *peroxysome proliferator activated receptor gamma* (PPAR-γ). Sie sind oral verfügbar und daher leicht einsetzbar. Derzeit wird die Möglichkeit des Einsatzes in der Therapie entzündlicher Erkrankungen (z.B. Arthritis, Colitis) geprüft. In einem Mausmodell sollte der Effekt von TZDs auf die Chemotaxis von aktivierten Makrophagen überprüft werden. Die Mäuse erhielten zunächst eine intraperitoneale Injektion mit Thioglycollat zur Attraktion aktivierter Makrophagen. Zusätzlich erhielten die Mäuse – ebenfalls intraperitoneal – eine Injektion mit dem TZD Ciglitazon. Die Gabe von Ciglitazon konnte die peritoneale Zahl aktivierter Makrophagen signifikant senken. Unter Stimulation der aktivierten Makrophagen mit TNF-α kam es dennoch zu einer Abnahme der Sekretion von RANTES und IL-1β. Dieses Modell lässt es möglich erscheinen, dass TZDs in oral verfügbarer Form in die Behandlung der Endometriose eingebunden werden könnten (Hornung et al. 2003). Weitere Studien zu Prüfung unerwünschter Effekte müssen aber noch erfolgen.

1.3.8 Umweltgifte und Schadstoffe

Nur wenige Studien befassen sich mit dem Problem der Einflussnahme von Umweltgiften und Schadstoffen auf die Entstehung und den Verlauf einer Endometriose. In einer kürzlich veröffentlichten Studie konnte mit epidemiologischen Methoden ein Zusammenhang zwischen einer erhöhten Belastung der Umwelt mit toxischen Substanzen und einer vermindern Fertilität in der weiblichen Kanadischen Bevölkerung nachvollzogen werden (Foster 2003). Der Nachweis toxischer Substanzen aus der Umwelt im Serum und in verschiedenen Kompartimenten des Apparates der weiblichen Reproduktion (z.B. in der Follikelflüssigkeit) legt nahe, dass diese einen unmittelbar schädlichen Einfluss ausüben können. Als Effekte der Noxen werden die Infertilität, spontane Aborte, Frühgeburtlichkeit, intrauterine Wachstumsretardierung (IUGR), schwangerschaftsinduzierter Hypertonus (SIH) und Präeklampsie, Entstehung eines polyzystischen Ovarsyndroms (PCOS) und einer Endometriose beschrieben. Hier wird allerdings zu Recht eingeräumt, dass es im besten Fall gelingen wird, eine Verbindung zwischen Noxe und zu beobachtendem Effekt herzustellen (Foster 2003). Es wird mit epidemiologischen Methoden immer maximal zu einem statistischen, nie aber zu einem eindeutig kausalen Beleg reichen. Dennoch sind demographische Erhebungen immer wichtig, um neue Anstöße in Denken und Forschen zu geben.

Es scheint, dass das sehr potente Umweltgift Dioxin schon in niedrigen Dosen in der Lage ist, unter Anderem die Entstehung einer Endometriose zu induzieren. Zur Evaluation einer durch Dioxin anzunehmenden Gesundheitsbelastung untersuchte die Arbeitsgruppe von Yoshida die japanische

Bevölkerung (Yoshida et al. 2000). Es wurden vier Gruppen definiert: die Allgemeinbevölkerung, Anwohner einer Müllverbrennungsanlage, Einwohner mit sehr hohem Fischkonsum und als vierte Gruppe deren Kinder und Feten. Zielparameter der Studie waren die Inzidenz von Malignomen, Dysfunktionen des reproduktiven Systems, das Auftreten einer Endometriose und neurologische Verhaltensauffälligkeiten. Im Hinblick auf das Risiko für die Entstehung von Malignomen und Störungen der Reproduktion konnte für die drei Erwachsenengruppen eine Erhöhung, wenn auch keine starke gefunden werden. Das Risiko für die Entstehung einer Endometriose kann in diesen Gruppen nicht eindeutig ausgeschlossen werden. In der Gruppe der Kinder und Feten von Fischessern scheint Dioxin ein Risikofaktor für die Entstehung von neurologischen Verhaltensauffälligkeiten zu sein (Yoshida et al. 2000). Diese Studie konnte den Störeffekt des Umweltgiftes auf den menschlichen Organismus nachvollziehen. Auch, wenn ein eindeutiger Beleg für die Kausalität zwischen Dioxin und der Entstehung einer Endometriose nicht gelungen ist, scheint die Tendenz offensichtlich.

In einem tierexperimentellen Ansatz konnte dieser Nexus eindeutig aufgezeigt und die Folge der Verknüpfung zwischen Umweltgift, Erkrankungswahrscheinlichkeit und Schwere der Erkrankung gezeigt werden. Die Arbeitsgruppe um Rier untersuchte den Einfuss einer vierjährigen Dioxinexposition (2,3,7,8-Tetrachlorodibenzo-p-Dioxin (TCDD)) auf Rhesusaffen (Rier et al. 1993). Dioxine sind chlorhaltige Kohlenwasserstoffe, die das Immunsystem beeinflussen können. Verschiedene Studien konnten zeigen, dass eine Modulation des Immunsystems bei der Entstehung einer Endometriose zumindest beteiligt ist. Dioxine scheinen darüber hinaus eine partiell östrogene Wirkung zu haben. Dies könnte in der Promotion einer Endometriose ebenfalls einer Rolle spielen. Zehn Jahre nach Beendigung der vierjährigen Expositionsphase wurden die Rhesusaffen laparoskopiert. Dabei zeigte sich, dass das Auftreten einer Endometriose direkt mit der Dioxinexposition korreliert ist. Die Schwere der Erkrankung war signifikant von der Expositionsdosis abhängig. Die Endometrioseinzidenz in der nicht dioxinexponierten Kontrollgruppe entsprach der Norm. Es konnte demnach gezeigt werden, dass das Risiko für die Induktion einer Endometriose schon bei geringen Expositionsdosen von Dioxin gegeben ist (Rier et al. 1993).

Die Explosion einer Chemiefabrik in Seveso, Italien, hat 1976 auf makabere Weise einen Menschenversuch ermöglicht, der unter anderen Umständen im höchsten Maße unethisch gewesen wäre. Hohe Dosen des freigesetzten TCDD führten zu einer extremen Belastung der Menschen. Im Rahmen der *Seveso Women's Health Study* wurde der Bezug von Dosis und Wirkung durch Analyse der Sera eines Großteils der weiblichen Bevölkerung zwischen Dioxin und Bereichen der weiblichen Reproduktion hergestellt (Eskenazi et al. 2000). Unter anderem wurde auch die Wirkung des Dioxins auf die Entstehung einer Endometriose untersucht. Auch hier ist eine Verbindung zwischen Noxe und Erkrankung hochgradig wahrscheinlich.

Viele weitere Umweltgifte (z.B. PCB [polychlorierte Biphenyle]) sind sicherlich an der Entstehung und Entwicklung einer Endometriose und deren Aggravation beteiligt (Rier et al. 2001). Die Zusammenhänge müssen aber erst noch erkannt und weitere Studien zu deren Erforschung durchgeführt werden.

1.3.9 Hormoneller Einfluss

Endometrioseherde verhalten sich wie orthotopes Endometrium. Sie tragen Östrogen- und Progesteronrezeptoren, proliferieren unter Östrogeneinfluss und treten unter Gestageneinfluss in die Sekretionsphase ein (Bergqvist et al. 1993). Kann dabei entstehendes Menstrualblut nicht frei oder in eine Körperhöhle abfließen, kommt es zum Aufstau mit einer entsprechenden Beschwerdesymptomatik. Perifokal kommt es zur Bildung von Ödemen. Außerdem kann es zur Entstehung von Zysten und zum Teil schwerwiegenden Adhäsionen kommen.

Bei ca. 17 Prozent der Endometriosepatientinnen ist eine Oligo- oder Anovulation diagnostizierbar. Häufig findet sich eine Lutealphaseninsuffizienz, was möglicherweise auf einen erniedrigten LH-Rezeptorbesatz in den Follikeln und Corpora lutea zurück zu führen ist (Ronnberg et al. 1984). Bei Endometriosepatientinnen ist eine verminderte endometriale Rezeptivität zu beobachten. Durch den Lutealphasendefekt ist die verminderte Fertilität mit einer mangelnden sekretorische Umwandlung des Endometriums zur Vorbereitung auf die Implantation eines Embryos zu erklären. Dies führt zu einer deutlich erhöhten Abortrate von 24 bis 52 Prozent (Naples et al. 1981; Wheeler et al. 1983; Groll 1984).

Ursächlich für eine Regeltempostörung kann bei Endometriosepatientinnen ein manchmal zu findender erhöhter Prolaktinspiegel sein (Hirschowitz et al. 1978; Muse et al. 1982).

Literatur

AFS (1979) Classification of endometriosis. The American Fertility Society. Fertil Steril 32: 633–634

AFS (1997) Revised American Society for Reproductive Medicine classification of endometriosis: 1996. Fertil Steril 67: 817–821

Attia GR, Zeitoun K, Edwards D, Johns A, Carr BR, Bulun SE (2000) Progesterone receptor isoform A but not B is expressed in endometriosis. J Clin Endocrinol Metab 85: 2897–2902

Badawy SZ, Marshall L, Cuenca V (1985) Peritoneal fluid prostaglandins in various stages of the menstrual cycle: role in infertile patients with endometriosis. Int J Fertil 30: 48–52

Badawy SZ, Marshall L, Gabal AA, Nusbaum ML (1982) The concentration of 13,14-dihydro-15-keto prostaglandin F2 alpha and prostaglandin E2 in peritoneal fluid of infertile patients with and without endometriosis. Fertil Steril 38: 166–170

Ballweg ML (2003) Tips on treating teens with endometriosis. J Pediatr Adolesc Gynecol 16: S27–28

Barbieri RL, Niloff JM, Bast RC Jr, Scaetzl E, Kistner RW, Knapp RC (1986) Elevated serum concentrations of CA-125 in patients with advanced endometriosis. Fertil Steril 45: 630–634

Berglund AS, Sparén P, Bergqvist A (2003) Endometriosis and the risk of cancer. 19th ESHRE Annual Meeting xviii: 80

Bergqvist A, Ljungberg O, Skoog L (1993) Immunohistochemical analysis of oestrogen and progesterone receptors in endometriotic tissue and endometrium. Hum Reprod 8: 1915–1922

Busacca M, Bianchi S, Agnoli B, Candiani M, Calia C, De Marinis S, Vignali M (1999) Follow-up of laparoscopic treatment of stage III-IV endometriosis. J Am Assoc Gynecol Laparosc 6: 55–58

Buttram VC Jr (1979) Conservative surgery for endometriosis in the infertile female: a study of 206 patients with implications for both medical and surgical therapy. Fertil Steril 31: 117–123

Candiani GB, Fedele L, Vercellini P, Bianchi S, Di Nola G (1991) Repetitive conservative surgery for recurrence of endometriosis. Obstet Gynecol 77: 421–424

Cramer DW, Wilson E, Stillman RJ, Berger MJ, Belisle S, Schiff I, Albrecht B, Gibson M, Stadel BV, Schoenbaum SC (1986) The relation of endometriosis to menstrual characteristics, smoking, and exercise. Jama 255: 1904–1908

Cust MP, Gangar KF, Hillard TC, Whitehead MI (1990) A risk-benefit assessment of estrogen therapy in postmenopausal women. Drug Saf 5: 345–358

Czernobilsky B, Morris WJ (1979) A histologic study of ovarian endometriosis with emphasis on hyperplastic and atypical changes. Obstet Gynecol 53: 318–323

Czernobilsky B, Silverman BB, Enterline HT (1970a) Clear-cell carcinoma of the ovary. A clinicopathologic analysis of pure and mixed forms and comparison with endometrioid carcinoma. Cancer 25: 762–772

Czernobilsky B, Silverman BB, Mikuta JJ (1970b) Endometrioid carcinoma of the ovary. A clinicopathologic study of 75 cases. Cancer 26: 1141–1152

Dabrosin C, Gyorffy S, Margetts P, Ross C, Gauldie J (2002) Therapeutic effect of angiostatin gene transfer in a murine model of endometriosis. Am J Pathol 161: 909–918

De Placido G, Alviggi C, Di Palma G, Carravetta C, Matarese G, Landino G, Racioppi L (1998) Serum concentrations of soluble human leukocyte class I antigens and of the soluble intercellular adhesion molecule-1 in endometriosis: relationship with stage and non-pigmented peritoneal lesions. Hum Reprod 13: 3206–3210

Donnez J, Squifflet J, Pirard C, Jadoul P, Wyns C, Smets M (2002) The efficacy of medical and surgical treatment of endometriosis- associated infertility and pelvic pain. Gynecol Obstet Invest 54 Suppl 1: 2–10

Eskenazi B, Mocarelli P, Warner M, Samuels S, Vercellini P, Olive D, Needham L, Patterson D, Brambilla P (2000) Seveso Women's Health Study: a study of the effects of 2,3,7,8-tetrachlorodibenzo-p-dioxin on reproductive health. Chemosphere 40: 1247–1253

Falcone T, Goldberg JM, Miller KF (1996) Endometriosis: medical and surgical intervention. Curr Opin Obstet Gynecol 8: 178–183

Foster WG (2003) Do environmental contaminants adversely affect human reproductive physiology? J Obstet Gynaecol Can 25: 33–44

Gazvani R, Templeton A (2002) Peritoneal environment, cytokines and angiogenesis in the pathophysiology of endometriosis. Reproduction 123: 217–226

Groll M (1984) Endometriosis and spontaneous abortion. Fertil Steril 41: 933–935

Halme J, Hammond MG, Hulka JF, Raj SG, Talbert LM (1984) Retrograde menstruation in healthy women and in patients with endometriosis. Obstet Gynecol 64: 151–154

Harada T, Yoshioka H, Yoshida S, Iwabe T, Onohara Y, Tanikawa M, Terakawa N (1997) Increased interleukin-6 levels in peritoneal fluid of infertile patients with active endometriosis. Am J Obstet Gynecol 176: 593–597

Hirschowitz JS, Soler NG, Wortsman J (1978) The galactorrhoea-endometriosis syndrome. Lancet 1: 896–898
Hornung D, Chao VA, Vigne JL, Wallwiener D, Taylor RN (2003) Thiazolidinedione inhibition of peritoneal inflammation. Gynecol Obstet Invest 55: 20–24
Hornung D, Ryan IP, Chao VA, Vigne JL, Schriock ED, Taylor RN (1997) Immunolocalization and regulation of the chemokine RANTES in human endometrial and endometriosis tissues and cells. J Clin Endocrinol Metab 82: 1621–1628
Hull ML, Charnock-Jones DS, Chan CL, Bruner-Tran KL, Osteen KG, Tom BD, Fan TP, Smith SK (2003) Antiangiogenic agents are effective inhibitors of endometriosis. J Clin Endocrinol Metab 88: 2889–2899
Inan S, Kuscu NK, Vatansever S, Ozbilgin K, Koyuncu F, Sayhan S (2003) Increased vascular surface density in ovarian endometriosis. Gynecol Endocrinol 17: 143–150
Kammerer-Doak DN, Magrina JF, Nemiro JS, Lidner TK (1996) Benign gynecologic conditions associated with a CA-125 level > 1,000 U/mL. A case report. J Reprod Med 41: 179–182
Kauppila A, Vierikko P, Isotalo H, Ronnberg L, Vihko R (1984) Cytosol estrogen and progestin receptor concentrations and 17 beta- hydroxysteroid dehydrogenase activities in the endometrium and endometriotic tissue. Effects of hormonal treatment. Acta Obstet Gynecol Scand Suppl 123: 45–49
Kayisli UA, Mahutte NG, Arici A (2002) Uterine chemokines in reproductive physiology and pathology. Am J Reprod Immunol 47: 213–221
Kitawaki J, Kado N, Ishihara H, Koshiba H, Kitaoka Y, Honjo H (2002) Endometriosis: the pathophysiology as an estrogen-dependent disease. J Steroid Biochem Mol Biol 83: 149–155
Kiyan E, Kilicaslan Z, Caglar E, Yilmazbayhan D, Tabak L, Gurgan M (2002) An unusual radiographic finding in pulmonary parenchymal endometriosis. Acta Radiol 43: 164–166
Koninckx PR, Kennedy SH, Barlow DH (1998) Endometriotic disease: the role of peritoneal fluid. Hum Reprod Update 4: 741–751
Kühn W, Staemmler H, Neckel E (1981) Endometriose – Implantation oder Metaplasie? Geb Fra 41: 698
Küpker W, Felberbaum R, Bauer O, Diedrich K (1996) [Significance of tumor necrosis factor alpha (TNF-alpha) in endometriosis]. Geburtshilfe Frauenheilkd 56: 239–242
Küpker W, Schultze-Mosgau A, Diedrich K (1998) Paracrine changes in the peritoneal environment of women with endometriosis. Hum Reprod Update 4: 719–723
Lu PY, Ory SJ (1995) Endometriosis: current management. Mayo Clin Proc 70: 453–463
Magtibay PM, Heppell J, Leslie KO (2001) Endometriosis-associated invasive adenocarcinoma involving the rectum in a postmenopausal female: report of a case. Dis Colon Rectum 44: 1530–1533
Mathur S, Peress MR, Williamson HO, Youmans CD, Maney SA, Garvin AJ, Rust PF, Fudenberg HH (1982) Autoimmunity to endometrium and ovary in endometriosis. Clin Exp Immunol 50: 259–266
McLaren J (2000) Vascular endothelial growth factor and endometriotic angiogenesis. Hum Reprod Update 6: 45–55
Meyer R (1919) Über den Stand der Frage der Adenomyosistis und Adenomyome im allgemeinen und insbesondere über Adenomyosistis seroepithelialis und Adenomyometritis sarcomatosa. Zentralbl Gynäkol 43: 745–750
Muse K, Wilson EA, Jawad MJ (1982) Prolactin hyperstimulation in response to thyrotropin-releasing hormone in patients with endometriosis. Fertil Steril 38: 419–422
Naples JD, Batt RE, Sadigh H (1981) Spontaneous abortion rate in patients with endometriosis. Obstet Gynecol 57: 509–512
Ortmann O, Catt KJ, Schulz KD, Emons G (1994) Modulatory action of progesterone and progesterone antagonists on hypothalamic-pituitary function. Hum Reprod 9 [Suppl 1]: 53–62

Pal L, Shifren JL, Isaacson KB, Chang Y, Leykin L, Toth TL (1998) Impact of varying stages of endometriosis on the outcome of in vitro fertilization-embryo transfer. J Assist Reprod Genet 15: 27–31

Pellicer A, Albert C, Garrido N, Navarro J, Remohi J, Simon C (2000) The pathophysiology of endometriosis-associated infertility: follicular environment and embryo quality. J Reprod Fertil Suppl 55: 109–119

Ramey JW, Archer DF (1993) Peritoneal fluid: its relevance to the development of endometriosis. Fertil Steril 60: 1–14

Reynolds LP, Grazul-Bilska AT, Redmer DA (2002) Angiogenesis in the female reproductive organs: pathological implications. Int J Exp Pathol 83: 151–163

Ridley JH (1966) Primary adenocarcinoma in implant of endometriosis. Obstet Gynecol 27: 261–267

Rier SE, Coe CL, Lemieux AM, Martin DC, Morris R, Lucier GW, Clark GC (2001) Increased tumor necrosis factor-alpha production by peripheral blood leukocytes from TCDD-exposed rhesus monkeys. Toxicol Sci 60: 327–337

Rier SE, Martin DC, Bowman RE, Dmowski WP, Becker JL (1993) Endometriosis in rhesus monkeys (Macaca mulatta) following chronic exposure to 2,3,7,8-tetrachlorodibenzo-p-dioxin. Fundam Appl Toxicol 21: 433–441

Ronnberg L, Kauppila A, Rajaniemi H (1984) Luteinizing hormone receptor disorder in endometriosis. Fertil Steril 42: 64–68

Saltiel E, Garabedian-Ruffalo SM (1991) Pharmacologic management of endometriosis. Clin Pharm 10: 518–531

Sampson JA (1925) Heterotopic or misplaced endometrial tissue. Am J Obstet Gynecol 10: 649–664

Sampson JA (1927) Peritoneal endometriosis due to menstrual dissemination of enddometrial tissue into peritoneal cavity. Am J Obstet Gynecol 14: 422

Schmidt CL (1985) Endometriosis: a reappraisal of pathogenesis and treatment. Fertil Steril 44: 157–173

Simpson JL, Elias S, Malinak LR, Buttram VC, Jr. (1980) Heritable aspects of endometriosis. I. Genetic studies. Am J Obstet Gynecol 137: 327–331

Stratton P, Winkel CA, Sinaii N, Merino MJ, Zimmer C, Nieman LK (2002) Location, color, size, depth, and volume may predict endometriosis in lesions resected at surgery. Fertil Steril 78: 743–749

Suginami H (1991) A reappraisal of the coelomic metaplasia theory by reviewing endometriosis occurring in unusual sites and instances. Am J Obstet Gynecol 165: 214–218

Suginami H, Yano K, Watanabe K, Matsuura S (1986) A factor inhibiting ovum capture by the oviductal fimbriae present in endometriosis peritoneal fluid. Fertil Steril 46: 1140–1146

Taylor RN, Lebovic DI, Mueller MD (2002) Angiogenic factors in endometriosis. Ann NY Acad Sci 955: 89–100; discussion 118, 396–406

Terada Y, Chen F, Shoji T, Itoh H, Wada H, Hitomi S (1999) A case of endobronchial endometriosis treated by subsegmentectomy. Chest 115: 1475–1478

Thibodeau LL, Prioleau GR, Manuelidis EE, Merino MJ, Heafner MD (1987) Cerebral endometriosis. Case report. J Neurosurg 66: 609–610

Waller KG, Shaw RW (1993) Gonadotropin-releasing hormone analogues for the treatment of endometriosis: long-term follow-up. Fertil Steril 59: 511–515

Weed JC, Arquembourg PC (1980) Endometriosis: can it produce an autoimmune response resulting in infertility? Clin Obstet Gynecol 23: 885–893

Wheeler JM, Johnston BM, Malinak LR (1983) The relationship of endometriosis to spontaneous abortion. Fertil Steril 39: 656–660

Wu MY, Ho HN (2003) The role of cytokines in endometriosis. Am J Reprod Immunol 49: 285–296

Yoshida K, Ikeda S, Nakanishi J (2000) Assessment of human health risk of dioxins in Japan. Chemosphere 40: 177–185

2 Manifestationen und Verlauf

Thomas Steck

Endometriotische Herde können sich an nahezu jeder Stelle der Peritonealhöhle und in der Wand vieler Hohlorgane ausbilden. Man unterscheidet zwei Wachstumsmuster der Implantate, nämlich die „frei wachsenden" Herde auf der peritonealen Oberfläche und die „in der Tiefe verborgenen" Herde in peritonealen Nischen und Taschen sowie in Beckenorganen. Die *frei wachsenden Implantate* finden sich am häufigsten auf dem Beckenperitoneum des Douglas-Raumes, der Excavatio vesicouterina, auf den sakrouterinen Ligamenten und auf der Oberfläche der Ovarien. Sie sind meist nur wenige mm groß, besitzen ein oberflächliches Epithel und reagieren in ihren frühen Stadien, wenn sie noch nicht fibrotisch umgewandelt sind, zyklusabhängig wie funktionelles Endometrium mit Nekrose und Blutung zum Zeitpunkt der Menstruation. Sie gehen mit einer inflammatorischen Reaktion und der Bildung von Adhäsionen einher. Im Laufe vieler Zyklen können sie sich fibrotisch zurückbilden und in eine alte ausgebrannte Läsion umwandeln. *Tiefe Herde* verhalten sich eher wie basales Endometrium, mit geringer sekretorischer Umwandlung in der zweiten Zyklushälfte und ausbleibender Blutung am Ende des menstruellen Zyklus. Man findet sie als Adenomyose in der Muskelschicht des Uterus, in der Wand der Harnblase und des Rectum und als Douglasendometriose im Spatium rectovaginale. Sie enthalten vielfach glatte Muskulatur und gehen mit chronischen Schmerzen tief im kleinen Becken einher.

2.1 Morphologie

Das Aussehen der Endometrioseherde ist, abhängig vom befallenen Organ, sehr variabel. Manche Herde sind mit bloßem Auge sichtbar, andere sind nur bei der Vergrößerung im Rahmen der Videolaparoskopie eindeutig zu identifizieren, und andere wachsen in der Wand von Hohlorganen oder in der Tiefe des retroperitonealen Raumes und sind vom Peritoneum aus unsichtbar.

2.1.1 Peritoneale Implantate

Rote peritoneale Herde entsprechen frischen Läsionen, die aus einer kürzlichen Implantation lebender endometrialer Zellen resultieren. Sie imponieren als feuerrote Flecke, kleine Polypen, drüsige peritoneale Effloreszenzen, Petechien oder wasserhelle rosafarbene Zystchen (Abb. 1). Sie sind auf der peritonealen Oberfläche lokalisiert und durch zahlreiche proliferierende endometriale Drüsen gekennzeichnet. Der Gehalt an Drüsen, die Vaskularisation des Stroma gemessen als Zahl der Kapillaren und die Zunahme der Vaskularisation in der sekretorischen Phase ist ähnlich der im eutopen Endometrium (Tabelle 1). Die metabolische und immunologische Aktivität, die begleitende Inflammation und die Bildung von Zytokinen und Prostaglandinen ist höher als in den alten blau-schwarzen Herden. Die Gefäßdichte und -verteilung in den Herden ist variabel. Generell zeigen rote Herde eine hohe Vaskularisation des Stroma, zahlreiche Mitosen und Zeichen einer lokalen Inflammation. Endometriotische Polypen sind mit einem Epithel überkleidet, das dem Endometrium ähnlich ist, und ragen aus dem peritonealen Mesothel heraus, können aber mit subperitonealen Implantaten größerer Ausdehnung kommunizieren. Ihre sichtbare Oberfläche ist nur wenige mm groß und können vom ungeübten Beobachter bei einer Laparoskopie leicht übersehen werden. Ihre Infiltrationstiefe beträgt nur wenige (< 2) mm. Durch Retention von Flüssigkeit und Schwellung des Lumens entsteht ein kleines Bläschen oder Zystchen. Die Abschilferung endometrialer Drüsen aus roten Herden

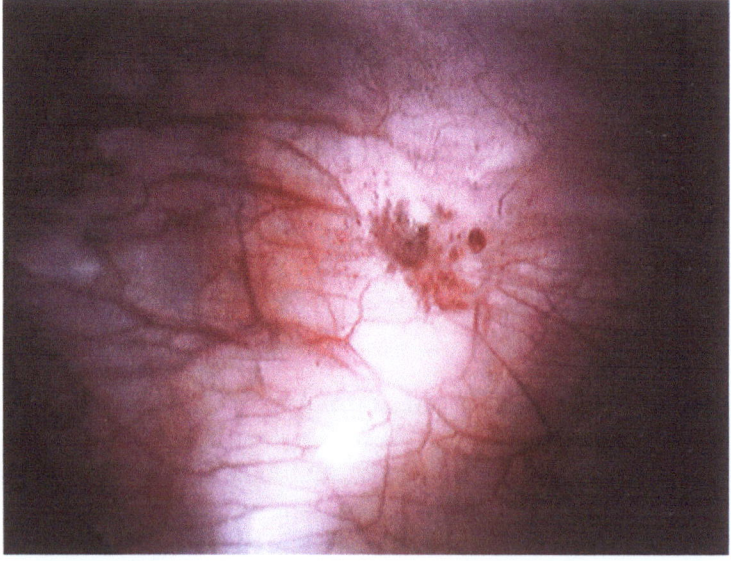

Abb. 1. Papulöser gut vaskularisierter roter Endometrioseherd auf dem Peritoneum der seitlichen Beckenwand

Tabelle 1. Makroskopische Einteilung der peritonealen Endometriose, Aktivität und zeitliche Zuordnung im Verlauf der Erkrankung

Farbe	Beschreibung	Aktivität	Fibrose	Entstehung
Rot	flammendrote Läsion drüsige Erhabenheit endometriotischer Polyp wasserhelles Bläschen	proliferierend	gering	früh
Blau oder schwarz	gruppierte erhabene Flecke pigmentierte weiße Flecke „schrotschussartige" Läsion kleines Zystchen mit schokoladenartigem Inhalt	intermittierend	variabel	intermediär
Weiß oder braun	strahlige Narbe sternförmige Einziehung	niedrig	hoch	spät

kann zur Implantation an anderen Orten in der Peritonealhöhle führen, ähnlich einem metastatischen Prozess.

Kleine rote oder blau-schwarze endometriotische peritoneale Herde sind vermutlich ein physiologischer Zustand bei menstruierenden Frauen und kommen auch bei beschwerdefreien Frauen mit nachgewiesener Fertilität vor. Einen Krankheitswert gewinnen sie erst durch die Auslösung von Symptomen.

Durch die zyklische Aktivität der roten Herde kommt es zu einer ständigen Abstoßung, Proliferation und sekretorischen Umwandlung, die im Laufe der Zeit eine inflammatorische Reaktion und Vernarbung in der Umgebung des Herdes zur Folge hat. Die zunehmende Fibrose bewirkt eine verminderte Vaskularisation. Im späteren Verlauf der Erkrankung nimmt die Präsenz und Zahl der roten Herde ab und an ihrer Stelle entstehen die typischen pigmentierten *blau-schwarzen Herde* (Abb. 2). Sie enthalten undifferenziertes drüsiges Epithel, das die für das eutope Endometrium typische proliferative und sekretorische Umwandlung vermissen lässt, allerdings sind in einem Teil der Herde zyklussynchrone Veränderungen zu beobachten. Die blaue oder schwarze Verfärbung ist auf die Pigmentierung und den Gehalt an mit Hämosiderin beladenen Phagozyten zurückzuführen. Kleinzystische blau-schwarze Herde bestehen aus dilatierten endometriotischen Drüsen, die mit einer schokoladenartigen Flüssigkeit aus sekretorischem ektopem Endometrium und kapillarem Exsudat gefüllt sind. Der Gehalt an Blutgefäßen ist gering. Sie können eine Fläche von mehreren cm einnehmen, und aufgrund ihrer im Vergleich zu den roten Herden längeren Dauer des Bestehens ist die Infiltrationstiefe der blauen Herde vielfach tiefer (< 4 mm) als der roten Läsionen.

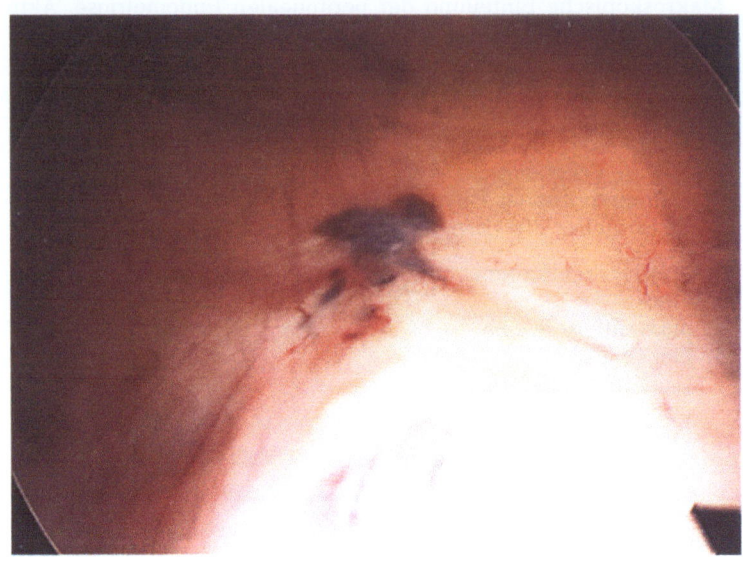

Abb. 2. Flächiger blau-schwarzer peritonealer Endometrioseherd auf der Serosa des Rectosigmoid mit einem kleinen roten Anteil

Entsprechend ihres Erscheinungsbildes werden sie auch als „Schrotschuss"-Läsionen (in der angelsächsischen Literatur „powder burn lesions") bezeichnet (Wiegerinck et al. 1993). Mit zunehmendem Alter kommt es zu einer Abnahme der unpigmentierten Herde und einer Zunahme der blau-schwarzen Herde und der tief infiltrierenden Läsionen (Abb. 3). Wasserhelle klare, rosafarbene und rote Läsionen findet man eher bei 20–25-jährigen Frauen, blau-schwarze und weiße Herde eher bei 30–35-jährigen Frauen.

In manchen Fällen führen die Entzündung und zunehmende Fibrosierung zu einer vollständigen Devaskularisierung des Herdes. *Weiße oder braune Herde* aus Kollagen sind inaktive ausgebrannte peritoneale Verdickungen, die keine Symptome verursachen und als Spontanheilung interpretiert werden können (Abb. 4). Aber auch flächenhafte proliferierende Herde können als milchig-weiße peritoneale Läsionen imponieren; die flächige drüsenartige Wucherung verleiht diesen Herden ein glasiges Aussehen.

Peritoneale Implantate können ziehende oder brennende Schmerzen, Dysmenorrhoe und Dyspareunie verursachen, wobei die Schmerzintensität nicht unbedingt mit der Fläche und Ausdehnung, aber mit dem Aktivitätsgrad des Herdes korreliert. Mikroskopisch kleine aktive polypöse Herde können daher ein weitaus ausgeprägteres pelvines Schmerzsyndrom hervorrufen als großflächige blau-schwarze Herde mit niedriger Aktivität und hoher fibrotischer Umwandlung. Manche peritonealen Herde sind asymptomatisch und werde als Zufallsbefund bei einer aus anderer Indikation durch-

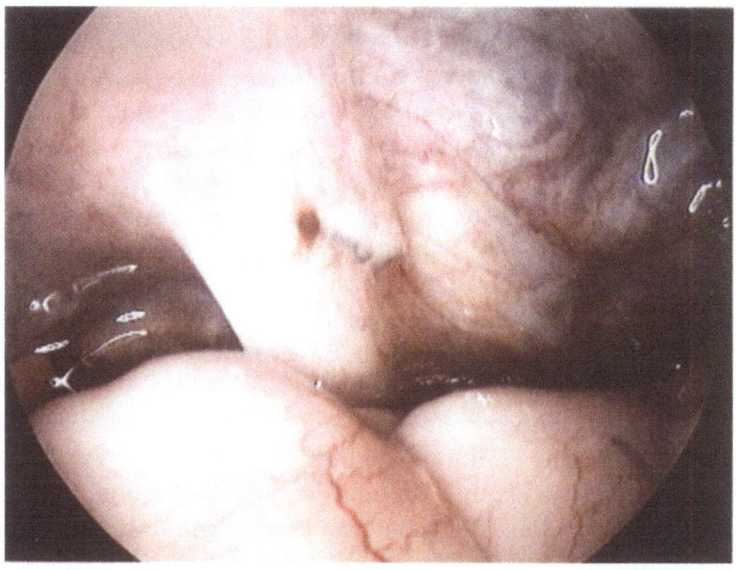

Abb. 3. Ausgebrannter, nahezu vollständig bindegewebig umgewandelter Endometriosebefall des rechten Lig. sacrouterinum (50-jährige Frau)

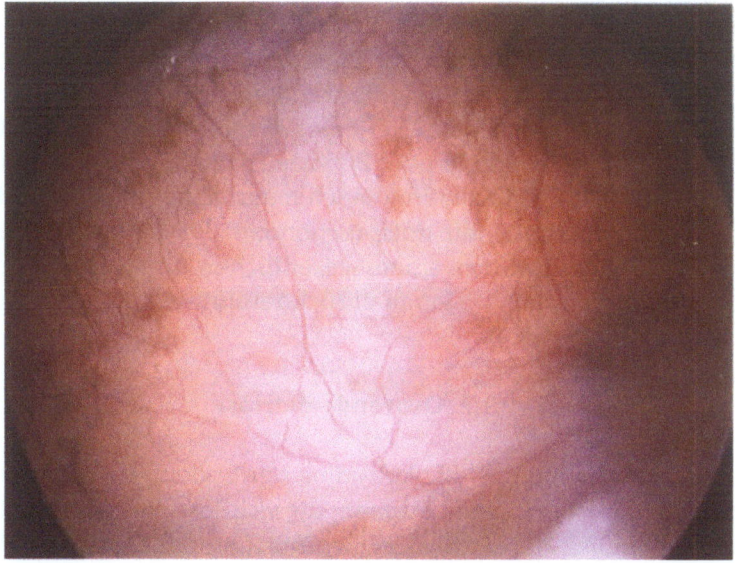

Abb. 4. Disseminierte bräunliche peritoneale Implantate auf dem Peritoneum der Excavatio vesicouterina

geführten Laparoskopie entdeckt. Vereinzelte asymptomatische peritoneale Herde dürften einen physiologischen Zustand bei spontan menstruierenden Frauen darstellen und besitzen keinen Krankheitswert. Der Übergang zur symptomatischen Endometriose als Erkrankung ist fließend.

Beim Vorliegen peritonealer Implantate ist die Menge der peritonealen Flüssigkeit häufig vermehrt. Ein ausgedehnter peritonealer Befall kann zur *Bildung von blutigem Aszites* führen (Dias et al. 2000). Die Menge des Aszites unterliegt zyklischen Schwankungen. Der unterschiedliche Aktivitätsgrad der peritonealen Herde mit wechselndem Anteil an drüsigen Strukturen und fibrotischer Umwandlung und deren Füllung mit Debris ist zumindest zum Teil dafür verantwortlich, dass manche endometriotischen Läsionen schlecht oder kaum auf eine hormonelle Zyklusblockade ansprechen.

Während einer Laparoskopie oder Laparotomie werden üblicherweise nur durchschnittlich die Hälfte der akuten Herde erfasst, wobei die Detektionsrate der blau-schwarzen Läsionen vielfach höher liegt als die der frischen roten Herde. Insbesondere hellrote Flecke und unpigmentierte Herde auf dem Peritoneum werden aufgrund ihres schwachen Kontrastes zum gesunden Peritoneum leicht übersehen. Etwa die Hälfte der Frauen hat nur nicht-pigmentierte Herde. Die nicht-pigmentierten vesikulären, papulären oder flächigen Herde werden auch als „atypische" Läsionen bezeichnet (Jansen et al. 1986). Mit einem Endokoagulator (Punktkoagulator) können peritoneale Endometrioseherde intraoperativ sichtbar gemacht werden. Durch ihren Gehalt an Hämosiderin kommt es nämlich bei der Koagulation zu einer charakteristischen Schwarzfärbung.

Die Bedeutung der nicht-pigmentierten atypischen Herde, die bei einer operativen Intervention mit dem Ziel einer kompletten Resektion belassen werden, liegt in der Wiederkehr oder Persistenz von Schmerzen und Kinderlosigkeit. Die kumulative Rezividrate nach makroskopisch vollständiger Sanierung der Endometriose mit entsprechenden Symptomen beträgt etwa 40% nach 5 Jahren und wird zu einem wesentlichen Anteil auf die Persistenz nicht erkannter atypischer Läsionen zurückgeführt.

2.1.2 Ovarendometriose

Die Ovarien sind die häufigste Lokalisation der Endometriose. An den Ovarien findet man drei Typen von Läsionen, die sich sowohl in ihrer Entstehung als auch im Hinblick auf Symptomatik und therapeutische Implikationen unterscheiden (Tabelle 2). Häufig implantieren sich auf der Ovarkapsel oberflächliche *rote hämorrhagische Herde*, die sich nicht von den oben beschriebenen roten Herden des peritonealen Mesothels unterscheiden. Rote Herde auf der Ovaroberfläche imponieren als wässrige drüsige Formationen oder Papeln und entstehen durch retrograde Menstruation und Implantation vitaler endometrialer Zellen (Abb. 5). Da die Fimbrien in unmittelbarem ört-

Tabelle 2. Endometriotischer Befall der Ovarien

- Oberflächliche rote, blau-schwarze oder weiß-braune peritoneale Herde auf der Ovarkapsel
- Periovarielle Adhäsionen
- Endometriom (Endometriosezyste, Schokoladenzyste) uni- oder multilokulär
- Tief-infiltrierende Ovarendometriose

lichem Kontakt mit der Ovarkapsel stehen und die abgeschilferten Drüsenzellen nach ihrer Passage durch die Tuben als erstes auf die Ovaroberfläche gelangen, ist die Häufigkeit der Implantation an dieser Lokalisation nicht überraschend. Wie die roten Herde des Peritoneums, wandeln sich auch die auf der Ovaroberfläche später in blau-schwarze oder gelb-braune Flecken und weiße Herde um. Letztere sind aufgrund des fehlenden Kontrasts mit der weißen Ovarkapsel meist schwer zu erkennen.

Die Genese der häufigen *Endometriome* (hömorrhagische Endometriosezysten) im Inneren der Ovarien wird nach wie vor kontrovers diskutiert (Nezhat et al. 1992). Es wurde vermutet, dass sie entweder als Pseudozyste durch progressive Invagination der Ovarrinde nach Ansammlung von Menstrualblut und Debris aus oberflächlichen Herden auf der Ovarkapsel, die am Peritoneum adhärent sind, entstehen, oder durch Einbeziehung funktioneller Ovarialzysten (z.B. Follikelzyste, Corpus luteum-Zyste) in die Endome-

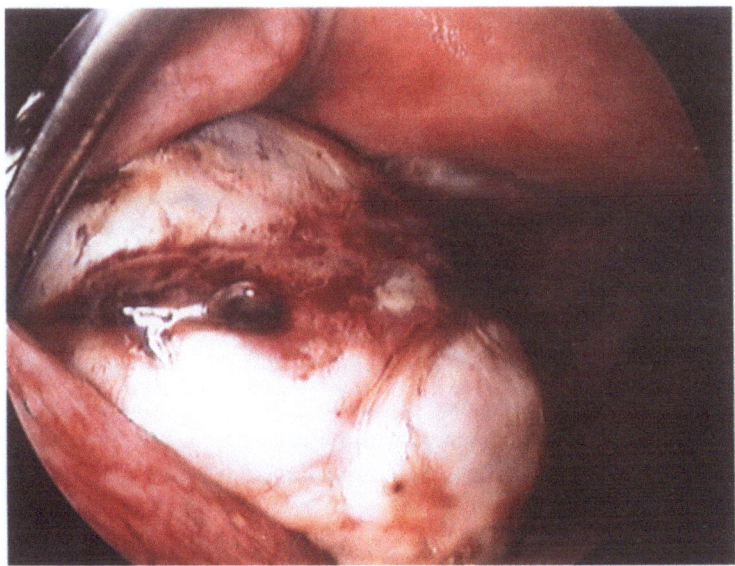

Abb. 5. Flächige vaskularisierte Endometrioseherde in verschiedenen Stadien auf der Oberfläche des linken Ovars

triose, oder durch Metaplasie des in die Tiefe verlagerten Coelomepithels. Durch serielle sonographische Untersuchungen ließ sich zeigen, dass ovarielle Endometriome aus Follikeln stammen (Jain et al. 1999). Die Entstehung der Ovarendometriose wird durch die hohen intraovariellen Konzentrationen der Steroidhormone, die bis zu 1.000-fach höher liegen als im Plasma, begünstigt. Sowohl intraoperativ als auch bei der histologischen Begutachtung ist die Unterscheidung von einer hämorrhagischen Luteinzyste oder deren Restzustand manchmal schwierig. Der Durchmesser der Endometriome ist variabel, kann aber 8–10 cm erreichen. In etwa 65% der Fälle ist bei einem unilateralen Auftreten das linke Ovar betroffen. Mit einem multilokulären Auftreten in einem Ovar ist in 20–30% der Fälle zu rechnen. Das ein Endometriom enthaltende Ovar ist diffus vergrößert und meist an das Peritoneum der seitlichen Beckenwand adhärent. Die Zystenwand besteht größtenteils aus fibrotischem Bindegewebe und Entzündungszellen, während glanduläre Elemente und endometriotisches Stroma nur spärlich zu finden sind oder gänzlich fehlen. Wie bei den peritonealen Implantaten ist auch bei den ovariellen Endometriomen der *Aktivitätsgrad* unterschiedlich. Aktive ovarielle Endometriosezysten sind dünnwandig, die Zystenwände sind gut vaskularisiert und von livider bis dunkelroter Farbe. Inaktive ovarielle Endometriome sind dickwandig, und die Wand der Zysten ist olivgrün bis blauschwarz verfärbt. Sowohl in den Drüsenepithelien als auch in den Stromazellen der Zystenwand findet sich eine lokale Produktion von Inhibin A und Aktivin A (Reis et al. 2001). Nach spontaner Resorption des Zysteninhaltes bleiben Narbenareale mit einer chronischen lymphozytenreichen Entzündung zurück. Nach sekundärer Invagination der Zystenwand in die Ovarrinde entsteht die *tief infiltrierende Ovarendometriose*, bei der es sich um den Einschluss endometriotischen Gewebes in das Ovar handeln dürfte. Die tief infiltrierende Ovarendometriose ist somit lediglich eine Fortsetzung der Wand des Endometrioms und keine eigene Entität.

Endometriosezysten in den Ovarien stellen eine häufige Differentialdiagnose benigner ovarieller Zysten dar. Trotz ihrer häufig respektablen Größe sind sie vielfach symptomarm oder -los und werden nur als Zufallsbefund bei einer vaginalen Sonographie entdeckt. Die Zystenflüssigkeit besteht aus abgeschilferten vitalen Epithelien, Debris und Entzündungszellen. Durch spontane oder iatrogene Perforation des Endometrioms mit Verschleppung des Zysteninhaltes in der Peritonealhöhle kann die Entstehung weiterer peritonealer Endometrioseherde induziert werden. Das Ansprechen einer nicht entleerten Endometriosezyste auf eine endokrine Therapie ist meist gering. Aufgrund ihrer braun-schwarzen Farbe werden sie auch als „Schokoladenzyste" bezeichnet.

2.1.3 Tief infiltrierende Endometriose

Tief infiltrierende Endometrioseherde können eine kleine Oberfläche aufweisen oder gar vom Peritoneum aus unsichtbar sein. Ihre Infiltrationstiefe in das retroperitoneale Fettgewebe beträgt > 5 mm, die Oberfläche der Herde misst häufig > 3 cm². Sowohl pigmentierte als auch nicht-pigmentierte Herde kommen vor. Typische Merkmale der tief infiltrierenden Endometrioseherde sind Fibrose und Proliferation glatter Muskulatur mit Bildung fibromuskulärer Knötchen (Nisolle et al. 1997). Der Gehalt an Fibrose ist hoch, und aufgrund des vielfach nur geringen Anteils endometriotischer Drüsen ist die Ansprechbarkeit auf endokrine Therapie gering oder fehlend. Endometrioseherde, die in glatte Muskulatur einwachsen, führen üblicherweise zu einer auffallenden Proliferation der glatten Muskulatur mit der Bildung eines sog. Adenomyose. Einen tief infiltrierenden endometriotischen Befall findet man ausschließlich im Douglas-Raum, an den sakrouterinen Ligamenten und im Septum rectovaginale, manchmal mit Durchsetzung der oberen Vaginalwand. Auch die Adenomyose des Myometriums des Fundus und Corpus fällt in diese Kategorie. Im Gegensatz zur peritonealen Endometriose ist die tief infiltrierende Version der Erkrankung weder mit der Bildung von Adhäsionen noch mit der Entstehung von mit hämorrhagischer Flüssigkeit gefüllten Zysten (Endometriom) assoziiert.

Wie die Adenomyose des Myometriums, ist auch der *Endometrioseherd im Septum rectovaginale* und im Bereich der sakrouterinen Ligamente ein umschriebenes Konglomerat aus glatter Muskulatur, aktivem ektopen endometrialen Drüsenepithel, wenig Stroma und umgebender entzündlicher Reaktion und Fibrose (Tabelle 3). Der Herd im Spatium rectovaginale kann sekundär durch Abschnürung eines peritonealen Endometrioseherdes im Douglas-Raum oder direkt im Bindegewebe als Adenomyose der Cervix oder der Vagina entstehen. Durch narbige Einziehung der Rectumwand kann es zur Stenosierung des Lumens kommen, in manchen Fällen auch mit

Tabelle 3. Östrogen- und progesteronabhängige Differenzierung des ektopen Endometriums

Ort der Implantate	Ovar und Peritoneum	Myometrium und Septum rectovaginale
Morphologie	Oberflächenepithel, Stroma und Drüsen	glatte Muskulatur, Stroma und Drüsen
Zelluläre Umgebung	Inflammation, Makrophagen	T-Lyphozyten
Ähnlichkeit	funktionales Endometrium	basales Endometrium
Aktivität	zyklische Blutung	Hyperplasie der glatten Muskulatur
Klinisches Bild	Endometriose	Adenomyose

Durchsetzung der Rectumwand. Richtungsweisende Beschwerden sind tiefe Dyspareunie und Schmerzen bei der Defäkation, bei Infiltration der Rectummucosa zusätzlich auch wiederholte oder zyklische blutige Auflagerungen auf den Faeces. Die Diagnose einer retrocervikalen Endometriose wird vielfach erst nach jahrelangen Schmerzzuständen gestellt, wenn der Knoten eine ausreichende Größe und harte Konsistenz erreicht hat, um bei der bimanuellen Palpation getastet und im vaginalen Sonogramm dargestellt zu werden.

Die *Adenomyose des Myometriums* besteht aus einer Matrix aus fibromuskulärem Gewebe mit isolierten oder gruppierten ektopen endometrialen Drüsen und wenig Stroma und entzündlicher Begleitreaktion. Sie ist definiert als Vorkommen von Inseln ektopen Endometriums > 2 mm außerhalb der Übergangszone zwischen dem eutopen Endometrium und dem Myometrium. Die endometriotische Infiltration des Myometriums ist üblicherweise fokal, während häufig die gesamte innere Hälfte des Myometriums myoproliferativ ungewandelt ist. Die drüsigen Elemente in der Adenomyose zeigen nur geringe zyklische Veränderungen auf endogene Sexualsteroide. Die Adenomyose ist eine häufige Erkrankung des Myometriums bei Frauen mit mehreren Geburten im Alter zwischen 40–50 Jahren und ist assoziiert mit der Parität (Vercellini et al. 1995). Etwa 2/3 der Frauen klagen über Menorrhagie und Dysmenorrhoe. In etwa 80% der Fälle ist die Adenomyose mit dem Vorkommen von Leiomyomen des Uterus assoziiert.

2.1.4 Tubenendometriose

Der endometriotische Befall der Tuben ist wesentlich seltener als der Ovarien. In den Frühstadien der Erkrangung sind die Tuben meist offen und nicht betroffen. Typische Befunde bei der Tubenendometriose sind die Ausbildung eines partiellen oder totalen distalen Tubenverschlusses (Phimose oder Stenose der Fimbrie), einer kolbenförmigen Auftreibung der Wand der isthmo-cornualen Tube als Salpingitis isthmica nodosa, abwechselnde Stenosen und Dilatationen des Tubenlumens (Perlschnurphänomen) oder eine Ansammlung von endometriotischem Sekret im Lumen einer proximal und distal verschlossenen Tube mit erweiterter Ampulle (Hämatosalpinx). Der Befall der Tubenwand ist meist von der Ausbildung peritubarer Adhäsionen und Fixierungen mit dem Ovar oder dem umgebenden Peritoneum begleitet. Gelegentlich findet man nach Koagulation der Tuben zum Zweck der Sterilisation eine bläulich-livide Wandinfiltration im Tubenstumpf unmittelbar proximal der Koagulationsstelle, die durch Verschleppung endometrialer Fragmente durch retrograde Menstruation bis vor den iatrogen erzeugten Tubenverschluss entsteht. Der durch die Salpingitis isthmica nodosa bedingte proximale Tubenverschluss ist manchmal durch endokrine Therapie reversibel.

2.1.5 Douglasendometriose

Beim häufigen Befall des Douglas-Raumes unterscheidet man einen von der Peritonealhöhle aus sichtbaren intraperitonealen Befall mit Herden auf dem Beckenperitoneum und einen retroperitonealen Befall mit Einwachsen der Herde in das Septum rectovaginale oder zur Seite hin in das pararektale Gewebe und in die Nähe der Ureteren. Die Endometriose im Septum rectovaginale ist häufig sehr faserreich und als derber höckeriger und äußerst schmerzhafter Knoten zu tasten. Bei weiterer Größenausdehnung des endometriotischen Befalls wachsen die Herde in die Scheidenhaut im Bereich des oberen Scheidengewölbes ein und sind dort bei der gynäkologischen Speculumeinstellung als kleine rötliche oder blau-livide Knötchen sichtbar. Zyklische Blutungen aus der Scheidenendometriose kommen vor, werden von der Patientin aber meist nicht bemerkt, da sie zeitlich mit der Menstruation zusammenfallen.

Der Befall des Douglas-Raumes durch tief infiltrierende Endometriose kann in Abhängigkeit von der begleitenden Obliteration des Peritoneums in mehrere Typen unterteilt werden. Beim Typ I liegt eine nach kaudal spitz zulaufende konische infiltrierende Läsion zwischen Uterushinter- und Rectumvorderwand ohne Verlötung des Peritoneums vor. Beim Typ II wird durch Fibrose und Narbenbildung durch einen subperitonealen Endometrioseherd die Rectumvorderwand an den Uterus herangezogen. Der Douglas-Raum ist teilweise verlötet, der Endometrioseherd befindet sich bis zu 2 cm unterhalb der peritonealen Oberfläche. Der Typ III bezeichnet die tiefste Läsion, die häufig bis zur Vaginalhaut reicht und diese infiltriert. Sie ist entweder als ursprünglicher peritonealer Endometrioseherd tief in einer peritonealen Tasche eingeschlossen oder die Läsion nimmt von Resten der Müllerschen Gänge ihren Ausgang (Tabelle 4).

Tabelle 4. Typisierung der Douglasendometriose

Typ	Beschreibung
I	Konische Läsion zwischen Rectumvorderwand und Uterushinterwand mit progressiver Infiltration in das Bindegewebe des Septum rectovaginale, keine Verlötung des Douglas-Raumes
II	Narbige Heranziehung der Rectumvorderwand an die Uterushinterwand durch einen bis zu 2 cm unter der peritonealen Oberfläche befindlichen Endometrioseknoten, teilweise Verlötung des Douglas-Raumes
III	Tiefste Läsion im Septum rectovaginale, häufig Infiltration des oberen Scheidengewölbe

2.1.6 Intestinale Endometriose

Die extragenitale Endometriose betrifft in > 50% der Fälle das Rectosigmoid, daneben auch die Serosa und die Wand des Coecum, des Dünndarmes, die Appendix und das große Netz. Man findet alle Erscheinungsmuster der peritonealen Herde, wie Papeln, Flecken und Petechien und Knötchen, und in unterschiedlichen Aktivitätsgraden und Pigmentierungen. Der infiltrierende narbige Befall der Rectumwand manifestiert sich manchmal auch als zirkuläre Stenose. Die Symptome der intestinalen Endometriose sind Diarrhoe, Schmerzen bei der Defäkation, zyklische Veränderungen der Stuhlgewohnheiten, kolikartige Schmerzen, Obstipation und bei einer fortgeschritttenen Stenose auch Abgang von kleinkalibrigem Stuhl. Die Schmerzen werden durch die Behinderung der Motilität des Darmes und durch die lokale Inflammation ausgelöst. Blutungen entstehen durch Penetration der Endometrioseherde in das Lumen oder durch Ulzeration der Mucosa im Rahmen einer Inflammation. Die intestinale Endometriose kann entsprechend dem Grad der Infiltration in die Darmwand klassifiziert werden als serosal, intramural oder transmural. Vor einer geplanten Operation einer intestinalen Endometriose ist eine mechanische und antibiotische Darmvorbereitung indiziert.

2.2 Mikroskopische und histologische Befunde

Für die *histologische Diagnose* einer Endometriose ist der Nachweis von endometrialen Drüsen und Stroma in ektoper Lokalisation erforderlich (Abb. 6). Eine Endosalpingiose liegt vor, wenn Drüsen ohne begleitendes endometriales Stroma gefunden werden. Das histologische Bild ist vom befallenen Organ abhängig. Die häufigsten Lokalisationen sind neben dem Myometrium des Uterus die Ovarien, die uterinen Ligamente, das Septum rectovaginale und das Beckenperitoneum. Selten betroffen sind Cervix und Vagina, das Rectosigmoid und Lymphknoten des kleinen Beckens, Dünn- und Dickdarm einschließlich der Appendix, parenchymatöse Organe und Weichgewebe.

Endometrioseherde zeigen in etwa 80% *zyklische Veränderungen*, die meist synchron mit denen des eutopen Endometriums verlaufen. Die proliferative und sekretorische Aktivität des ektopen Endometriums ist jedoch üblicherweise weniger ausgeprägt als im eutopen Endometrium. Die zyklische Aktivität der Herde ist ferner von der Infiltrationstiefe abhängig. Etwa 60% der oberflächlichen Herde sind aktiv, und von diesen zeigen etwa 60% eine regelrechte Zyklizität, d.h. ihre Zyklusphase ist synchron mit der des eutopen Endometrium. Typische frühe *peritoneale Implantate* enthalten entweder endometriotische Polypen, die mit einem einreihigen endometriotischen Epithel und mit peritonealem Mesothel überzogen sind, und ein gut vaskularisiertes Stroma enthalten, oder zystische Drüsen, die mit abgeschil-

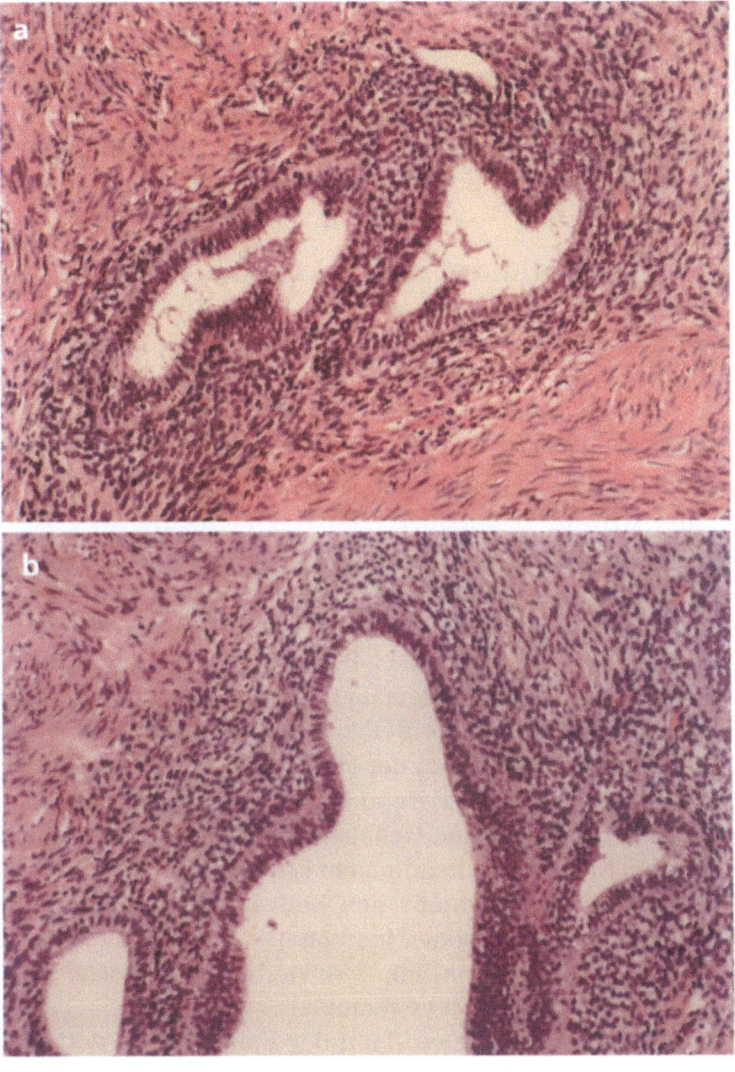

Abb. 6. Versprengte, zum Teil zystisch erweiterte endometriale Drüsen mit umgebendem endometrialem Stroma in lockerem retroperitonealen Bindegewebe, entsprechend einer kleinzystischen peritonealen Endometriose; **a** HE-Färbung, 200-fach; **b** HE-Färbung, 400-fach

ferten Substanzen angefüllt sind. Das Drüsenepithel ist zylindrisch aufgebaut, der Differenzierungsgrad der Epithelzellen ist hoch, und man findet zahlreiche Mitosen. Im Stroma der frischen Implantate sind zahlreiche Erythrozyten, Entzündungszellen und Kapillaren sichtbar (Nisolle et al. 1993). Lange bestehende blaue und schwarze Herde bestehen aus einem undifferenzierten abgeflachten Drüsenepithel mit keinen oder nur fokalen Zeichen der Proliferation oder Sekretion und wenigen Mitosen. Das Ausmaß der zyklusabhängigen Veränderungen ist gering. Unter dem kubischen Epithel findet man wenig kondensiertes und fibrotisches Stroma, das reichlich Hämosiderin-beladene Phagozyten, aber wenig Kapillaren enthält. Die Drüsen sind mit einer schokoladenartigen Flüssigkeit gefüllt. Tiefe und tief infiltrierende Läsionen können pigmentiert oder nicht pigmentiert sein und sind zu einem wesentlichen Anteil fibrotisch umgewandelt.

2.3 Zelluläre und zyklische Aktivität

Die *Unterscheidung zwischen aktiver und inaktiver Endometriose* beruht zu einen auf dem makroskopischen (intraoperativ erhobenen) Aspekt, zum anderen auf mikroskopischen Befunden. Bei der laparoskopischen Inspektion wirken aktive Herde rot, polypös oder vesikulär, proliferierend und gut vaskularisiert, inaktive Herde erscheinen als fibrotisch ungewandelt und weißlich oder schwarz pigmentiert. Aktive endometriotische Läsionen zeigen *histologische Zeichen der Proliferation*, wie Mitosen, Sekretion und Aufbau intrazellulärer Glykogenspeicher und eine hohe Vaskularisation des Stroma. Diese können auch als Indikatoren für die zelluläre Aktivität herangezogen werden. Tief infiltrierende Läsionen besitzen die höchste und oberflächliche peritoneale Herde eine mäßig ausgeprägte mitotische Aktivität. In den letzten Jahren wurden eine Reihe weiterer molekularer Marker untersucht, um die zyklische Aktivität der Herde zu charakterisieren (Tabelle 5). Die zyklusabhängige Differenzierung der Zellen des Endometriums verläuft aufgrund des unterschiedlichen Gehaltes an Steroidrezeptoren und anderen zellbiologischen Merkmalen häufig nicht synchron mit der des intrauterinen Endometriums. Die endometriotischen Zellverbände reagieren häufig nur unvollständig auf ein gegebenes hormonelles Milieu, und die durch Progesteron am eutopen Endometrium induzierte sekretorische Umwandlung ist vielfach irregulär oder fehlt vollkommen.

CA-125 wird an der apikalen Seite der Epithelzellen der endometriotischen Herde exprimiert. Die Serumspiegel von CA-125 sind bei Frauen mit tiefer pelviner und extragenitaler Endometriose und auch Endometriosezysten in den Ovarien erhöht. Die Konzentrationen von CA-125 korrelieren

Tabelle 5. Marker für die zelluläre und zyklische Aktivität der endometriotischen Herde

- Mitoserate
- Sekretorische Aktivität des Drüsenepithels
- Vaskularisation des Stroma
- Expression von CA-125 auf der luminalen Oberfläche der Drüsen
- Nachweis von PP 14 in den apikalen sekretorischen Granula

mit dem Ausmaß der Expression des Antigens Ki 67 (siehe unten) und damit mit der proliferativen Aktivität der Endometriose (Toki et al. 2000). In der klinischen Praxis kann CA-125 als Marker für den Verlauf der Erkrankung und die Früherkennung eines Rezidivs eingesetzt werden (Chen et al. 1998). Die sekretorische Transformation kann durch den immunhistochemischen Nachweis des Proteins *PP 14* untersucht werden. PP 14 lässt sich in der Regel nur in den apikalen sekretorischen Granula der Epithelzellen, nicht aber in den Stromazellen der endometriotischen Herde mit sekretorischer Umwandlung nachweisen, während Herde in der Proliferations- oder Desquamationsphase üblicherweise negativ bleiben.

2.3.1 Proliferation

Der proliferative Status der endometriotischen Zellen kann durch Messungen mit dem monoklonalen Antikörper *Ki 67* untersucht werden. Ki 67 erkennt ein nukleäres Antigen, dass in allen Phasen des Zellzyklus außer in der G0-Phase exprimiert wird, und eignet sich zur Bestimmung der proliferativen Aktivität bei neoplastischen und benignen Erkrankungen. Der *Proliferationsindex* (Prozentsatz der mit Ki 67 positiv gefärbten bezogen auf die Gesamtzahl aller untersuchten Zellkerne) ist sowohl im eutopen Endometrium als auch im Epithel der roten und blauen peritonealen endometriotischen Herden während der späten proliferativen Phase höher als während der sekretorischen Phase des Zyklus. Der Proliferationsindex ist ferner im Drüsenepithel der blauen und schwarzen Läsionen in allen Phasen des Zyklus niedriger als im eutopen Endometrium. Dagegen ist der Proliferationsindex im glandulären Epithel der frischen roten Herde ähnlich dem im eutopen Endometrium. Im endometriotischen Drüsenepithel beträgt er 0–40%, im eutopen Endometrium dagegen 0–70%.

Die Bestimmung des Ki 67 zur Messung der Proliferationsrate der endometriotischen Zellen ist derzeit nur von wissenschaftlichem Interesse. Läsionen mit einer hohen proliferativen Aktivität (hohe Expression von Ki67) zeigen auch ein gutes Ansprechen auf eine endokrine Therapie, so dass die Bestimmung der Proliferationsfraktion (Ki 67) prinzipiell zur Vorhersage des Ansprechens auf eine endokrine Zyklusblockade geeignet erscheint (Römer et al. 1999). Dennoch wird dieser Parameter derzeit, wohl auch aus Kostengründen, in der klinischen Praxis dieser Parameter nicht als Grundlage für therapeutische Entscheidungen herangezogen.

2.3.2 Steroidrezeptoren

Die hormonelle Kontrolle des ektopen Endometriums unterscheidet sich grundsätzlich von der des intrauterinen Endometriums. Diese Diskrepanz erklärt sich unter anderen dadurch, dass sich Östrogen- und Progesteron-

Tabelle 6. Östrogen- und Progesteronrezeptoren in Endometrioseherden

- Steroidrezeptoren in 60–75% der Herde im Drüsenepithel und Stroma nachweisbar
- Zyklische Schwankungen vorhanden
- Östrogenrezeptorgehalt im Drüsenepithel in blauen und schwarzen Herden erniedrigt
- Progesteronrezeptorgehalt im Drüsenepithel in blauen und schwarzen Herden ähnlich dem eutopen Endometrium

rezeptoren nur in 60–75% der Herde, sowohl in den Drüsenepithelien als auch im zytogenen Stroma, und meist in niedrigerer Dichte als im eutopen Endometrium, nachweisen lassen (Nisolle et al. 1994). Der immunhistochemisch bestimmte Gehalt an *Östrogenrezeptoren* unterliegt auch in peritonealen Endometrioseherden zyklischen Schwankungen, jedoch sind die Änderungen der Rezeptorkonzentration im Verlauf des Zyklus im Vergleich zu denen im eutopen Endometrium gering. In der Regel ist der Rezeptorbesatz im ektopen Endometrium, in Abhängigkeit vom Aktivitätsgrad der Herde, gleich oder wesentlich niedriger als im intrauterinen Endometrium. Im Drüsenepithel der frischen roten peritonealen Herde entspricht er dem im eutopen Endometrium, in den schwarzen Implantaten ist er niedriger. Im Stroma der roten und schwarzen Herde ist er ähnlich dem im intrauterinen Endometrium. Der Gehalt an *Progesteronrezeptoren* ist im Drüsenepithel der roten und schwarzen peritonealen Implantate in der Proliferationsphase des Zyklus ähnlich dem im eutopen Endometrium. In der späten sekretorischen Phase ist die Konzentration an Progesteronrezeptoren im Drüsenepithel der schwarzen Herde höher als im intrauterinen Endometrium (Tabelle 6). Die Expressionsmuster an Steroidhormonen in den Herden korrelieren nicht mit den Serumspiegeln von Östradiol und Progesteron.

Der Steroidrezeptorgehalt einer Läsion ist abhängig von der Dauer des Bestehens und von der Infiltrationstiefe. Die Beobachtung, dass nicht in allen Herden Steroidrezeptoren nachweisbar sind und dass die Konzentration an Östrogenrezeptoren im Drüsenepithel der über lange Zeit bestehenden blauen und schwarzen Herde niedriger ist als im eutopen Endometrium, erklärt die unterschiedliche und in manchen Fällen nur geringe Rückbildungsrate der Herde auf einen pharmakologischen Östrogenentzug hin. Dennoch hat die Rezeptoranalyse bisher keinen Eingang in die klinische Routine gefunden.

2.3.3 Östradiol und Aromatase

Zahlreiche klinische und experimentelle Befunde weisen darauf hin, dass die Endometriose eine östrogenabhängige Erkrankung ist. Man nahm früher an, dass Östrogene nur auf endokrinem Weg über den Blutweg zu den

Tabelle 7. Entstehung lokal erhöhter Spiegel von 17β-Östradiol
im ektopen Endometrium

- Hohe Aktivität der Aromatase in peritonealen Endometrioseherden
- Verzögerter Abbau des lokal gebildeten Östradiol aufgrund eines Fehlens der 17β-Hydroxysteroiddehydrogenase Typ 2 in den Drüsenepithelien

---

Implantaten transportiert werden. Diese Annahme kann jedoch nicht erklären, dass es in manchen Fällen auch in der Postmenopause zu einem Rezidiv oder einer Progression endometriotischer Implantate kommen kann. Kürzlich konnte gezeigt werden, dass im ektopen Endometrium, im Gegensatz zum eutopen Endometrium, auch eine Synthese von *17β-Östradiol* stattfindet. In Stromazellen endometriotischer Implantate wird das Enzym *Aromatase*, das die Konversion von Androstendion zu Östron katalysiert, in hohen Spiegeln gefunden (Noble et al. 1996). Östron wird seinerseits durch die 17β-Hydroxysteroiddehydrogenase Typ 1 zu 17β-Östradiol umgewandelt, und dieses durch die 17β-Hydroxysteroiddehydrogenase Typ 2 zu Östron rückverwandelt. Die Aromatase ist in den Stromazellen des eutopen Endometriums kaum nachweisbar. Im ektopen Endometrium führt die hohe Aktivität der Aromatase dagegen zu einer örtlichen Anhäufung von 17β-Östradiol. Die Konzentrationen von 17β-Östradiol im endometriotischen Gewebe werden durch eine verlangsamte Metabolisierung des Steroidhormons weiter gesteigert, da das für den Abbau verantwortliche Enzym 17β-Hydroxysteroiddehydrogenase Typ 2 in den Epithelzellen der peritonealen Endometrioseherde, im Gegensatz zum eutopen Endometrium, fehlt (Zeitoun et al. 1998) (Tabelle 7). Die erhöhte lokale Konzentration von Östradiol im ektopen Endometrium aufgrund einer gesteigerten Aktivität der Aromatase ist wahrscheinlich einer der vielen Mechanismen, die die Entstehung und das Wachstum der Endometrioseherde ermöglichen. Auch im peritonealen Sekret von Frauen mit Endometriose wurden höhere Konzentrationen von 17β-Östradiol nachgewiesen als bei Frauen ohne Endometriose. Diese Beobachtungen haben therapeutische Implikationen, da eine antiöstrogene medikamentöse Hemmung der Aromatase nachgewiesenermaßen zu einer Regression der Implantate und zu einem weitgehenden Verschwinden der pelvinen Schmerzen führt.

2.3.4 Wachstumsfaktoren und deren Rezeptoren

Vascular Endothelial Growth Factor (VEGF) ist ein Glykoprotein, das die Mitoserate in Endothelzellen, die Angiogenese und die Gefäßpermeabilität erhöht. Der Gehalt an VEGF ist im Drüsenepithel der frischen peritonealen Herde höher als in den schwarzen Herden und insgesamt im ektopen höher als im eutopen Endometrium (Donnez et al. 1998). In frisch implantierten

Tabelle 8. Wachstumsfaktoren und deren Rezeptoren im ektopen Endometrium (Expression in etwa 65–75% der Herde)

- VEGF
- EGF
- TGF-alpha und TGF-beta (transformierender Wachstumfaktor)
- FGF-a und FGF-b (Fibroblasten-Wachstumfaktor)
- M-CSF

roten Herden weist die erhöhte Expression von VEGF auf eine gesteigerte Permeabilität des Gefäßbettes und eine Aktivierung der Angiogenese hin. In der peritonealen Flüssigkeit von Frauen mit Endometriose ist VEGF in hoher Konzentration vorhanden. VEGF scheint somit eine zentrale Rolle bei der Implantation endometrialer Zellen in den Frühstadien der Erkrankung zu besitzen (Tabelle 8). Auch *Epidermal Growth Factor (EGF)* und sein Rezeptor werden in etwa zwei Drittel der Endometrioseherde gefunden, wobei aber die quantitative Expression im eutopen durchwegs höher liegt als im ektopen Endometrium. *Makrophagen-Wachstumsfaktor (M-CSF)* wird von Makrophagen produziert und von ektopem Endometrium über den zugehörigen Rezeptor gebunden und zur Proliferation genutzt. Der M-CSF Rezeptor lässt sich in etwa 75% der Herde in den Drüsenepithelien nachweisen, wobei die Intensität der Expression in den fortgeschrittenen Stadien der Endometriose höher liegt als in den Frühstadien. In der peritonealen Flüssigkeit von Frauen mit Endometriose finden sich höhere Konzentrationen von TGF-β, VEGF und M-CSF als bei normal menstruierenden Frauen ohne Endometriose. Die Wachstumsfaktoren im Peritonealsekret können von Makrophagen oder von anderen Zellen in der Peritonealhöhle sezerniert werden, aber auch aus den endometriotischen Herden selbst stammen. Insgesamt weisen diese Befunde darauf hin, dass ektopes Endometrium unabhängig vom makroskopischen Erscheinungsbild nicht in dem Maße vom endokrinen Milieu abhängig ist wie das eutope Endometrium, da in etwa 25–30% die Expression von Wachstumsfaktoren und deren Rezeptoren sowie von Steroidrezeptoren fehlt. In der klinischen Praxis gibt es für die Messung dieser und anderer Wachstumsfaktoren, entweder immunhistochemisch am Gewebeschnitt oder in der peritonealen Flüssigkeit, derzeit keine Indikation. Durch eine hypophysäre Suppression mit GnRH-Agonisten wird die Expression des EGF-Rezeptors in peritonealen Endometrioseherden reduziert.

2.3.5 Angiogenese

Bei der Inspektion von oberflächlichen Endometrioseherden im Rahmen einer Laparoskopie ist in vielen Fällen eine Neubildung von Gefäßen im angrenzenden Peritoneum zu erkennen, was auf eine *Stimulation der Angiogenese* durch die Implantate hinweist. Angiogenese ist definiert als die Aussprossung und Neubildung von Kapillaren von bereits bestehenden Gefäßen aus. Die Gefäßneubildung wird durch parakrine Stimulierung der Endothelzellen eingeleitet, die über verschiedene Schritte der Differenzierung und Proliferation neue mikrovaskuläre Strukturen bilden. Für die Fixierung und Implantation endometrialer Zellverbände auf die peritoneale Oberfläche ist die Etablierung eines versorgenden Gefäßsystems von existentieller Bedeutung. Inzwischen liegen zahlreiche Befunde vor, die die wesentliche Beteiligung der Angiogenese bei der Entstehung der Endometriose belegen. Frische Implantate erhalten ihre Blutversorgung aus den umgebenden mikrovaskulären Strukturen, und die Oberfläche und Tiefe der Implantate ist mit ihrer Blutversorgung positiv korreliert. Sowohl in Endometrioseherden als auch in der peritonealen Flüssigkeit von Frauen mit Endometriose können angiogenetisch wirksame Proteine nachgewiesen werden. Die angiogenetische Aktivität der peritonealen Flüssigkeit von Frauen mit Endometriose ist um den Faktor 1,7 höher als die von normal menstruierenden Frauen. Ein wichtiger und potenter Angiogenesefaktor ist *VEGF*, das in mehreren Isoformen vorkommt, dessen Konzentration im Peritonealsekret und in Endometriosezysten in den Ovarien erhöht ist (Fasciani et al. 2000) und überdies, jedenfalls in einigen Studien, mit dem Schweregrad der Endometriose korreliert. Als Quelle für die erhöhten Spiegel an VEGF bei Frauen mit Endometriose kommen zu einen die Implantate selbst, zum anderen auch peritoneale Makrophagen in Frage (McLaren et al. 1996). Im eutopen Endometrium ist VEGF in hoher Konzentration in den sekretorischen Granula der glandulären Epithelzellen und verstreut im Zytoplasma der Stromazellen vorhanden. Das in den Stromazellen lokalisierte VEGF dürfte für die Neovaskularisation, das apikal in den Epithelien gelegene und luminal sezernierte VEGF dagegen für die Apposition der Blastozyste und die Proliferation des Trophoblasten verantwortlich sein. Die Expression von VEGF zeigt sowohl in den glandulären Elementen als auch im Stroma keine wesentliche Zyklusabhängigkeit. Jedoch ist der Gehalt an VEGF im eutopen Endometrium bei Frauen mit Endometriose höher als bei normal menstruierenden Frauen ohne Endometriose. Diese Beobachtung weist darauf hin, dass die in die Bauchhöhle gelangten Fragmente von Frauen mit Endometriose sich leichter implantieren als die von Frauen ohne Endometriose. In der Tat finden sich im eutopen Endometrium von Frauen mit Endometriose eine erhöhte Anzahl proliferierender endometrialer und endothelialer Zellen, von epithelialen und Stromazellen. Diese Beobachtungen legen den Schluss nahe, dass die Implantation peritonealer Endometrioseherde durch eine Anomalie der Proliferation des eutopen Endometriums ermöglicht und unterstützt wird. Die immunhistochemisch nachgewiesene Expression von VEGF ist in allen Phasen des Zyklus sowohl in den glandulären Elementen als auch in den Drüsen der frischen roten peritonealen Läsionen höher als in den blauen und schwarzen Herden. Der Grad der

Vaskularisation eines Herdes ist ein direkter Gradmesser für seine Aktivität. Diese Beobachtung unterstreicht die hohe *angiogene Aktivität* in den frischen roten peritonealen Herden. Die Vaskularisation der peritonealen Implantate ist von den Spiegeln der ovariellen Steroidhormone abhängig. Die im Rahmen der Menstruation einsetzende Hypoxie im eutopen und im ektopen Endometrium dürfte einen starker Stimulus für die angiogene Aktivität der bei der retrograden Menstruation in die Peritonealhöhle gelangten endometrialen Zellverbände und für die VEGF-Expression in peritonealen Endometrioseherden darstellen.

Weitere angiogenetisch aktive Proteine sind der Fibroblasten-Wachstumsfaktor (FGF) und Interleukin-8 (IL-8), dessen Rolle bei der Entstehung und Proliferation der peritonealen Implantate kürzlich untersucht wurde. Die Konzentration des Chemokins IL-8 ist in der Flüssigkeit von Endometriomen der Ovarien im Vergleich zu der in anderen funktionellen Zysten erhöht, wobei eine inverse Korrelation zwischen den intrazystischen Spiegeln von IL-8 und dem Durchmesser der Zyste besteht. Auch findet man höhere Spiegel von IL-8 im peritonealen Sekret von Frauen mit Endometriose als bei normal menstruierenden Frauen, und in frühen Stadien der Endometriose als mit fortgeschrittenen Befunden. Diese Beobachtungen weisen darauf hin, dass IL-8 die Neovaskularisation der frischen peritonealen Implantate unterstützt. Die angiogene Aktivität der peritonealen Flüssigkeit von Frauen mit milder Endometriose korreliert auch mit der Konzentration von Tumornekrosefaktor-alpha (TNF-α).

2.3.6 Prostaglandine

Die mit der Endometriose einhergehenden zyklischen und chronischen pelvinen Schmerzzustände wurden bereits seit langem auf eine gesteigerte Produktion von *Prostaglandinen* (PG) zurückgeführt, jedoch gestaltete sich aufgrund der methodischen Schwierigkeiten bei der Messung der instabilen Prostaglandine der Beweis für diese schlüssige Vermutung schwierig. Es ist daher nicht verwunderlich, dass Spiegelbestimmungen der flüchtigen Prostaglandine und ihrer Metabolite im Douglassekret von Frauen mit Endometriose zu verschiedenen Zeitpunkten des Zyklus unterschiedliche und zum Teil widersprüchliche Befunde ergaben. Andererseits konnte gezeigt werden, dass peritoneale Makrophagen von Frauen mit Endometriose erhöh-

Tabelle 9. Regulation der lokalen Produktion von PGE_2 in peritonealen Endometrioseherden

---

- Induktion des Enzyms Cyclooxigenase-2 durch lokal gebildetes 17beta-Östradiol
- Steigerung der Aktivität der Cyclooxigenase-2 durch inflammatorische Zytokine aus peritonealen Makrophagen und Monozyten

te Spiegel von PGE_2 und PGF_{2a} sezernieren (Karck et al. 1996), und dass PGE_2 im endometriotischen Gewebe lokal in hoher Konzentration produziert wird. Die Produktion von PG findet hauptsächlich in den roten Läsionen statt. Die Produktion von PGE_2 aus Arachidonsäure in peritonealen Endometrioseherden durch das Enzym Cyclooxigenase-2 (COX-2) wird wiederum durch das lokal in den ektopen Implantaten produzierte 17β-Östradiol und durch die vermehrte Sekretion von Zytokinen stimuliert und unterhalten. Der inflammatorische Prozess im ektopen Endometrium geht mit einer vermehrten Produktion von Zytokinen, namentlich IL-1beta, TNF-alpha und andere, durch peritoneale Makrophagen und Monozyten einher. PGE_2 wiederum ist ein potenter Induktor der Aromatase in den Stromazellen der peritonealen Endometrioseherde. Die im ektopen Endometrium vorhandene Aromatase katalysiert die lokale Konversion von Androgenvorläufern aus der Nebennierenrinde zu 17β-Östradiol auch bei einer Frau in der Postmenopause oder unter medikamentöser Suppression der gonadotropen Achse der Hypophyse mit einem GnRH-Agonisten. So wird ein positiver Regelkreis unterhalten, der für die lokal erhöhten Konzentrationen sowohl von 17β-Östradiol als auch von PGE_2 in den peritonealen Implantaten verantwortlich ist (Tabelle 9).

Diese Beobachtungen lassen annehmen, dass die medikamentöse Hemmung der Prostaglandinsynthese und insbesondere die Inhibition des Enzyms COX-2 eine günstige Wirkung auf die mit der peritonealen Endometriose assoziierten Beschwerden entfaltet, was auch in Studien gezeigt werden konnte und der klinischen Erfahrung entspricht. Andererseits kann die persistierende lokal erhöhte Produktion von 17β-Östradiol und PGE_2 in peritonealen Endometrioseherden auch unter einer medikamentösen Zyklusblockade und Suppression der zirkulierenden ovariellen Östrogene erklären, dass in zahlreichen Fällen trotz einer weitgehenden Suppression der zirkulierenden ovariellen Östrogene unter der Therapie eine Schmerzfreiheit der Patientin nicht zu erreichen ist.

2.3.7 Adhäsionsmoleküle

Ein wesentliches funktionelles Merkmal des intrauterinen Endometriums ist die Expression von Adhäsionsmolekülen. Man unterscheidet mehrere Familien von Adhäsionsmolekülen. *Integrine* spielen eine wichtige Rolle bei der Rezeptivität des Endometriums für die Apposition und Verankerung der Blastozyste. Mehrere Vertreter dieser Familie, namentlich die Heterodimere α1β1 und α4β1, zeigen im eutopen Endometrium eine deutliche Zyklusabhängigkeit mit einem Maximum der Expression zum Zeitpunkt der möglichen Implantation in der mittleren Lutealphase. Die β3-Untergruppe ist in erster Linie auf der Oberfläche von Thrombozyten und Endothelzellen und die β2-Untergruppe auf Leukozyten zu finden; ihre Expression ist von den Spiegeln der zirkulierenden Sexualsteroide unabhängig. Die Integrine sind von Bedeutung bei der Anhaftung abgestoßener endometrialer Fragmente an das Peritoneum. Die durch Immunhistochemie nachgewiesene Expression der Integrine in endometriotischen Implantaten ist, abhängig von der Untergruppe, recht variabel. Alle in den endometrialen Drüsenepithelien vorhandenen Integrine konnten auch in peritonealen Endometrioseherden nachgewiesen werden. Allerdings fanden sich bei der immunhistochemischen Darstellung für manche Untergruppen durchaus Unterschiede in der Expression der Integrine zwischen dem eutopen und ektopen Endometrium (Béliard et al. 1997). *Cadherine* sind Mediatoren von Interaktionen zwischen Zellen und sind sowohl im eutopen als auch im ektopen Endometrium in vergleichbarer Menge vorhanden. Allerdings werden Cadherine nur in etwa 40–70% der Herde, vermutlich in den aktiven roten Läsionen, exprimiert. Die Moleküle dieser Familie dürften bei der Pathogenese der Endometriose keine wesentliche Rolle spielen. *Selektine* sind Mediatoren der Adhäsion von Leukozyten und fördern den Austritt von immunkompetenten Zellen am Ort der Inflammation; eine wesentliche Beteiligung an der Entstehung der Endometriose wird nicht angenommen. Adhäsionsmoleküle der *Immunglobulin-Familie* sind im eutopen Endometrium in allen Zyklusphasen vorhanden, sind aber auch wichtige Mediatoren für die Erkennung verschleppter endometrialer Zellverbände durch das peritoneale Immunsystem. Ein Defekt der immunologischen Erkennung in die Peritonealhöhle gelangter endometrialer Zellen aufgrund einer veränderten Expression dieser Oberflächenmoleküle dürfte eine wichtige Voraussetzung für die Entstehung und die Progression der peritonealen Endometrioseherde darstellen. Tatsächlich kommt es in peritonealen Mesothelzellen nach Kontakt mit Menstrualblut zu morphologischen Veränderungen aufgrund einer Reorganisation des Zytoskeletts, so dass die darunter liegende Basalmembran frei liegt und das Mesothel die Implantation retrograd menstruierter endometrialer Zellverbände nicht mehr verhindern kann (Weusten et al. 2000).

2.3.8 Proteasen

Proteolytische Enzyme sind am Gewebeumbau in der Umgebung endometriotischer Implantate beteiligt. Sie sind als Marker für die Aktivität der Herde und die Infiltration des umgebenden Gewebes geeignet, spielen aber auch bei der Ausbildung und der Progression der peritonealen Implantate eine kausale Rolle. Beispielsweise ist die Protease *Cathepsin D* in höherer Konzentration im ektopen als im eutopen Endometrium enthalten. Im eutopen Endometrium findet man die Expression der *Metalloproteinasen* (MMP) MMP-1, MMP-3, MMP-9 und MMP-10 in den endometrialen Stromazellen nahezu ausschließlich während der Menstruation, während MMP-7 und MMP-11 in niedriger Konzentration auch in der Proliferationsphase des Zyklus produziert werden. Die Expression der MMP wird *endokrin und parakrin reguliert.* Das aus dem Gelbkörper stammende Progesteron bewirkt eine endokrine Blockade und das aus den Epithelzellen als Antwort auf eine exogene Schädigung sezernierte IL-1alpha eine parakrine Aktivierung der MMP. Wie das menstruierende eutope Endometrium, exprimiert auch das ektope Endometrium zumindest die MMP-1, MMP-3, MMP-7 und MMP-9 sowie die Gewebsinhibitoren TIMP-1 und TIMP-3 (Osteen et al. 1996). Die Expression von MMP-1 in endometriotischen Implantaten ist variabel. Nur etwa ein Drittel der peritonealen Herde, und zwar überwiegend die aktiven Läsionen, zeigen eine fokale Expression von MMP-1. Dagegen fehlt die Protease in den sekretgefüllten blauen und schwarzen Herden. Die Aktivierung von MMP-1 im ektopen Endometrium dürfte mit dem Aufbrechen der extrazellulären Matrix und dem Entstehen einer schmerzhaften menstruationsartigen Blutung in peritonealen Endometrioseherden einhergehen (Tabelle 10). Allerdings wird im ektopen Endometrium, im Gegensatz zum intrauterinen Endometrium, MMP-1 auch außerhalb der Menstruation exprimiert. Im ektopen Endometrium findet man die Expression von MMP-1 überwiegend in Drüsenepithelien, die keine Progesteronrezeptoren tragen. Allerdings ist die durch Progesteron bewirkte Hemmung auf die Expression von MMP-7 im ektopen Endometrium, vermutlich aufgrund seines in der Regel weit schwächeren Rezeptorbesatzes, weniger ausgeprägt als im eutopen Endometrium. Die Protease MMP-9 findet sich im ektopen Endometrium in einer höheren Aktivität als im eutopen Endometrium (Chung et al. 2001). Ferner ist der Gewebsinhibitor TIMP-3 in einer geringeren Konzentration in peritonealen Endometrioseherden vorhanden als im eutopen Endometrium von normal menstruierenden Frauen. Diese Beobachtungen weisen in ihrer Gesamtheit darauf hin, dass sowohl das eutope als auch das ektope Endometrium von Frauen mit Endometriose sich mehr invasiv verhält und eine höhere *Neigung zur peritonealen Invasion* als eutopes Endometrium von normal menstruierenden Frauen besitzt. Die erhöhte proteolytische Aktivität mag einer der Gründe für die Entstehung und Persistenz der peritonealen Endometrioseherde darstellen.

Die Wirkung der MMP ist für die Entstehung peritonealer Endometrioseherde aus retrograd menstruierten endometrialen Zellverbänden von we-

Tabelle 10. Bedeutung der Matrixmetalloproteasen (MMP) bei der Entstehung peritonealer Endometrioseherde

- Expression überwiegend in den Stromazellen der frischen roten Läsionen
- Induktion der MMP durch das im Peritonealsekret in erhöhter Konzentration vorhandene IL-1alpha
- Verdauung der extrazellulären Matrix und Entstehung einer menstruationsähnlichen Blutung
- Hemmung durch Progesteronwirkung

sentlicher Bedeutung. Durch Progesteronwirkung kann über eine Blockade der MMP die Implantation deplazierter endometrialer Zellen auf die peritoneale Oberfläche verhindert werden. Andererseits kann das im Zuge zellulärer Reparatur- und Umbauvorgänge von Epitzelzellen sezernierte IL-1alpha unabhängig von einer Progesteronblockade die Aktivität der MMP erhöhen und somit das Wachstum ektoper Herde unterstützen. IL-1alpha ist in der peritonealen Flüssigkeit von Frauen mit Endometriose in erhöhter Konzentration vorhanden und kann über eine Aktivierung der MMP die Progression endometriotischer peritonealer Herde fördern.

2.3.9 Apoptose

Im Gegensatz zum eutopen proliferierenden und sekretorisch umgewandelten Endometrium ist die Apoptoseaktivität im ektopen Endometrium erniedrigt. Diese Beobachtung unterliegt allerdings einer gewissen Variabilität von Zyklus zu Zyklus. Die von Makrophagen des peripheren Blutes und des Peritoneums sezernierten Zytokine und Chemokine stimulieren bei Frauen mit Endometriose eher die Proliferation der ektopen endometrialen Zellen als deren *programmierten Zelltod* (Apoptose). Gleichzeitig sind die Epithelzellen der peritonealen Endometrioseherde gegenüber der durch Makrophagen vermittelten Lyse der Zellen weniger empfindlich als die Epithelien des eutopen Endometriums, in dem eine programmierte Apoptose am Ende des menstruellen Zyklus stattfindet.

2.3.10 Fibrinolyse

Sowohl im eutopen als auch im ektopen Endometrium von Frauen mit Endometriose finden sich erhöhte Konzentrationen von Komponenten des fibrinolytischen Systems, wie Plasminogen-Aktivator (PA) und Plasminogen-Aktivator Inhibitor (PAI). Auch im peritonealen Sekret von Frauen mit Endometriose liegen erhöhte Spiegel von PAI-2 vor, die im Zuge der generellen inflammatorischen Reaktion des Peritoneums und des peritonealen Sekretes gebildet werden (Bruse et al. 1998). Die hohen Aktivitäten von PA und PAI dürften die Implantation retrograd in die Peritonealhöhle menstruierter endometrialer Zellen auf das peritoneale Mesothel erleichtern und deren invasives Wachstum unterstützen.

2.4 Immunsystem

Veränderungen des Immunsystems spielen sowohl bei der Entstehung als auch bei der Persistenz und Progression der Endometrioseherde eine zentrale Rolle. Zahlreiche Untersuchungen zu Veränderungen des Immunsystems bei Frauen mit Endometriose liegen vor, die zum Teil widersprüchliche Befunde ergaben. In vielen Fällen ist die Frage nach der Ursache oder der Wirkung eines immunologischen Phänomens nicht geklärt. Das heißt, es kann nicht mit Sicherheit gesagt werden, ob eine bestimmte Veränderung des Immunsystems kausal an der Entstehung der Endometriose beteiligt ist, oder lediglich eine Konsequenz eines über lange Zeit bestehenden Befalles darstellt. Es besteht jedoch Einigkeit darüber, dass ein Defekt der Immunabwehr gegenüber den retrograd menstruierten Zellen des eigenen Endometriums die Entstehung der Endometriose begünstigt. Die teilweise Aufhebung der normalen Immunantwort gegenüber den endometrialen Zellen hat zur Folge, dass die in die peritoneale Höhle gelangten endometrialen Zellverbände dort überleben und sich auf dem Peritoneum einnisten. Auch eine Überforderung der Immunantwort aufgrund einer zu häufigen oder zu starken retrograden Menstruation endometrialer Fragmente kann die Implantation auf dem Peritoneum begünstigen, ohne dass ein Defekt der lokalen oder systemischen Immunantwort vorliegt.

2.4.1 Autoimmunität

Bei ungewollt kinderlosen Frauen mit Endometriose findet man gehäuft positive Titer von *Autoantikörpern* (Taylor et al. 1992). Diese Autoimmunphänomene sind nicht als Hinweis darauf zu verstehen, dass die Endometriose etwa eine Autoimmunerkrankung darstellt. Vielmehr dürften sie eine generelle Aktivierung des humoralen Immunsystems bei Frauen mit fortgeschrittener Endometriose wiederspiegeln. Das Auftreten von Autoantikörpern ist somit als Antwort des humoralen Immunsystems auf eine lange bestehende Absiedelung der Endometriose zu verstehen. Beispielsweise finden sich im Serum von Frauen mit Endometriose gehäuft positive Titer von nicht-organspezifischen Antikörpern, wie gegen Phospholipide oder Ribonucleoproteine, und organspezifischen Antikörpern (Lucena et al. 1999), wie gegen Ovargewebe und gegen Schilddrüsenantigene (Tabelle 11). Diese Antikörper dürften vermutlich keine kausale Rolle bei der Entstehung der Endometriose spielen, und ein Screening in der klinischen Praxis erscheint

Tabelle 11. Autoantikörper bei Frauen mit Endometriose

- Antinukleäre Faktoren (ANA)
- Antikörper gegen Ribonucleoproteine
- Antikörper gegen glatte Muskulatur
- Antikörper gegen Ovargewebe
- Antikörper gegen Schilddrüsenantigene (Thyreoglobulin, Thyreoperoxidase)
- Lupus-Antikoagulans, Anti-Cardiolipin, Antikörper gegen Phospholipide

nicht gerechtfertigt. Allerdings sind Autoantikörper gegen Ovargewebe und gegen Schilddrüsenantigene mit einer reduzierten Fertilität und Autoantikörper gegen Phospholipide in Abhängigkeit von der Spezifität und der Titerhöhe mit einem erhöhten Abortrisiko assoziiert. Auch die Spiegel von Autoantikörpern gegen Proteine, die durch *oxidativen Stress* modifiziert wurden, sind bei Frauen mit nachgewiesener Endometriose erhöht (Shanti et al. 1999).

2.4.2 Zelluläres Immunsystem

Zahlreiche Befunde weisen darauf hin, dass die *zellvermittelte Abwehr* bei Frauen mit lange bestehender Endometriose unterdrückt ist. Die Population der *natürlichen Killerzellen* (NK-Zellen) ist sowohl im peritonealen Sekret als auch in der peripheren Zirkulation reduziert und die Zellen zeigen eine reduzierte Zytotoxizität (Kaminski et al. 1996). Die Unterdrückung der Funktion der NK-Zellen bei peritonealer Endometriose wird auf die erhöhte Konzentration von TGF-beta, das von Makrophagen im peritonealen Sekret und peripheren Blut sezerniert wird, und auf die reduzierte Bildung von β-Endorphin (Oosterlynck et al. 1994) durch peritoneale Makrophagen zurückgeführt (Tabelle 12). Im Gegensatz dazu sind die Zahl, Größe und Aktivitätszustand der *peritonealen Makrophagen* (PM) bei Frauen mit Endometriose erhöht. Sie sezernieren Fibronectin, Zytokine (z.B. TNF-alpha, IL-1, IL-4, IL-6, IL-8, IL-10, IFN-gamma), Komplemente (C3, C4 und andere), Wachstumsfaktoren (z.B. TGF-β, EGF, VEGF, platelet derived growth factor = PDGF) und Prostaglandine (z.B. PGE_2, PGF_{2a}). Die Veränderungen der Zytokinsekretion durch PM betreffen sowohl die inflammatorischen Zytokine der T-Helferzellen vom Typ 1 (Th 1) als auch der, die Immuntoleranz vermittelnden, Zytokine vom Typ 2 (Th 2). Die Interaktion zwischen diesen Molekülen, den Zellen der endometriotischen Implantate und der peritonealen Oberfläche führt zu einer Steigerung der peritonealen Durchblutung, Angiogenese und Neubildung von Adhäsionen bei gleichzeitiger Unterdrückung der Steroidogenese in den Läsionen. Die Menge der vorhandenen freien peritonea-

Tabelle 12. Veränderungen im zellulären Immunsystem bei Frauen mit peritonealer Endometriose

- Reduzierte Zytotoxizität der natürlichen Killerzellen (NK)
- Erhöhte Zahl, Größe und Aktivität der peritonealen Makrophagen (PM)
- Erhöhte Aktivität und Sekretion von Zytokinen durch Makrophagen des peripheren Blutes (PBM)
- Sekretion von Chemokinen und Zytokinen, Faktoren des Komplementsystems und Wachstumsfaktoren durch die Zellen der endometriotischen Implantate

len Flüssigkeit nimmt zu. Die *Zellen der endometriotischen Herde* selbst zeigen eine erhöhte Resistenz gegenüber einer Lyse durch die Makrophagen der peritonealen Flüssigkeit und des peripheren Blutes. Die Zellen modifizieren über ihre Sekretionsprodukte nicht nur die Immunantwort, sondern verändern sie zu ihrem Vorteil, um den Attacken des Immunsystems zu entgehen und um ihr Überleben und ihre Proliferation zu sichern. Die Zellen produzieren chemotaktische Substanzen für Lymphozyten und Makrophagen, Wachstumsfaktoren (z.B. TGF-β, EGF, insulin like growth factor 1 und 2 = IGF-1 und IGF-2), wachstumsfördernde Zytokine (z.B. IL-6) und Faktoren des Komplementsystems (Harada et al. 1997). Auch Rezeptoren für Wachstumsfaktoren werden auf den Zellen der endometriotischen Implantate exprimiert. Die Konzentration von Lymphozyten in den Stromazellen des ektopen Endometriums ist erhöht. CD4- und CD8-positive T-Zellen und T-Zellen mit dem gamma-delta Rezeptor wurden im eutopen und ektopen Endometrium von Frauen mit Endometriose in vermehrter Anzahl gefunden. T-Lymphozyten mit dem γ-δ Rezeptor werden auch bei einigen Autoimmunerkrankungen vermehrt gefunden. Schließlich zeigen auch die *Makrophagen des peripheren Blutes* bei Frauen mit Endometriose charakteristische funktionelle Veränderungen. Ihr Aktivationszustand ist erhöht, und sie sezernieren mehr reaktive Sauerstoffmetaboliten und Zytokine (TNF-α, IL-6, IL-8 und andere) als Makrophagen normal menstruierender Frauen ohne Endometriose (Gazvani et al. 1998). Die körperlichen Symptome von Frauen mit Endometriose, wie leichtes Fieber, Übelkeit, Abgeschlagenheit, Erbrechen und Durchfälle, dürften zumindest zum Teil auf die veränderte Sekretion von Zytokinen und Prostaglandinen durch Makrophagen des Peritoneums und in der peripheren Zirkulation bedingt sein.

2.4.3 Zytokine und Chemokine

Der Gehalt der peritonealen Flüssigkeit an *Zytokinen und Chemokinen* wurde in zahlreichen Studien untersucht (Taketani et al. 1992; Hsu et al. 1997; Maas et al. 2001). Die zum Teil widersprüchlichen Befunde dürften auf unterschiedliche Konzentrationen der sezernierenden immunkompetenten Zellen und möglicherweise auch auf Unterschiede in der präanalytischen Phase zurückzuführen sein. Peritoneale Flüssigkeit von Frauen mit peritonealer Endometriose enthält chemotaktische Faktoren, die in ihrer Gesamtheit die Wanderung immunkompetenter Zellen in die Peritonealhöhle begünstigen (Weil et al. 1997). Die inflammatorischen Zytokine IL-1 und TNF-α werden von PM sezerniert und finden sich in erhöhter Konzentration in der peritonealen Flüssigkeit von Frauen mit Endometriose im Vergleich zu normal menstruierenden Frauen ohne Endometriose (Braun et al. 1996). IL-1β wird ebenso wie TNF-α von isolierten und kultivierten PM von Frauen mit peritonealer Endometriose in vermehrter Menge sezerniert (Keenan et al. 1995). Auch MCP-1 (monocyte chemotactic protein-1), ein Mediator der Rekrutierung und Aktivierung von Monozyten, findet sich in erhöhter Menge im peritonealen Sekret von Frauen mit Endometriose (Arici et al. 1997). IL-6 ist in erhöhter Konzentration im peritonealen Sekret von Frauen mit Endometriose vorhanden; seine Spiegel korrelieren mit der Zahl und Größe der frischen roten peritonealen Herde (Bergqvist et al. 2001). Im ektopen Endometrium selbst sind die Konzentrationen von IL-1β und IL-6 im Vergleich zum Endometrium normal menstruierender Frauen ohne Endometriose erhöht. Die funktionelle Bedeutung dieser Beobachtungen liegt in der Verhinderung der Konzeption über mehrere Mechanismen, wie die Behinderung der Spermienmotilität und die Induktion von Phagozytose der Spermien und der Unterhaltung einer chronischen Inflammation im Milieu des Douglas-Raumes.

2.5 Schmerzen und Adhäsionen

Die Leitsymptome der Endometriose sind zunehmende Schmerzen bei der Menstruation und bei sexuellen Kontakten, zyklische oder dauernde Schmerzen im Unterleib und ungewollte Kinderlosigkeit. Die *Dysmenorrhoe* (Schmerzen bei der Menstruation) nimmt üblicherweise im zeitlichen Verlauf der Erkrankung langsam zu. Sie ist besonders während der ersten Tage der Menstruation häufig unerträglich. Das durch die Endometriose bedingte *pelvine Schmerzsyndrom* kann zyklisch oder chronisch sein, typischerweise mit einer Verstärkung der Schmerzen im Beckenbereich während der prämenstruellen Phase. Zwischen dem Ausmaß und dem Stadium der Erkrankung und der Häufigkeit und Intensität der Dysmenorrhoe und der pelvinen Schmerzen gibt es keinen Zusammenhang. Das bedeutet, dass Dauer, Häufigkeit und Therapiebedarf der Schmerzen nicht mit der Zahl, Lokalisation und Größe der Herde korrelieren. Winzige frische rote peritoneale Implantate können eine schwere Dysmenorrhoe und *Dyspareunie* verursachen, während Frauen mit einer faustgroßen Endometriosezyste im Ovar weitgehend beschwerdefrei sein können. Etwa die Hälfte der Frauen mit Endometriose in unterschiedlicher Lokalisation und Ausprägung sind überhaupt schmerzfrei. Die Schmerzen sind abhängig von der Lokalisation des Befalls, der Art und dem Ausmaß der Organschädigung, dem Ausmaß der durch die Endometriose bedingten Adhäsionen und therapiebedingter Sekundärschäden wie Narben, Verklebungen und Verziehungen der Beckenorgane. Die Schmerzen werden, sofern vorhanden, meist recht genau am Ort des Organbefalls angegeben, oft kommen auch diffuse Bauchschmerzen und Völlegefühl hinzu.

Die Lokalisation der Schmerzen entspricht dem Befall des Peritoneums und der Ligamente des Douglas-Raumes (etwa 60%), der Ovarien und deren Umgebung (etwa 50%), des Blasendaches (etwa 15%), der Tuben (etwa

10%) und von Hohlorganen wie Rectosigmoid, Appendix oder Ureteren (etwa 15%).

2.5.1 Schmerzentstehung

Im Gegensatz zum eutopen Endometrium und zum Myometrium erhält das Peritoneum eine reiche sensible und vegetative Innervation. Das Vorhandensein peritonealer Implantate kann durch die *Reizung sensibler Nervenendigungen* zu Schmerzen führen, die bei den frischen roten Herden entsprechend ihrer zyklusabhängigen Proliferation, Sekretion und Desquamation in der Regel deutlich stärker ausfallen als bei inaktiven blauen oder schwarzen Herden. Frische rote Herde gehen daher häufig, entsprechend der proliferativen Aktivität der Herde mit einer Dysmenorrhoe oder mit prämenstruell akzentuierten pelvinen Schmerzen einher. Die Schmerzen im Unterbauch werden durch die Produktion von Prostaglandinen im ektopen Endometrium, namentlich von PGE_2 und von PGF_{2a}, durch die chronische Inflammation des Peritoneums und des peritonealen Sekretes mit erhöhter Konzentration bestimmter Zytokine und Chemokine und durch mechanischen Zug am reich sensibel innervierten Peritoneum als Folge von pelvinen Adhäsionen unterhalten (Tabelle 13).

Eine *Dysmenorrhoe* kann entweder auf einen Befall des Myometriums durch Adenomyose mit gesteigertem menstruellem Blutverlust und erhöhter uteriner Peristaltik, auf tief infiltrierende Herde im sensibel und vegetativ innervierten Septum rectovaginale oder auf frische peritoneale Implantate im kleinen Becken mit zyklischer Proliferation und Desquamation und Reizung sensibler Nervenendigungen durch Neovaskularisation und Inflammation zurückzuführen sein. Eine *Dyspareunie* kann ebenfalls auf das Vorhandensein von Herden im Septum rectovaginale oder im oberen Scheidengewölbe, auf einen Befall des Rectosigmoid, eine Adenomyose des Myometriums oder auf peritoneale Implantate auf dem Mesothel des Douglas-Raumes oder der uterinen Ligamente hinweisen. Schmerzen vor oder bei der Defäkation sprechen für einen Befall der Serosa oder der Wand des Rectosigmoid mit Reizung sensibler und vegetativer Nervenendigungen.

Tabelle 13. Schmerzentstehung bei der Endometriose

- Lokale Produktion von Prostaglandinen in peritonealen Implantaten
- Gesteigerte uterine Kontraktionen bei Verdickung des Myometriums durch Adenomyose
- Chronische sterile Inflammation des Peritoneums mit erhöhter Konzentration von Zytokinen und Chemokinen
- Mechanischer Zug am sensibel innervierten Peritoneum als Folge von pelvinen Adhäsionen
- Fixierung der Beckenorgane durch Adhäsionen und operationsbedingte Narben

2.5.2 Ausbildung von Adhäsionen

Ein wesentliches Begleitsymptom des peritonealen Befalles der Endometriose ist die Entstehung von Adhäsionen. Zur Neubildung von Adhäsionen kommt es durch die *Ausschwitzung von Fibrin* und *reaktive Fibrinolyse* im Rahmen von lokalen oder generalisierten peritonealen Entzündungen, im Zuge der Heilung von intraoperativ entstandenen peritonealen Defekten oder durch lokale infiltrative Prozesse wie Peritonealkarzinose oder Endometriose. Der Grad der *Vaskularisation und Dichte* der Adhäsionen ist variabel. Man unterscheidet vaskularisierte und nicht vaskularisierte, schleierförmige und dichte Verwachsungsstränge. Schleierförmige und nicht gefäßführende Adhäsionen sind im zeitlichen Verlauf variabel und können ohne Therapie wieder verschwinden.

2.5.3 Ort der Adhäsionen

Adhäsionen sind ein typisches Begleitsymptom aktiver peritonealer Endometrioseherde. Die Verwachsungen sind meist in der Umgebung der Ovarien, zwischen Ovarien und Tuben, im Douglas-Raum und in der Excavatio vesicouterina gelegen. Durch Fixierung der Tuben und Ovarien miteinander und mit der Umgebung können sie den Mechanismus der Eiaufnahme in die Fimbrien behindern und eine mechanisch bedingte ungewollte Kinderlosigkeit auslösen. Durch Zug am reich sensibel innervierten Peritoneum können sie für chronische, nicht zyklusabhängige pelvine Schmerzzustände verantwortlich sein. Allerdings sind viele Frauen mit nachgewiesenen pelvinen Adhäsionen völlig schmerzfrei. Verwachsungen zwischen der Vorder- und Hinterwand des Douglas-Raumes im Zuge eines progressiven endometriotischen Befalls des Peritoneums führen zur Ausbildung von peritonealen Verklebungen, zur Verengung und schließlich zur vollständigen *Verlötung des Douglas-Raumes*, so dass die Vorderwand des Rectosigmoids fest mit der Hinterwand des Uterus verwachsen ist. Diese vollständige Obliteration des Douglas-Raumes ist ein typisches Begleitsymptom einer fortgeschrittenen Endometriose auf dem Peritoneum der uterinen Ligamente, des Rectosigmoids und im Septum rectovaginale. Der für die Obliteration ursächliche peritoneale oder tief infiltrierende Endometrioseherd ist in der Tiefe der peritonealen Verklebung verborgen und während einer Laparoskopie oder Laparotomie dem Auge zunächst nicht zugänglich, so dass von einem ungeübten Operateur der Situs fälschlicherweise für endometriosefrei gehalten werden kann. In ähnlicher Weise kann es bei einem fortschreitenden Befall des Peritoneums der Vorderwand des Uterus, der Ligg. rotunda, der Excavatio vesicouterina und des Blasendaches zu einer Verlötung des Raumes zwischen Uterusvorderwand und Harnblase kommen, so dass das Blasenperitoneum hoch am Fundus des Uterus vernarbt ist. Auch in diesem Fall ist der, mitunter ausgedehnte, endometriotische Befall der Blasenumschlagsfalte intraoperativ nicht sichtbar, so dass die korrekte Diagnosestellung von einem ungeübten Operateur in Ermangelung sichtbarer Implantate möglicherweise versäumt wird (Tabelle 14).

Für die peritoneale Endometriose typisch ist die Ausbildung von *peritonealen Taschen,* Schlitzen, Narben und löchrigen Defekten, in deren Tiefe sich ein Implantat befindet, das von der Peritonealhöhle aus unsichtbar ist. Diese peritonealen Defekte entstehen durch Narbenbildung und Duplikation des Peritoneums und sind für Dysmenorrhoe und tiefe Dyspareunie auslösend. Man findet sie bevorzugt im Douglas-Raum, im Bereich der sakrouterinen Ligamente und in der Excavatio vesicouterina. Derartige peritoneale Taschen und Schlitze können als Zwischenstadium einer fortschreitenden Obliteration der Excavatio vesicouterina oder rectouterina interpretiert werden. Vom ungeübten Operateur werden sie samt den in der Tiefe lokalisierten Implantaten leicht übersehen.

Durch Endometriose bedingte pelvine Adhäsionen sind in vielen Fällen von postoperativen und von entzündlich bedingten, im Rahmen einer Salpingitis oder Pelveoperitonitis entstandenen Verwachsungen, nicht zu unterscheiden. Jedoch gibt es einige Kriterien, die eine gewisse Abschätzung im Hinblick auf die Entstehung der Adhäsionen erlauben. *Postoperative Adhäsionen* finden sich meist in der Umgebung des Operationsgebietes, wie etwa an der Uteruswand nach Myomektomie, zwischen Tuben und Ovarien nach Ovarzystexstirpation und generell an der vorderen Beckenwand nach Längsschnittlaparotomie. Netzadhäsionen mit der vorderen Bauch- und Beckenwand sowie mit dem inneren Genitale sind meist operationsbedingt. Von einer *aszendierenden Entzündung* ausgehende Adhäsionen schließen einen salpingitischen Tubenverschluss oder eine Hydrosalpinx ein, oder die Fimbrien sind phimotisch verengt und an der seitlichen Beckenwand fixiert. Tubenverschlüsse, Verengungen der Fimbrie und Hydrosalpingen kommen zwar auch bei fortgeschrittener Endometriose vor, jedoch zählt der Befall der Tuben nicht zu den häufigen Lokalisationen der Erkrankung. Durch einen Tubenverschluss wird eine retrograde Menstruation mit Implantation endo-

Tabelle 14. Für Endometriose typische Lokalisationen von Adhäsionen

- Periovarielle und peritubare Adhäsionen, Fixierung von Ovarien und Tuben miteinander
- Adhäsionen im Douglas-Raum
- Verklebung der Uterushinderwand mit der Serosa des Rectosigmoid mit teilweiser oder vollständiger Obliteration des Douglas-Raumes
- Verklebung der Uterusvorderwand mit dem Blasenperitoneum und der vorderen Beckenwand mit teilweiser oder vollständiger Verlötung der Excavatio vesicouterina

metrialer Zellverbände auf dem Peritoneum effektiv verhindert, so dass ein gleichzeitigen Nebeneinander von entzündlich und endometriotisch bedingten Adhäsionen in Verbindung mit einem Tubenschaden die Ausnahme darstellen dürfte. Auch ein durch eine freiwillige Sterilisation bedingter proximaler Tubenverschluss verhindert übrigens die retrograde Menstruation, und nicht selten findet man vor dem Verschluss, d. h. auf der dem Cavum uteri zugewandten Seite, eine livide Auftreibung durch eine Endometriose der Tubenwand, da die durch retrograde Menstruation verschleppten endometrialen Fragmente das Passagehindernis nicht zu überwinden vermögen und sich proximal davon als Tubenendometriose implantieren. Die durch Endometriose bedingten Adhäsionen befinden sich in der Regel in der Umgebung des endometriotischen Befalls. Durch eine ovarielle Endometriose bedingte Adhäsionen sind auf der Rückseite der Ovarien, zwischen Ovarien und Beckenwand oder zwischen Ovarien und Tuben lokalisiert. Durch eine lange bestehende aktive peritoneale Endometriose kommt es zur Verlötung des Douglas-Raumes oder der Excavatio vesicouterina. Durch den Befall anderer Beckenorgane resultieren andere Verwachsungsmuster, aber dennoch ist davon auszugehen, dass die durch Endometriose bedingten Adhäsionen die unmittelbare Umgebung des Implantates betreffen. Die Kenntnis dieser Zusammenhänge ist für die Entwicklung einer operativen Strategie von Bedeutung, da sie dem Operateur den ungefähren Ort des mutmaßlichen Endometriosebefalls angeben.

2.6 Klassifikation und Stadieneinteilung

Eine definitive Sicherung der Verdachtsdiagnose einer Endometriose und die Beurteilung der Ausdehnung ist nur durch eine Beurteilung des Peritoneums im Rahmen einer Laparoskopie oder Laparotomie möglich. Zwar gibt es einige *richtungsweisende Symptome*, wie zyklische oder kontinuierliche Unterbauchschmerzen, Dysmenorrhoe, Dyspareunie, Zyklusstörungen, zyklische Schmerzen oder Blutbeimengung bei der Harn- oder Stuhlentleerung und ungewollte Kinderlosigkeit, die den Verdacht auf das Vorliegen einer peritonealen oder ovariellen Endometriose oder einer uterinen Adenomyose lenken (Tabelle 15).

Allerdings sollte man sich davor hüten, allein aufgrund derartiger Schmerzen und Symptome die Diagnose einer Endometriose zu stellen. Das genannte Beschwerdebild ist auch durch eine Reihe anderer gynäkologischer Erkrankungen erklärbar, wie pelvine Adhäsionen, diffuse Myomatose des Myometriums, submuköse Leiomyome des Uterus, funktionelle Ovarialzysten und andere. Auch extragenitale Erkrankungen, wie Divertikulose oder Divertikulitis, funktionelle Darmbeschwerden, Ileitis terminalis, Affektionen der Lendenwirbelsäule und neurologische Erkrankungen kommen als mögliche Differentialdiagnosen in Frage. Eine psychosomatische Fixie-

Tabelle 15. Für Endometriose typische Symptome

- Zyklische oder kontinuierliche pelvine Schmerzen, Dysmenorrhoe, tiefe Dyspareunie
- Zyklusstörungen und Spotting
- Zyklische Schmerzen oder Blutbeimengung bei der Harn- oder Stuhlentleerung
- Ungewollte Kinderlosigkeit

---

rung oder Verschlimmerung pelviner Schmerzzustände ist zudem denkbar. Vor einer Laparoskopie zur Sicherung einer Endometriose ist daher eine exakte Erhebung der Schmerz- und Zyklusanamnese mit Berücksichtigung früherer diagnostischer Prozeduren und therapeutischer Eingriffe sowie eine gynäkologische Inspektion, Palpation und vaginale Sonographie obligat. In manchen Fällen werden auch Zystoskopie, Sigmoidoskopie und Kolonkontrastdarstellung in die präoperative Diagnostik mit einbezogen.

2.6.1 Inspektion und Palpation

Die präoperative Untersuchung beginnt mit der *Inspektion von Narben* im Bereich der Bauchwand und des Dammes. Während einer Schnittentbindung oder Myomektomie mit Eröffnung des Cavum uteri kann es zur iatrogenen Verschleppung endometrialer Zellverbände in die Bauchdecken kommen, aus denen sich dann noch Jahre später eine Narbenendometriose in einer Laparotomienarbe ausbilden können. In ähnlicher Weise kann es unmittelbar nach der Geburt zur spontanen Verschleppung von Zellen aus dem Endometrium mit den Lochien in eine Episiotomie oder einen Dammriss kommen, die später zu einer Narbenendometriose Anlass gibt. Bei der *gynäkologischen Inspektion* ist in erster Linie auf das hintere obere Scheidengewölbe und die Portiooberfläche, besonders die hintere Muttermundslippe, zu achten. Hier finden sich gelegentlich bläulich durchschimmernde, vesikuläre Herde einer aus dem Spatium rectovaginale nach unten durchgebrochenen Scheidenendometriose, die aufgrund ihrer extraperitonealen Lage während einer Laparoskopie nicht eingesehen werden können.

Bei der bimanuellen *Palpation des kleinen Beckens* sind, besonders während der Menstruation, vielfach für Endometriose typische Befunde zu erheben, wie eine diffuse schmerzhafte Vergrößerung des Uterus durch uterine Adenomyose, eine pralle oder teigige Vergrößerung des Ovars durch ein ovarielles Endometriom oder eine knotige Auftreibung im Septum rectovaginale (extraperitoneal), auf den sakrouterinen Ligamenten (intraperitoneal) oder auf der Rectumwand durch eine tief infiltrierende Endometriose (Tabelle 16). Allerdings ist für die Diagnosestellung einer Endometriose die Erhebung typischer gynäkologischer Tastbefunde alleine nicht ausreichend.

Peritoneale Herde, kleine endometriotische Auflagerungen auf der Ovarkapsel, die Bildung eines tuboovariellen Konglomerates oder der Befall der Tubenwand und der Serosa von Dünn-, Dickdarm und Appendix sind in der Regel bei der bimanuellen Palpation nicht zu tasten. Generell sind erst Herde ab einem Durchmesser von etwa 1,5–2 cm selbst für den geübten Untersucher bei der bimanuellen Palpation fassbar. Dazu kommt, dass die Erkennbarkeit endometriotischer Befunde bei der Palpation vom Zustand der Bauchdecken abhängig ist und durch eine angst- oder schmerzbedingte reflektorische Anspannung der Bauchdecken, durch Adipositas oder Voroperationen ungünstig beeinflusst wird.

Andererseits gibt es Herde, die tief in einer peritonealen Tasche oder Verklebung verborgen sind, wie eine Douglasendometriose in der Tiefe eines obliterierten Douglas-Raumes oder eine Endometriose der Blasenwand auf dem Grund einer verlöteten Excavatio vesicouterina, und die von der Peritonealhöhle aus im Rahmen einer Laparoskopie oder Laparotomie zunächst unsichtbar sind und nur durch eine umfangreiche Präparation freigelegt werden können. Besonders infiltrierende Herde in der Tiefe des Douglas-Raumes und auf der Rectumwand werden bei einer Laparoskopie häufig übersehen. Daher ist die Palpation obligater Bestandteil der präoperativen diagnostischen Abklärung vor einer geplanter Laparoskopie zur Etablierung der Diagnose einer Endometriose.

Die bimanuelle Palpation sollte immer mit einer *rektovaginalen Untersuchung* kombiniert werden. Herde im Douglas-Raum oder im Septum rectovaginale sind bei der rektovaginalen oder alleinigen rektalen Untersuchung als derber, höckeriger und schmerzhafter Tumor zu tasten, der je nach Wandinfiltration über der Schleimhaut des Rektum verschieblich ist. Die Erhebung eines derartigen Tastbefundes kann allerdings nur den Verdacht auf das Vorliegen einer Endometriose lenken, ohne hierfür beweisend zu sein, da die genannten Befunde auch durch andere Erkrankungen der Beckenorgane oder des Darmes hervorgerufen werden können.

Der Tumormarker *CA 12-5* ist besonders beim Vorliegen einer voluminösen Ovarendometriose, extragenitalen oder tief infiltrierenden Endometriose im Septum rectovaginale erhöht (Koninckx et al. 1996). Die Sensitivität und Spezifität der Bestimmung liegt nicht höher als 80%, so dass die Messung für therapeutische Entscheidungen nur eine beschränkte Aussagekraft besitzt.

Tabelle 16. Für Endometriose typische Befunde bei der bimanuellen Palpation des kleinen Beckens

- Diffuse schmerzhafte Vergrößerung des Uterus durch Adenomyose
- Pralle Vergrößerung des Ovars durch Endometriom
- Knotige Auftreibung des Douglas-Raumes oder der sakrouterinen Ligamente durch tief infiltrierende Endometriose im Spatium rectovaginale, im Douglas-Raum oder auf der Wand des Rectosigmoid

Tabelle 17. Für Endometriose typische Befunde bei der vaginalen Sonographie

- Diffuse Wandverdickung des Myometriums (besonders der Hinterwand) durch Adenomyose
- Gekammerte zystische Infiltration des vergrößerten Ovars mit körnigen homogenen Binnenstrukturen durch Endometriom oder tief infiltrierende Endometriose
- Inhomogener höckeriger Endometrioseknoten im Douglas-Raum, auf den sakrouterinen Ligamenten oder im Septum rectovaginale

2.6.2 Vaginale Sonographie

Ein wesentlicher Bestandteil der diagnostischen Abklärung beim Verdacht auf Endometriose vor einer geplanten Laparoskopie ist die *vaginale Sonographie*. Im vaginalen Sonogramm gut zu erkennen ist die diffuse Wandverdickung des Myometriums, besonders der Hinterwand des Uterus, durch Adenomyose, die Auftreibung der Ovarien durch ein Endometriom oder der Befall des Douglas-Raumes oder des Septum rectovaginale durch tief infiltrierende Herde. Auch eine knotige Verdickung der sakrouterinen Ligamente oder eine Infiltration der Wand des Rectosigmoid ist manchmal für den geübten Untersucher erkennbar (Tabelle 17).

Schokoladenzysten in den Ovarien sind meist durch ihre, durch das hämorrhagische Sekret verursachten typischen homogen-echoreichen Binnenstrukturen erkennbar, allerdings kommen differentialdiagnostisch auch eine eingeblutete funktionelle Zyste, z.B. eine Corpus luteum-Zyste, die sich im Laufe einiger Zyklen üblicherweise ohne Therapie wieder zurückbildet, in Betracht. Die sonographische Detektion ovarieller Endometriosezysten ist deshalb von besonderer Bedeutung, da diese von einer intakten Ovarkapsel bedeckt sind und somit leicht der laparoskopischen Begutachtung entgehen, besonders wenn sie zentral im Ovar gelegen sind. Die sonographische Erkennbarkeit der Herde ist abhängig von ihrer Größe, von der Auflösung des verwendeten Gerätes und der Erfahrung des Untersuchers. Kleine, nur wenige mm große peritoneale Herde, winzige Auflagerungen auf der Ovarkapsel und flächige Herde im Douglas-Raum sind sonographisch nicht darstellbar.

2.6.3 Weitergehende Diagnostik

In bestimmten Situationen sind über das präoperative Routineprogramm, das aus Inspektion, Palpation und vaginaler Sonographie besteht, weitere *symptombezogene Untersuchungen* erforderlich. Bei zyklischer Hämaturie ist eine endoskopische Abklärung der Harnblase über Zystoskopie und bei zyklischer oder kontinuierlicher Blutauflagerung auf dem Stuhl des Rectosigmoid die Durchführung einer Sigmoidoskopie, Colonkontrasteinlauf oder endorektalen Sonographie indiziert. Allerdings ist zu beachten, dass die Endometriose in der Regel von der Serosaoberfläche her in die Wand von Blase und Darm infiltriert, so dass im Gegensatz zu einem Harnblasen- oder Colonkarzinom, das von der Mucosa seinen Ausgang nimmt, der endometriotische Befall bei der endoskopischen Betrachtung der Mucosa vielfach nicht sichtbar ist.

2.6.4 Stadieneinteilung

Man hat in der Vergangenheit versucht, die Ausbreitung der Endometriose und den Funktionsverlust der Beckenorgane zu klassifizieren und in mehrere Stadien einzuteilen, um den Schweregrad der Erkrankung in Stadien einteilen und um therapeutische Entscheidungen differenzieren zu können. Die Beschreibung des Endometriosebefalls entweder verbal oder mit einem Score ist bis heute problemreich geblieben. Die *Klassifikation* der Endometriose erfolgt in der Regel visuell auf der Basis der bei einer Laparoskopie oder Laparotomie erhobenen Befunde. Damit unterscheidet sich die Stadieneinteilung der Endometriose grundsätzlich vom Staging der gynäkologischen Malignome, bei denen präoperativ aufgrund klinischer und apparativer Untersuchungen ein Stadium festgelegt und dieses aufgrund der histologischen Begutachtung des Operationspräparates revidiert wird. Im Gegensatz dazu steht bei der Endometriose meist kein großes Operationspräparat zur Verfügung, an dem der Befall der resezierten Organe und die Resektatränder beurteilt werden können. Aufgrund der visuellen Stadieneinteilung ist verständlich, dass die *Variabilität der Stadieneinteilung* zwischen zwei operativen Eingriffen durch denselben Operateur und zwischen verschiedenen Operateuren beträchtlich ist (Tabelle 18). Ein weiteres Problem bei der Klassifikation der Endometriose besteht darin, dass die gebräuchlichen Schemata das Aussehen und den Aktivitätsgrad der Herde nicht berücksichtigen, auch geht das Beschwerdebild der Patientin, das unmittelbaren Einfluss auf therapeutische Entscheidungen hat, nicht in die Beurteilung ein. Aus diesen Gründen ist bei der Endometriose, anders als bei den gynäkolo-

Tabelle 18. Probleme bei der visuellen Klassifikation der Endometriose

- Visuelle intraoperative Stadieneinteilung, kein histologisches Staging am Operationspräparat
- Variabilität der Beurteilung von Operateur zu Operateur
- Keine Beurteilung des Aussehens und des Aktivitätsgrades der Herde
- Beschwerdebild der Patientin ist von Bedeutung für therapeutische Entscheidungen, geht aber nicht in das Stadium ein

gischen Malignomen, die Angabe eines postoperativen Stadiums bis heute nicht obligat. Manche Operateure beschränken sich auf die genaue verbale Beschreibung der Ausdehnung des Befalls und der Organschäden.

Bei der Beurteilung und Klassifikation der Endometriose im Rahmen einer Laparoskopie oder Laparotomie ist ein *systematisches Vorgehen* sinnvoll. Wir beurteilen zunächst den Serosaüberzug des Uterus mit dem Douglas-Raum und der Excavatio vesicouterina. Dazu wird der Uterus mit einem zuvor angebrachten Manipulator ante- und retrovertiert und das im kleinen Becken liegende Netz und Dünndarm mit einem Taststab nach kranial geschoben. Anschließend folgt die genaue Beurteilung der sakrouterinen Ligamente, der Wand des Rectosigmoid, der seitlichen Beckenwände und der Tuben und Ovarien. Endometrioseherde sind an ihrer Pigmentierung, vermehrten Gefäßzeichnung in der Umgebung und Retraktion des umgebenden Mesothels erkennbar. Von besonderer Wichtigkeit ist die Beurteilung der Oberfläche der Ovarien auf ihrer der Beckenwand zugewandten Seite. Zur Sichtbarmachung der Rückseite der Ovarien werden diese am Lig. ovarii proprium gefasst und entweder nach außen geklappt oder auf dem retrovertierten Uterus wie auf einem Tisch plaziert. Eine versehentliche spontane Ruptur eines Endometrioms beim Lösen von Adhäsionen zur Mobilisation des Ovars ist manchmal nicht zu vermeiden. Beim Verdacht auf eine intraovarielle Endometriosezyste wird nun die Zyste anpunktiert, die Tunica albuginea eröffnet und die Zystenwand ausgeschält. Auch die *verbale Beschreibung der Läsionen* sollte systematisch erfolgen und Angaben zu Aussehen (Farbe, Erhabenheit, Einziehung), Ausdehnung, Lokalisation und Infiltration der Läsion sowie zum Vaskularisationsgrad und zu Adhäsionen in der Umgebung enthalten.

Auf eine *histologische Sicherung* der Diagnose einer Endometriose durch Biopsie peritonealer Herde oder Resektion der Wand einer Endometriosezyste sollte nicht verzichtet werden. Zwar ist in vielen Fällen die Diagnose auch beim bloßen Anblick der Herde eindeutig zu stellen. Jedoch sind Verwechslungen mit entzündlichen und narbigen peritonealen Veränderungen, die das typische morphologische Aussehen eines Endometrioseherdes imitieren können, möglich. Bei uns gilt daher die Regel, dass die Diagnose einer Endometriose möglichst nicht nur visuell, sondern morphologisch gesichert werden sollte.

Acosta et al. (1973) beschrieben 3 Gruppen, die beiden heute gebräuchlichen Systeme zur Stadieneinteilung, nämlich die revidierte Klassifikation der American Fertility Society (rAFS) und die endoskopische Endometriose-Klassifikation (EEC), unterscheiden 4 Stadien.

Bei der revidierten Klassifikation der American Fertility Society (American Fertility Society 1985) werden die peritonealen Herde, die Obliteration des rectouterinen Raumes, das Vorhandensein von Endometriomen in den Ovarien und von Adhäsionen mit einem Punkteschema bewertet (Tabelle 19).

Tabelle 19. Revidierte Stadieneinteilung der Endometriose der American Fertility Society (rAFS). Die Summe der vergebenen Punkte bestimmt den rAFS-Score

Lokalisation	Ausdehnung	Infiltration	Punkte
Peritoneum	< 1 cm	oberflächlich	1
	1–3 cm	oberflächlich	2
	> 3 cm	oberflächlich	4
	< 1 cm	tief	2
	1–3 cm	tief	4
	> 3 cm	tief	6

Lokalisation	Ausdehnung	Seite	Infiltration	Punkte
Ovarendometriose	< 1 cm	li. oder re.	oberflächlich	1
	1–3 cm	li. oder re.	oberflächlich	2
	> 3 cm	li. oder re.	oberflächlich	4
	< 1 cm	li. oder re.	tief	4
	1–3 cm	li. oder re.	tief	16
	> 3 cm	li. oder re.	tief	20

Lokalisation	Ausdehnung	Seite	Infiltration	Punkte
Ovarielle Adhäsionen	< 1/3	li. oder re.	dünn	1
	1/3–2/3	li. oder re.	dünn	2
	> 2/3	li. oder re.	dünn	4
	< 1/3	li. oder re.	dicht	4
	1/3–2/3	li. oder re.	dicht	8
	> 2/3	li. oder re.	dicht	16
Tubare Adhäsionen	< 1/3	li. oder re.	dünn	1
	1/3–2/3	li. oder re.	dünn	2
	> 2/3	li. oder re.	dünn	4
	< 1/3	li. oder re.	dicht	4
	1/3–2/3	li. oder re.	dicht	8
	> 2/3	li. oder re.	dicht	16
Distaler Tubenverschluss				16
Obliteration des Douglas-Raumes			partiell	4
			vollständig	20

Tabelle 20. Umrechnung der Punktesumme in das klinische Stadium in der revidierten Klassifikation der American Fertility Society (AFS)

Stadium I (minimal)	1–5 Punkte
Stadium II (gering)	6–15 Punkte
Stadium III (mäßiggradig)	16–40 Punkte
Stadium IV (schwer)	> 40 Punkte

Die Summen der Punkte werden addiert und in ein Stadium umgesetzt. Die minimale Endometriose (Stadium I) erhält 1–5 Punkte, die geringe Ausdehnung (Stadium II) 6–15 Punkte. Die mäßiggradige Endometriose (Stadium III) ist mit 16–40 Punkten bewertet und der schwere Befall (Stadium IV) mit über 40 Punkten (Tabelle 20). Zu beachten ist, dass bereits der Nachweis einer > 3 cm großen Endometriosezyste in einem der Ovarien bedeutet, dass ein Stadium III vergeben wird. Eine Endometriom im Ovar bedeutet somit immer ein höhergradiges Stadium (mindestens III). Einige typische Beispiele für die Umsetzung intraoperativ erhobener Befunde in die Stadieneinteilung nach dem rAFS-Schema sind in Tabelle 21 genannt.

In die Stadieneinteilung gehen nur die mit bloßem Auge sichtbaren peritonealen Veränderungen ein. Frauen mit nur mikroskopisch nachweisbarer Endometriose können nicht nach dem in Tabelle 19 genannten Schema klassifiziert werden. Die Stadien haben diagnostische und therapeutische Implikationen. Beispielsweise befinden sich mehr als die Hälfte der Frauen mit durch Endometriose bedingten pelvinen Schmerzen in den Stadien III oder IV. Auch die Dauer des rezidivfreien Intervalles und die Rezidivrate sind vom Stadium abhängig. Die kumulative Rezidivrate ist mehr als doppelt so hoch (etwa 60%) in den Stadien III und IV als in den Stadien I und II (etwa 25%). In den Stadien III und IV nach der rAFS-Klassifikation ist bei gleichzeitigem Kinderwunsch die Prognose im Hinblick auf eine spontane Schwangerschaft zwar durch eine konsequente operative Therapie zu verbessern, aber dennoch ungünstig, so dass in erster Linie eine assistierte Reproduktion angezeigt ist. Schließlich korreliert auch die Konzentration von Zytokinen und Interleukinen in der peritonealen Flüssigkeit mit dem Stadium der Erkrankung.

Die Stadieneinteilung nach rAFS ist komplex, und für die laparoskopische Diagnostik ist der Vergleich des optischen Bildes mit der verbalen Beschreibung unübersichtlich. Semm hat für die Stadieneinteilung bei Sterilitätspatientinnen eine Klassifizierung in 4 laparoskopisch leicht unterscheidbare Stadien vorgeschlagen. Die *endoskopische Endometriose-Klassi*-

Tabelle 21. Beispiele für die Stadieneinteilung nach der rAFS-Klassifikation

Stadium	Befunde
I	oberflächliche peritoneale oder periovarielle Herde < 1 cm, schleierförmige Adhäsionen mit teilweisem Einschluss der Ovarien
II	oberflächliche Herde > 1 cm, tiefe Herde < 1 cm, schleierförmige oder Adhäsionen mit überwiegendem Einschluss der Ovarien
III	oberflächliche oder tiefe Herde > 3 cm, teilweise Obliteration des rektouterinen Raumes, dichte Adhäsionen, Ovarendometriom > 1 cm
IV	oberflächliche oder tiefe Herde > 3 cm, vollständige Obliteration des rektouterinen Raumes, dichte Adhäsionen, Ovarendometriom > 3 cm

fikation (EEC) bezieht auch die Tubendurchgängigkeit, den Zustand der Tubenwand und der Fimbrie, das Vorkommen von Hydrosalpingen und von extragenitalen Endometrioseherden mit ein, berücksichtigt aber nicht die Obliteration des Douglas-Raumes. Bei der Stadieneinteilung nach der rAFS-Klassifikation werden nur die intraoperativ sichtbaren Herde herangezogen, bei der EEC-Klassifikation gehen auch die durch Inspektion (Portioherde, Narbenendometriose) oder durch andere bildgebende Verfahren gesicherten Herde ein. Das Aussehen der Läsionen, ihr Aktivitätsgrad und der Grad der Vaskularisation der Adhäsionen sind weder in der Beurteilung nach der rAFS- noch nach der EEC-Klassifikation enthalten, sollte aber zusätzlich notiert werden.

Die Stadieneinteilung nach der EEC beruht im Gegensatz zur Klassifikation nach dem rAFS-Schema nicht auf einer Addition von Punkten zu einem Score, sondern der *gravierendste Einzelbefund* bestimmt die Stadieneinteilung. Diese Einteilung wird beim Zusammentreffen mehrerer Herde in verschiedenen Lokalisationen und unterschiedlicher Pathologien der Realität

Tabelle 22. Stadieneinteilung nach der endoskopischen Endometriose-Klassifikation (EEC). Der gravierendste Einzelbefund bestimmt die Stadieneinteilung

Stadium	Ausdehnung
EEC I	– diskrete verstreute peritoneale Endometrioseherde in der Excavatio rectouterina < 3 mm ohne Knotenbildung – Tuben durchgängig, Ampullen normal konfiguriert – keine peritubaren oder periovariellen Adhäsionen – Portioherde
EEC II	– peritoneale Endometrioseherde > 3 mm in der Excavatio rectouterina – peritoneale Endometrioseherde < 3 mm an den Ligg. sacrouterina, knotenbildend oder in der Excavatio vesicouterina – kleine Herde auf oder hinter den Ovarien – Stenose oder Phimose der Ampulle – ein- oder doppelseitige geringe peritubare oder periovarielle Adhäsionen
EEC III	– ausgedehnte Endometriorasen in der Excavatio rectouterina oder vesicouterina – peritoneale Endometrioseherde > 3 mm an den Ligg. sacrouterina, knotenbildend – Schokoladenzysten in den Ovarien – Tubenwinkeladenome, intramurale Adenome – Salpingitis isthmica nodosa (SIN) – hochgradige Stenose oder Phimose der Ampulle – Saktosalpinx ein- oder beidseits – massive peritubare oder periovarielle Adhäsionen
EEC IV	– extragenitale Herde an Darm, Appendix, parietalem Peritoneum – Narbenendometriose – Lungenendometriose

nicht gerecht, aber erleichtert die intraoperative Stadieneinteilung erheblich. Der Nachweis einer Stenose der Fimbrie oder einer retroovariellen Endometriose bedeutet immer ein Stadium EEC II, eine Endometriosezyste in den Ovarien – unabhängig vom Befall des Douglas-Raumes – ein Stadium EEC III, und ein extragenitaler Endometrioseherd – unabhängig vom Ausmaß des begleitenden Befalls von Tuben und Ovarien – ein Stadium EEC IV (Tabelle 22).

Eine Präferenz für ein bestimmtes System zur Stadieneinteilung ist nicht ersichtlich, und der Operateur ist zur Klassifizierung seiner intraoperativ erhobenen Befunde nicht verpflichtet. Wenn man allerdings im Befund- oder Operationsbericht auf eine Stadieneinteilung verzichtet, sollten die Befunde so detailliert beschrieben werden, dass eine nachträgliche Klassifizierung erfolgen kann.

Literatur

Acosta AA, Buttram VC, Besch FP, Malinak LR, et al (1973) A proposed classification of pelvic endometriosis. Obstet Gynecol 42: 19–25

Arici A, Oral E, Attar E, et al (1997) Monocyte chemotactic protein-1 concentration in peritoneal fluid of women with endometriosis and its modulation of expression in mesothelial cells. Fertil Steril 65: 1065–1072

Béliard A, Donnez J, Nisolle M, et al (1997) Localization of laminin, fibronectin, E-cadherin, and integrins in endometrium and endometriosis. Fertil Steril 67: 266–271

Bergqvist A, Bruse C, Carlberg M, Carlström K (2001) Interleukin-1b, interleukin-6, and tumor necrosis factor-a in endometriotic tissue and in endometrium. Fertil Steril 75: 489–495

Braun D, Gebel H, House R, et al (1996) Spontaneous and induced synthesis of cytokines by peripheral blood monocytes in patients with endometriosis. Fertil Steril 65: 1125–1129

Bruse C, Bergqvist A, Carlström K, Fianu-Jonasson A, et al (1998) Fibrinolytic factors in endometriotic tissue, endometrium, peritoneal fluid, and plasma from women with endometriosis and in endometrium and peritoneal fluid from healthy women. Fertil Steril 70: 821–826

Chen FP, Soong YK, Lee N, Sing KL (1998) The use of serum CA-125 as a marker for endometriosis in patients with dysmenorrhea for monitoring therapy and for recurrence of endometriosis. Acta Obstet Gynecol Scand 77: 665–670

Chung HW, Wen Y, Chun SH, Nezhat C, et al (2001) Matrix metalloproteinase-9 and tissue inhibitor of metalloproteinase-3 mRNA expression in ectopic and eutopic endometrium in women with endometriosis: A rationale for endometriotic invasiveness. Fertil Steril 75: 152–159

Dias CC, Andrade JM, Ferriani RA, Villanova MG, et al (2000) Hemorrhagic ascites associated with endometriosis: a case report. J Reprod Med Obstet Gynecol 45: 688–690

Donnez J, Smoes P, Gillerot S, et al (1998) Vascular endothelial growth factor (VEGF) in endometriosis. Hum Reprod 13: 1686–1690

Fasciani A, d'Ambrogio D, Bocci G, Monti M, et al (2000) High concentrations of the vascular endothelial growth factor and interleukin-8 in ovarian endometriomata. Mol Hum Reprod 6: 50–54

Gazvani MR, Christmas S, Quenby S, Kirwan J, et al (1998) Peritoneal fluid concentrations of interleukin-8 in women with endometriosis: Relationship to stage of disease. Hum Reprod 13: 1957–1961

Harada T, Yoshioka H, Yoshida S, Iwabe T, et al (1997) Increased interleukin-6 levels in peritoneal fluid of infertile patients with active endometriosis. Am J Obstet Gynecol 176: 593-597

Hsu CC, Yang BC, Wu MH, Huang KE (1997) Enhanced interleukin-4 expression in patients with endometriosis. Fertil Steril 67: 1059-1064

Jain S, Dalton ME (1999) Chocolate cysts from ovarian follicles. Fertil Steril 72: 852-856

Jansen RP, Russell P (1986) Non pigmented endometriosis: clinical, laparoskopic, and pathologic definition. Am J Obstet Gynecol 155: 1154-1159

Kaminski K, Gogacz M, Kotarski J, Oleszczuk J (1996) Immunocompetent cell subsets in peritoneal fluid and ectopic endometrial tissue of patients with endometriosis. Centr Eur J Immunol 21: 200-203

Karck U, Reister F, Schäfer W, et al (1996) PGE_2 and PGF_{2a} release of human peritoneal macrophages in endometriosis. Prostaglandins 51: 49-60

Keenan JA, Chen TT, Chadwell NL, Torry DS, et al (1995) IL-1b, TNF-a and IL-2 in peritoneal fluid and macrophage-conditioned media of women with endometriosis. Am J Reprod Immunol 34: 381-385

Koninckx PR, Meuleman C, Oosterlynck D, Cornillie FJ (1996) Diagnosis of deep endometriosis by clinical examination during menstruation and plasma CA-125 concentration. Fertil Steril 65: 280-287

Lucena E, Cubillos J (1999) Immune abnormalities in endometriosis comprising fertility in IVF-ET patients. J Reprod Med Obstet Gynecol 44: 458-464

Maas JW, Calhaz-Jorge C, ter Riet G, Dunselman GA, et al (2001) Tumor necrosis factor-a but not interleukin-1b or interleukin-8 concentrations correlate with angiogenic activity of peritoneal fluid of patients with minimal to mild endometriosis. Fertil Steril 75: 180-185

McLaren J, Prentice A, Charnock-Jones DS, et al (1996) Vascular endothelial growth factor is produced by peritoneal fluid macrophages in endometriosis and is regulated by ovarian steroids. J Clin Invest 98: 482-489

Nezhat F, Nezhat C, Allan CJ, et al (1992) A clinical and histological classification of endometriomas: implications for a mechanism of pathogenesis. J Reprod Med 37: 771-776

Nisolle M, Casanas-Roux F, Anaf V, et al (1993) Morphometric study of the stromal vascularization in peritoneal endometriosis. Fertil Steril 59: 681-684

Nisolle M, Casanas-Roux F, Wyns C, et al (1994) Immunohistochemical analysis of estrogen and progesterone receptors in endometrium and peritoneal endometriosis: a new quantitative method. Fertil Steril 62: 751-759

Nisolle M, Donnez J (1997) Peritoneal endometriosis, ovarian endometriosis and adenomyotic nodules of the recto-vaginal septum are three different entities. Fertil Steril 68: 585-596

Noble LS, Simpson ER, Johns A, Bulun SE (1996) Aromatase expression in endometriosis. J Clin Endocrinol Metab 81: 174-179

Oosterlynck DJ, Lacquet FA, Waer M, et al (1994) Lymphokine-activated killer activity in women with endometriosis. Gynecol Obstet Invest 37: 185-190

Osteen KG, Bruner KL, Sharpe-Timms KL (1996) Steroid and growth factor regulation of matrix metalloproteinase expression and endometriosis. Semin Reprod Endocrinol 14: 247-255

Reis FM, di Blasio AM, Florio P, Ambrosini G, et al (2001) Evidence for local production of inhibin A and activin A in patients with ovarian endometriosis. Fertil Steril 75: 367-373

Römer T, Schwesinger G (1999) Wie durchbricht man den Teufelskreis der aktiven Endometriose? Neue Aspekte zur Therapieentscheidung bei aktiver Endometriose. Zentralbl Gynäkol 121: 336-340

Shanti A, Santanam N, Morales AJ, Parthasarathy S, et al (1999) Autoantibodies to markers of oxidative stress are elevated in women with endometriosis. Fertil Steril 71: 1115-1118

Taketani Y, Kuo TM, Mizuno M (1992) Comparison of cytokine levels and embryo toxicity in peritoneal fluid in infertile women with untreated and treated endometriosis. Am J Obstet Gynecol 167: 765–770

Taylor PV, Maloney MD, Campbell JM, Skerrow SM, et al (1991) Autoreactivity in women with endometriosis. Br J Obstet Gynecol 98: 680–684

The American Fertility Society (1985) Revised American Fertility Society classification of endometriosis 1985. Fertil Steril 43: 351–352

Toki T, Kubota J, Lu X, Nakayama K (2000) Immunohistochemical analysis of CA 125, CA 19-9 and Ki-67 in stage III or IV endometriosis: Positive correlation between serum CA 125 level and endometriotic epithelial cell proliferation. Acta Obstet Gynecol Scand 79: 771–776

Vercellini P, Parazzini F, Oldani S, Panazza S, Bramante T, Crosignani PG (1995) Adenomyosis at hysterectomy: A study on frequency distribution and patient characteristics. Hum Reprod 10: 1160–1162

Weil SJ, Wang S, Perez MC, Lyttle CR (1997) Chemotaxis of macrophages by a peritoneal fluid protein in women with endometriosis. Fertil Steril 67: 865–869

Weusten AY, Groothuis PG, Dunselman GA, de Goeij AF, et al (2000) Morphological changes in mesothelial cells induced by shed menstrual endometrium in vitro are not primarily due to apoptosis or necrosis. Hum Reprod 15: 1462–1468

Wiegerinck MA, von Dop PA, Brosens JA (1993) The staging of peritoneal endometriosis by the type of active lesion in addition to the revised American Fertility Society classification. Fertil Steril 60: 461–464

Zeitoun K, Takayama K, Sasano H, et al (1998) Deficient 17β-hydroxysteroid dehydrogenase type 2 expression in endometriosis: failure to metabolize estradiol-17β. J Clin Endocrinol Metab 83: 4474–4480

3 Symptome und Diagnostik

Cosima Brucker

Die Endometriose ist eine chronische Erkrankung, die typischerweise während der reproduktiven Jahre auftritt und zu Rezidiven neigt. Definitionsgemäß handelt es sich um die Anwesenheit von endometrialem Drüsen- und Stromagewebe außerhalb des Cavum uteri, welches histologisch Ähnlichkeit zu eutopem Endometrium aufweist. Das endometriotische Gewebe zeigt ein invasives aber nicht-neoplastisches Wachstumsmuster. Es existieren unterschiedliche makroskopische und mikroskopische Endometrioseformen mit unterschiedlicher Wachstumsaktivität und damit unterschiedlichem Krankheitswert. Obwohl die wahre Prävalenz der Endometriose weiterhin unbekannt bleibt, sind schätzungsweise 10% der Frauen im reproduktiven Alter betroffen.

Endometriose führt häufig zu gynäkologisch-chirurgischen Eingriffen und ist eine der häufigsten Diagnosen, die anlässlich einer Laparoskopie wegen chronischer Unterbauchschmerzen oder Sterilität gestellt wird. Endometriose ist bei über 50% aller Sterilitätspatientinnen nachweisbar und wird als fertilitätsmindernder Kofaktor betrachtet. Eine Reihe anderer potentiell schwerwiegender Symptome wie Dyspareunie, Dysmenorrhoe und dysfunktionelle Blutungen sind oft mit der Endometriose assoziiert. Im Rahmen von Laparoskopien wird die Endometriose aber auch häufig als Zufallsbefund diagnostiziert. So kann bei 20–40% asymptomatischer Frauen anlässlich einer Tubensterilisation eine makroskopisch sichtbare Endometriose festgestellt werden (Balasch et al. 1996; Moen et al. 1991). Mit etwa gleicher Häufigkeit wird Endometriose auch anlässlich einer Laparoskopie bei chronischen Beckenschmerzen nachgewiesen (Balasch et al. 1996). Es ist somit unklar, inwieweit Zufallsbefunde ohne entsprechende klinische Symptomatik echten Krankheitswert besitzen. Das Konzept, dass eine milde Endometriose immer behandelt werden sollte, um ein potentielles Fortschreiten der Erkrankung zu verhindern, entbehrt einer überzeugenden rationalen Grundlage und wird nicht durch definitive wissenschaftliche Evidenz gestützt. Einen Überblick über die Inzidenz von Endometriose bei verschiedenen Kollektiven asymptomatischer Frauen gibt Tabelle 1.

Tabelle 1. Inzidenz von Endometriose bei verschiedenen Kollektiven asymptomatischer Frauen (Vercellini et al., 1992)

Autor	Jahr	Indikation	n	Inzidenz	95% CI
Kresch	1984	Laparoskop. Tubenligatur	50	15	8–35
Liu	1986	Laparoskop. Tubenligatur	75	43	30–64
Moen	1987	Laparoskop. Tubenligatur	108	18	12–30
Kirshon	1989	Laparoskop. Tubenligatur	566	7	5–10
Moen	1991	Laparoskop. Tubenligatur	208	19	14–27
Mahmood	1991	Laparoskop. Tubenligatur	598	6	4–9
		Abd. HE wg. dysfunkt. Blutung	134	33	18–36
Rawson	1991	Laparoskopie (ausgenommen: Infertilität oder chronische Unterbauchschmerzen	77	44	28–76

Die Endometriose hat zwei wesentliche Aspekte, den Schmerz und die Sterilität. Das Leitsymptom der Endometriose ist die schwere Dysmenorrhoe. Aber auch außerhalb der Menses können Unterbauchschmerzen auftreten, gelegentlich als Dauerschmerz. Als weiteres typisches Symptom findet sich die Dyspareunie, insbesondere bei der tiefen Beckenendometriose. Je nach Ausdehnung und Befall können Hämaturie oder Darmblutungen während der Menstruation hinzukommen. Interessanterweise korreliert die Schmerzsymptomatik nicht mit dem Stadium oder der Lokalisation der Erkrankung (Fedele et al. 1990).

Leider wird die Diagnose oft erst spät gestellt. Die Latenz zwischen erstem Auftreten von Symptomen und korrekter Diagnosestellung liegt zwischen 3 und 11 Jahren (Hadfield et al. 1996; Dmowski et al. 1997). Es fällt auf, dass die Latenz bei symptomatischen Patientinnen länger ist als bei Sterilitätspatientinnen. Dieser Umstand steht sicherlich im Zusammenhang mit der Notwendigkeit der histologischen Diagnosesicherung der Endometriose, die zumeist eine Laparoskopie erfordert. Darüber hinaus wird im Zuge der Sterilitätsabklärung häufiger eine diagnostische Laparoskopie zur Beurteilung der Tubendurchgängigkeit und Abklärung zystischer Raumforderungen der Adnexe erforderlich. Auch wird die Verdachtsdiagnose einer Endometriose aufgrund des alleinigen Symptoms „Dysmenorrhoe" bei Sterilitätspatientinnen eher gestellt.

3.1 Schmerzen

Die Endometriose ist mit einer Vielzahl von Schmerzsymptomen assoziiert. Trotz der ausgeprägten klinischen Korrelation ist die Pathophysiologie der Schmerzsymptomatik bis heute nicht völlig geklärt. Das Erscheinungsbild, die Lokalisation, die Eindringtiefe, der mögliche Befall von Hohlorganen und die Dauer des Bestehens können alle die Symptomatik beeinflussen. Insgesamt scheint das Ausmaß der Schmerzen grundsätzlich zumindest mit dem Stadium der Erkrankung eine gewisse Assoziation aufzuweisen.

Die häufigste Manifestation der Endometriose sind peritoneale Herde, die aufgrund der ausgeprägten Innervation des Peritoneums häufig die typische Schmerzsymptomatik hervorrufen, wobei das Ausmaß der Schmerzen nicht unbedingt mit der Zahl und Ausdehnung der Herde korreliert.

Beckenschmerzen, die mit einer Endometriose assoziiert sind, können eine Reihe verschiedener Ausprägungen zeigen wie Dysmenorrhoe, Dyspareunie oder chronische zyklusunabhängige Beckenschmerzen. Wegweisend für die Verdachtsdiagnose einer Endometriose ist die therapierefraktäre Dysmenorrhoe, die selbst unter Einnahme von OC oder NSAIDs nicht befriedigend behandelt werden kann. Je nach Lokalisation der Endometrioseherde können spezifische weitere Symptome hinzukommen. Weitere typische Symptome sind Ovulationsschmerzen, Rückenschmerzen oder auch uncharakteristische Unterleibsschmerzen.

Während die Endometriose und ihre assoziierte Schmerzsymptomatik meist auf das Becken konzentriert sind, werden Symptome auch in Bezug auf den Gastrointestinaltrakt, die ableitenden Harnwege sowie Lunge und Pleura berichtet. Bei der Darmendometriose kommen zu den gynäkologischen Symptomen noch weitere Schmerzsymptome hinzu. Sie äußern sich in

Tabelle 2. Score endometriotischer Schmerzsymptomatik nach Biberoglu und Behrmann (1981)

Symptom	Schweregrad	Kriterium
Dysmenorrhoe	ausgeprägt	bettlägerig
	mäßig	teilweise bettlägerig, gel. arbeitsunfähig
	leicht	Verlust der normalen Arbeitseffektivität
Dyspareunie	ausgeprägt	keine Kohabitation
	mäßig	schmerzhafte Kohabitation
	leicht	unangenehme Kohabitation
Beckenschmerzen	ausgeprägt	zyklusunabhängiger, analgetikapflichtiger Schmerz
	mäßig	Beschwerden nahezu im gesamten Zyklus
	leicht	gelegentliche Schmerzen
Abwehrspannung bei Palpation	ausgeprägt	Untersuchung ist unmöglich
	mäßig	ausgeprägte Abwehrspannung bei der Palpation
	leicht	leichte Abwehrspannung bei der Palpation
Induration im Becken	ausgeprägt	knotige Adnexe und Douglas, Uterus häufig fixiert
	mäßig	verdichtete und indurierte Adnexe sowie Douglas, eingeschränkte uterine Motilität
	leicht	Induration im Douglas, Uterus frei beweglich

Form von menstruationsabhängigen Beckenschmerzen mit veränderter Stuhlgewohnheit sowie Tendenz zur Obstipation oder Diarrhoe mit rezidivierenden Schmerzen, die aber nicht obligat zyklusabhängig sind. Ebenso kann eine Blasenendometriose eine entsprechende Blasensymptomatik zur Zeit der Menses, aber auch unabhängig hiervon hervorrufen.

Neben den Beschwerden, die die Endometriose am Ort ihres krankhaften Wachstums hervorruft, berichten die betroffenen Frauen vielfach eine Reihe uncharakteristischer Symptome, die ihr Befinden zusätzlich erheblich beeinträchtigen und psychische Veränderungen hervorrufen können. Diese unspezifischen Symptome sind allgemeines Unwohlsein, Völlegefühl, diffuse Unterbauchbeschwerden, Stimmungsschwankungen und Antriebsarmut.

Für die Quantifizierung der Schmerzen und die Beurteilung therapeutischer Interventionen ist eine Einteilung der Schmerzqualität und -intensität sinnvoll. In der Praxis ist die Anwendung von Schmerzskalen oder -fragebögen hilfreich. Hierbei kann die betroffene Frau sowohl die Art der empfundenen Schmerzen angeben (dumpf, stechend, schneidend etc.) als auch den von ihr empfundenen Schmerz quantifizieren.

Eine umfassende Bewertung der endometriotischen Schmerzsymptomatik unter Berücksichtigung sowohl der subjektiven Schmerzsymptomatik als auch des gynäkologischen Untersuchungsbefundes ermöglicht der Score nach Biberoglu und Behrmann (1981), siehe Tabelle 2.

Es ist schwierig, die tatsächliche Prävalenz der Endometriose bei Patientinnen mit pelviner Schmerzsymptomatik zu bestimmen, da einerseits nicht alle sichtbaren Läsionen auch als solche erkannt werden und andererseits die Häufigkeit von nur mikroskopisch nachweisbaren Herden höher sein könnte als die der sichtbaren. Hinzu kommt die Tatsache, dass Frauen mit Endometriose häufiger Verwachsungen und Narben aufweisen, die entweder auf die Endometriose selbst oder auf Voroperationen zurückzuführen sind und die ebenfalls zur Schmerzsymptomatik beitragen. Generell werden makroskopisch sichtbare Endometrioseherde bei ca 30%–50% aller Patientinnen diagnostiziert, die sich aufgrund chronischer Beckenschmerzen einer Laparoskopie unterziehen (Vercellini et al. 1990; Goldstein et al. 1980). Im Gegensatz hierzu liegt die Prävalenz von Endometriose bei asymptomatischen Frauen, die sich aus anderer Indikation einer Laparoskopie unterziehen, bei ca. 7–15% (Barbieri et al. 1990; Boling et al. 1988).

Eine mögliche Erklärung für die Diskrepanzen bei der Beschreibung der Häufigkeit von Endometriose bei Schmerzpatientinnen liegt vermutlich unter anderem im unterschiedlichen Aktivitätsgrad begründet. Weitere Einflussgrößen können die Ausdehnung und Infiltrationstiefe der endometriotischen Herde sein. Verschiedenartige Läsionstypen können Schmerz auf verschiedenen Wegen hervorrufen. Atypische frische papulöse Läsionen können mehr Prostaglandine produzieren als ältere Läsionen. Derartige frische Läsionen sind häufig für eine funktionelle Schmerzsymptomatik wie die Dysmenorrhoe verantwortlich. Klassische Läsionen entsprechen meist einer älteren oder ausgebrannten Endometriose. Sie rufen eher organabhängige Schmerzen durch mechanischen Druck zystischer Knoten oder durch die Stimulation von Schmerzfasern durch Narbenbildung oder fibrotische Infiltration hervor, beispielsweise die Schmerzen, die beim Geschlechtsverkehr bei tiefer Penetration entstehen.

Bei entsprechenden Verdachtsmomenten ist eine diagnostische Pelviskopie oder Organdiagnostik wie z.B. eine Zystoskopie oder Rektosigmoidoskopie angezeigt, um rechtzeitig spezifische Therapieverfahren einzuleiten und die Prognose der Patientin sowohl im Hinblick auf die Schmerzsymptomatik wie auch auf eine eventuell gewünschte Schwangerschaft günstig beeinflussen zu können.

3.2 Lokalisation

Es existieren unterschiedliche makroskopische und mikroskopische Endometrioseformen mit unterschiedlicher Wachstumsaktivität und damit unterschiedlichem Krankheitswert. Eine mögliche Einteilung in drei Krankheitsgruppen wurde auf dem Endometrioseweltkongress von Donnez vorgeschlagen: die Peritonealendometriose, die zystische Ovarialendometriose und die retroperitoneale, tief infiltrierende Endometriose, die eigentlich einer Adenomyosis externa entspricht. Hinzu kommt nach neueren Daten die mikroskopische Endometrioseform, welche in 20–30% der Fälle auch bei makroskopisch normal aussehendem Peritoneum mittels Rasterelektronenmikroskopie nachgewiesen werden kann. Bei endometriosebedingten Schmerzen spielt unabhängig von der Betrachtung der Endometriose als Krankheitsbild die Zuordnung der Endometriose zu den unterschiedlichen Organmanifestationen eine Rolle.

Die vielfältige Lokalisation von Endometrioseherden wurde bereits in den 20er Jahren des vergangenen Jahrhunderts sehr zutreffend beschrieben. Abbildung 1 zeigt die Lokalisation von sogenannten „Adenomyomen" in den pelvinen Haltestrukturen und der Wand pelviner Organe.

Zum besseren Verständnis der vielfältigen Lokalisationsmöglichkeiten sei an dieser Stelle nochmals auf die vermutlichen Entstehungsmechanismen der Endometriose hingewiesen. Hier hat in erster Linie die Transplantationstheorie nach Sampson allgemeine Akzeptanz gefunden, wonach vitale Endometriumzellen durch retrograde Menstruation über die Tuben in das Abdomen gelangen, sich dort implantieren und invasiv in die Umgebung einwachsen können. Hierfür spricht auch das Verteilungsmuster der Endometrioseherde im kleinen Becken. Auch die lymphogene und hämatogene Streuung ist vereinbar mit der Transplantationstheorie. Auf diese Weise können gut durchblutete extrapelvine Organe wie z.B. Zwerchfell oder Leber befallen werden. Darüber hinaus ist es bekannt, dass nach gynäkologischen Operationen, insbesondere nach Kaiserschnitten, eine Endo-

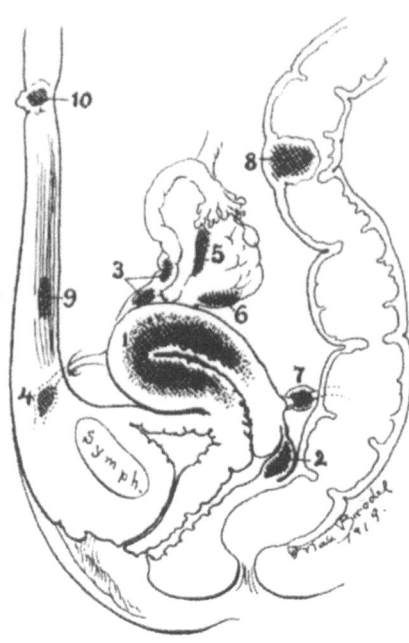

1 – Uterus (Adenomyosis)
2 – Douglas, Septum rectovaginale
3 – Tube
4 – Lig. rotundum
5 – Ovar
6 – Lig. ovarii proprium
7 – Ligg. sacrouterina
8 – Darmserosa
9 – Peritoneum
10 – Nabel

Abb. 1. Lokalisation von sogenannten „Adenomyomen" in den pelvinen Haltestrukturen und der Wand pelviner Organe. Quelle: Archives of Surgery (1920) 1: 215–283

metriose im Bereich des Hautschnitts entstehen kann. Ebenso kann es auch zur Entstehung einer Blasenbeteiligung nach Kaiserschnitt kommen. Ergänzende Erklärungsmöglichkeiten liefert die Metaplasietheorie nach Meyer, wonach Endometrioseherde an Ort und Stelle aus pluripotenten Zoelomzellen entstehen sollen.

Traditionell wird bei der Lokalisationsbeschreibung der Endometriose die Endometriosis genitalis interna, Endometriosis genitalis externa und Endometriosis extragenitalis unterschieden.

3.2.1 Endometriosis genitalis interna

Bei der Endometriosis genitalis interna sind der Uterus sowie die Tuben betroffen, die Endometrioseherde haben also direkte Verbindung zur Gebärmutterschleimhaut. Wächst das Endometrium in das Myometrium ein, so spricht man von einer Adenomyosis uteri. Sie führt in 60–80% der Fälle zu einer Vergrößerung des Uterus. Die Adenomyosis uteri ist eine Sonderform der Endometriose und zugleich auch eine der häufigsten Manifestationen. So findet man bei Hysterektomiepräparaten von Frauen, die aufgrund von Blutungsstörungen hysterektomiert wurden, in der Mehrzahl der Fälle eine Durchsetzung des Myometriums mit Adenomyosis. Charakteristische Symptome sind hier die Hypermenorrhoe, Dysmenorrhoe und gelegentlich auch die Dyspareunie.

Ein endständiger Tubenverschluss bei Endometriose der Tube kann zu einer Hämatosalpinx führen. Der Befall des interstitiellen Tubenabschnitts wird auch als Salpingitis isthmica nodosa bezeichnet. Die Bezeichnung „Salpingitis" beruht auf der früheren Vermutung, dass es sich um eine infektiös verursachte Veränderung handele. Die Endometrioseerkrankung führt zu einer abakteriellen Entzündung, so dass die Bezeichnung durchaus richtig ist, wenn auch nicht im ursprünglichen Sinne. Bei der Salpingitis isthmica nodosa sind die kornualen Anteile der Tuben durch das vom Uterus her eingewachsene Endometrium knotig verdickt und aufgetrieben. Die Tuben sind in diesem Bereich häufig verschlossen.

3.2.2 Endometriosis genitalis externa

Bei der Endometriosis genitalis externa handelt es sich um Endometriuminseln im Genitalbereich außerhalb des Endo- und Myometriums. Die häufigsten Lokalisationen sind die Ovarien, der Douglas-Raum sowie die Ligg. sacrouterina, seltener Vagina, Vulva, Perineum und die Ligg. rotunda. Im Unterschied zur Endometriosis genitalis interna ist sie häufig asymptomatisch oder oligosymptomatisch.

Die Endometriose des Ovars wird als Endometriom, oder, aufgrund des schokoladenartigen Inhalts, als „Schokoladenzyste" bezeichnet. Ovarialendometriome enstehen durch Einstülpung von Herden auf der Ovarialoberfäche (Abb. 2). Dadurch entstehen Zysten oder Höhlen, deren Wände von der Oberfläche des Ovars gebildet werden. Über die eingestülpte Oberfläche breiten sich die Endometrioseherde aus. Es handelt sich somit nicht um eine „tiefe", sondern um eine oberflächliche Endometriose. Erstaunlicherweise berichten gerade Frauen mit großen Ovarialendometriomen über geringe oder fehlende Schmerzsymptomatik, wobei andererseits das Rezidiv einer Ovarialendometriose durch eine erneut auftretende Dysmenorrhoe gekennzeichnet sein kann.

Vaginale Herde zeigen sich meist als livide, gelegentlich schmerzhafte Erhabenheiten, bevorzugt im Scheidengewölbe oder an der Portio. Sie können entweder isoliert auftreten oder im Zusammenhang mit einer tiefen Infiltration des Septum rectovaginale, wobei in diesem Fall eine ausgeprägte Schmerzsymptomatik aufgrund des ausgedehnten Befundes typisch ist.

3.2.3 Endometriosis extragenitalis

Prinzipiell ist eine extragenitale Lokalisation der Endometriose in den meisten Organen denkbar. Extragenitale Herde treten jedoch meist in der Peri-

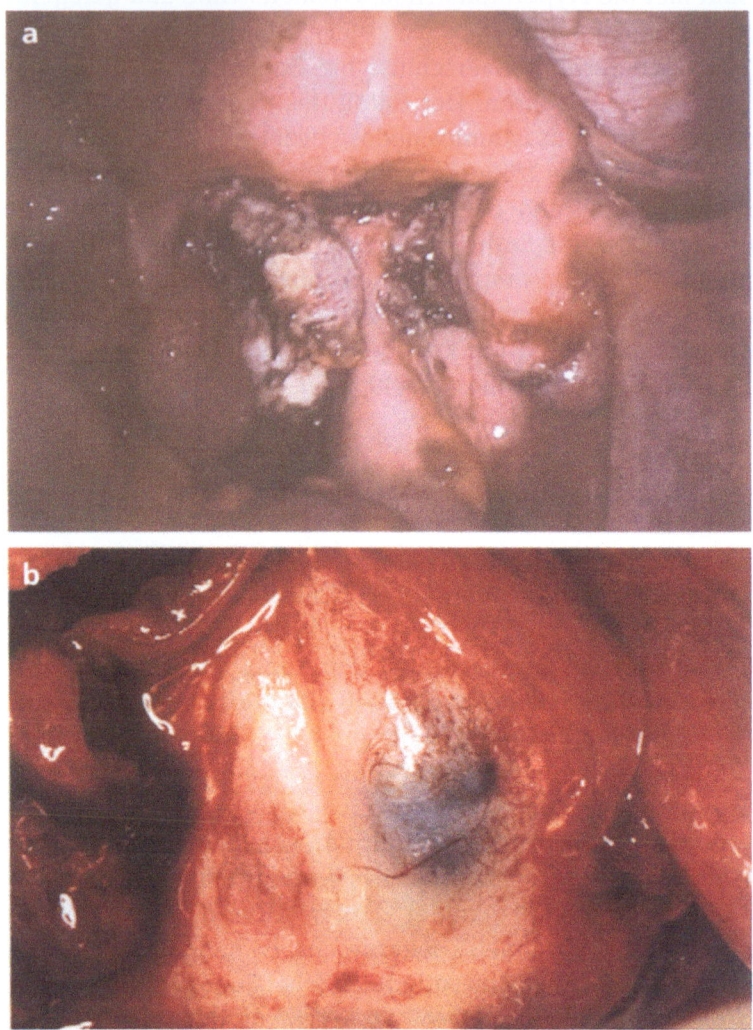

Abb. 2. Aktive Ovarialendometriose. **a** Aktive Herde auf der Ovarialoberfläche: Die Ovarien sind von bläschenförmigen hellen und pigmentierten Herden bedeckt. Verdickte Tuben. Insgesamt zeigt sich ein vermehrt gefäßinjizierter entzündlicher Situs mit derben Adhäsionen innerhalb des inneren Genitale und zu den Nachbarorganen sowie zur Beckenwand; **b** kleines Endometriom. Man beachte die vermehrte Gefäßzeichnung an der Oberfläche als Folge der Endometriose-induzierten Neoangiogenese

tonealhöhle auf. Am häufigsten ist das Peritoneum in der Nähe der Ovarien betroffen unter Einbeziehung der Ligg. sacrouterina, der Fossa ovarica und des Peritoneums des Douglas-Raumes sowie der Blasenumschlagsfalte. Man findet typischerweise stecknadelkopfgrosse oder konfluierende leicht erhabene Herde mit unterschiedlicher Pigmentierung (Abb. 3).

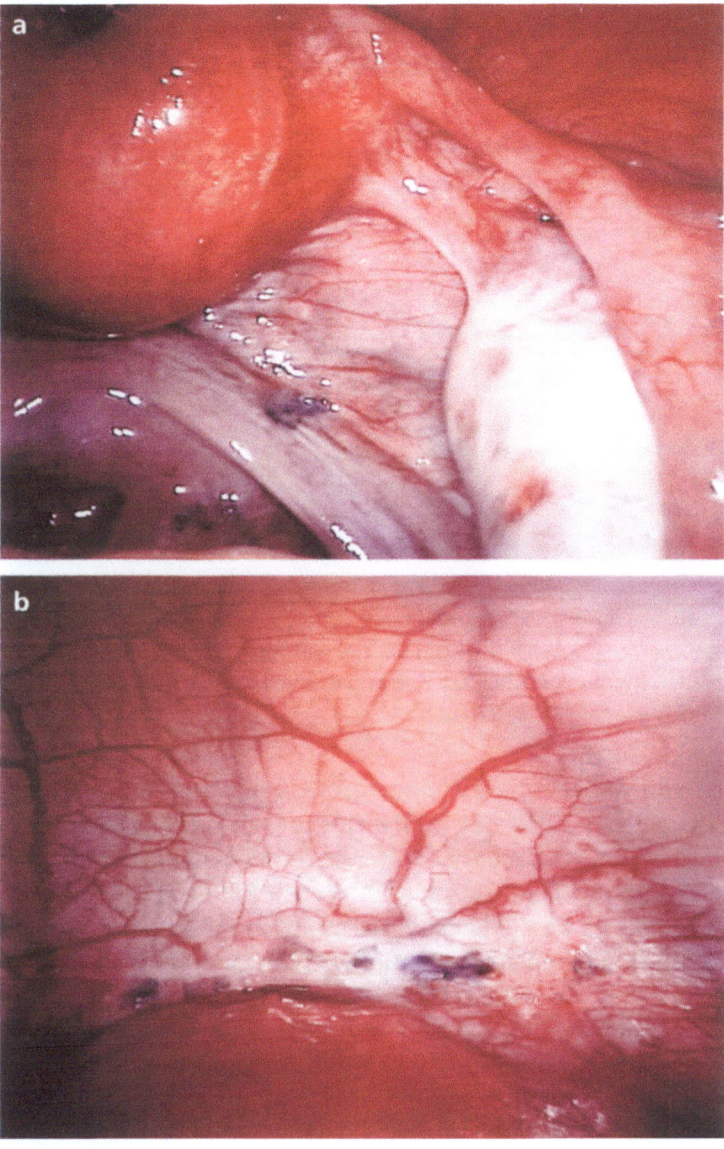

Abb. 3. Endometriose des Peritoneums. **a** Endometriose am ventralen Rand des Lig. sacrouterinum; **b** Endometriose der Blasenumschlagsfalte

Die intraabdominale intestinale Endometriose ist am häufigsten im Bereich des Rektums und des Sigmas lokalisiert. Es folgen das Septum rectovaginale, Duodenum, Coekum und die Appendix. Das Rektosigmoid ist entweder isoliert, häufiger aber wie beim Frozen pelvis von der Endometriose mitbetroffen. Abbildung 4 zeigt eine ausgedehnte Infiltration des Rekto-

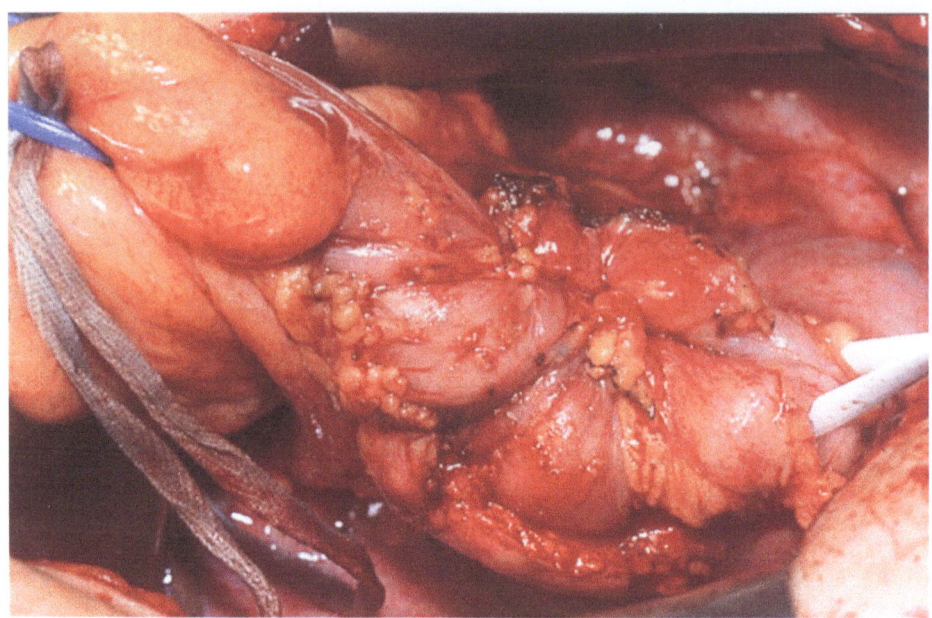

Abb. 4. Endometrioseherd des Sigmas, der zu einer grotesken narbigen Torquierung des Sigmas geführt hat (intraoperativer Situs vor Darmresektion)

sigmoids von außen, die zu einer grotesken Torquierung der betroffenen Darmabschnitte geführt hat. Meist infiltrieren die Herde die Serosa, gelegentlich Teile der Muskularis. Seltener finden sich transmurale Herde oder isolierte Herde der Darmmucosa. In diesen Fällen bei Mitbefall der Darmmucosa kommt es zu zyklischen Darmblutungen, die für die Diagnosestellung richtungsweisend sind. Häufig wird die Darmendometriose jedoch lange Zeit verkannt, da die Symptomatik nicht immer charakteristisch ist und auch zyklusunabhängig Schmerzen und Defäkationsprobleme verursachen kann. Andere Differentialdiagnosen wie Colon irritabile, M. Crohn, Divertikulitis oder Appendizitis werden daher häufig gestellt.

3.2.4 „Tiefe" Endometriose

Die sogenannte „tiefe" Endometriose im Septum rectovaginale führt zu erheblichen Schmerzen im Becken und äußert sich in nahezu allen Fällen in einer ausgeprägten Dyspareunie. Die tiefe Endometriose entzieht sich häufig der Diagnostik im Rahmen der Laparoskopie. Bei ausgedehnten Befunden kann eine Verlötung des Douglas mit Retroversio uteri festgestellt werden. Sollte eine Pelviskopie jedoch keine auffälligen oder richtungsweisenden Befunde ergeben, so müssen weitere diagnostische Anstrengungen unternommen werden, da gerade hier die Schmerzsymptomatik eine erhebliche Beeinträchtigung der Lebensqualität der Patientin mit sich bringt. Hier ist meist die klinische Untersuchung wegweisend. Bei der rektovaginalen Untersuchung tastet man schmerzhafte Indurationen im Spatium rectovaginale. Die Patientin kann zumeist eine genaue Aussage darüber machen, ob dies auch die Stellen sind, welche die Dyspareunie verursachen. Ultrasonographisch sind größere Herde gelegentlich darstellbar. Ein Nachweis mit CT oder MRT gelingt nur selten. Der klinische Befund zusammen mit den gezielten Angaben der Patientin ist wegweisend und führt zur Indikationsstellung für eine eventuelle operative Sanierung.

3.2.5 Frozen pelvis

Dies ist die ausgeprägteste Form der Organschädigung, die eine lange bestehende Endometriose hinterlässt. Derbe Verwachsungen können zur Bildung eines Konglomerattumors aus Uterus, Tuben, Adnexen und Rektosigmoid führen. Häufig ist hiervon auch die Beckenwand unter Einbeziehung des Ureters betroffen. Vielfach findet man einen Mitbefall des Douglas, der Ligg. sacrouterina und des Septum rectovaginale. Die Schmerzsymptomatik umfasst meist chronische Beckenschmerzen und eine augeprägte Dyspareunie. Die Zuordnung der Schmerzen zu Endometriose oder Narbenbildung aufgrund einer alten Endometriose ist nicht mehr eindeutig möglich.

3.2.6 Endometriose der ableitenden Harnwege

Relativ selten ist die Blasenwand von der Endometriose mitbetroffen. Man unterscheidet die spontane Blasenendometriose mit diffusen Herden von der Blasenendometriose nach Kaiserschnitt. Hier finden sich typischerweise Herde an der Blasenhinterwand in Richtung Cervix. Typischerweise entwickelt sich in beiden Fällen die Blasenbeteiligung von der Serosa bzw. Blasenwand kommend in Richtung Mucosa. Zunächst kommt es daher bei der Blasenendometriose auch zu uncharakteristischen Schmerzen. Erst später bei vollständiger Durchsetzung der Blasenwand treten zyklische Blasenbeschwerden mit Hämaturie auf, die dann für die Diagnosestellung richtungsweisend sind. Eine andere Verlaufsform nimmt der endometriotische Befall der Ureteren. Hier wird eine intrinsische und eine extrinsische Form unterschieden. Bei der extrinsischen Ureterendometriose ensteht der Wandbefall des Ureters als Fortleitung eines zunächst intraperitonealen, später retroperitonealen Implantates, das sekundär die Ureterenwand befällt. Im Gegensatz dazu ist bei der intrinsischen Form der Ureter primär befallen. Die Ureterendometriose ist selten, jedoch von großer klinischer Bedeutung, da die Klinik häufig sym-

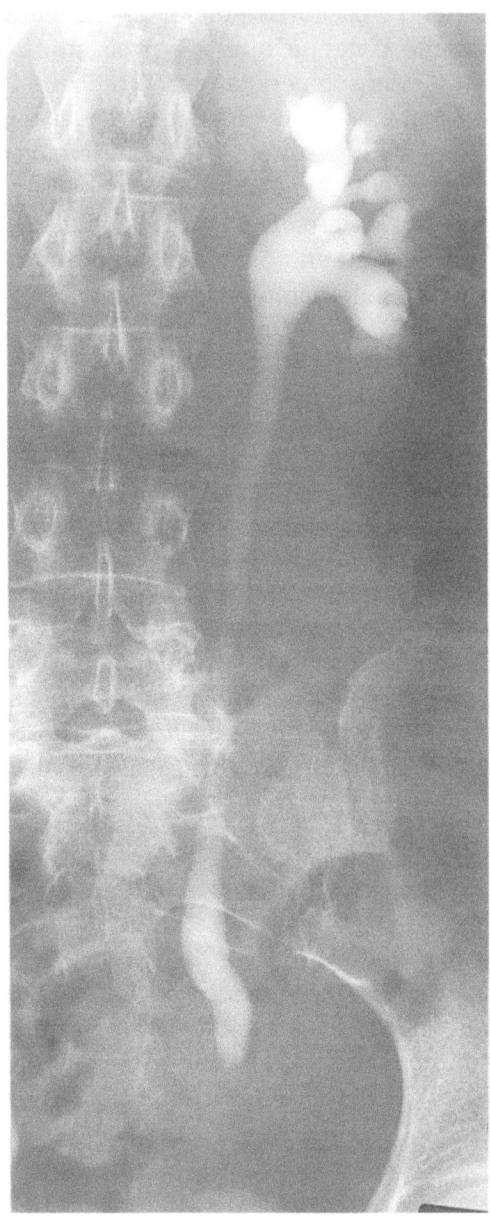

Abb. 5. Darstellung einer distalen Harnleiterstenose im iv-Pyelogramm. Ursache ist die Ummauerung des Ureters durch einen exogenen zirkulären Endometrioseherd an der linken Beckenwand

ptomlos ist und daher eine Harnstauung oft nicht rechtzeitig diagnostiziert wird. Dadurch kann es zur Hydronephrose mit nachfolgend erforderlich werdender Nephrektomie kommen. Richtungsweisend für die Diagnosestellung ist die Ureterstenose mit schmerzlosem Harnstau und progressivem Funktionsverlust der Niere. Abbildung 5 zeigt einen Harnstau dritten Grades bei Ummauerung des distalen Ureters durch Endometriose.

3.2.7 Andere extragenitale Manifestationen

Prinzipiell kann die Endometriose überall auftreten. Eine seltenere extragenitale Manifestationen ist die Nabelendometriose, die sowohl spontan entstehen kann als Fortleitung eines peritonealen Herdes als auch in Folge einer Laparoskopie bei Endometriosepatientinnen im Sinne einer Verschleppung über die chirurgischen Instrumente. Es treten zyklische Blutungen nach außen sowie Schmerzen in diesem Bereich auf. Auch Endometriosen der Pleura sind beschrieben, die zu starken zyklischen Thoraxschmerzen führen. Eine mögliche Komplikation ist der rezidivierende Spontanpneumothorax. Der weitergehende Befall der Lunge kann dann zu zyklisch wiederkehrenden Hämoptysen führen, wenn die Herde Anschluss an das Bronchialsystem finden. Gelegentlich finden sich auch Herde in Operationsnarben, z.B. nach Kaiserschnitten.

Redwine (1999) untersuchte bei über 2000 Patientinnen die Lokalisation von Endometrioseherden und konnte so an einem grossen Kollektiv die verschiedenen möglichen Manifestationsstellen der Endometriose und deren Häufigkeit darstellen (Tabelle 3).

Tabelle 3. Häufigkeiten möglicher Manifestationsstellen der Endometriose (modifiziert nach Redwine, 1999)

Lokalisation		Prozentanteil (%) der Patientinnen
Becken (n = 1781)	Douglas	72
	Parametrien	48
	Ligamenta sacrouterina	43
	Blase	33
	Ovarien	18
	Fundus uteri	16
	Tuben	8
	Ligamenta rotunda	3
	Beckenwand	3
Darm (n = 453)	Sigma	18
	Rectum	13
	Ileum	4
	Appendix	3
	Coecum	2

3.3 Untersuchungsverfahren

Die Symptome der Endometriose sind vielschichtig und gelegentlich unspezifisch. Nach wie vor besteht ein diagnostisches Defizit im Erkennen der Endometriose. Das Wissen um Endometriose ist sehr unterschiedlich ausgeprägt. Leider kommt es dadurch häufig zur Diagnoseverschleppung. Einige Autoren geben Verzögerungen in der Diagnosestellung von 3–11 Jahren an (Hadfield et al. 1996). Daher ist es bedeutsam, den richtigen Zeitpunkt zur invasiven Diagnostik zu finden, da nur die invasive Diagnostik mit Gewinnung einer Histologie letztendlich eine eindeutige Diagnose ermöglicht. Die körperliche sowie gynäkologische Untersuchung, auch unter Zuhilfenahme der vaginalen Sonographie, kann in den allermeisten Fällen eine sichere Diagnosestellung nicht ermöglichen. Zudem nimmt die intraoperative Ablation von sichtbaren Herden bereits einen hohen therapeutischen Stellenwert ein. Therapieresistente Unterbauchschmerzen sollten daher nach Ausschluss anderer Ursachen zur Indikationsstellung für eine diagnostische Laparoskopie Anlass geben, die bei Bedarf auch zu einer operativen Laparoskopie erweitert werden kann. Eine jahrelange Verzögerung der Diagnosestellung ist zu vermeiden.

Eine gründliche und suffiziente Diagnostik ist zur Festlegung einer individuell angepassten Therapie unabdingbare Voraussetzung. Hierbei gilt es, Lokalisation und Schweregrad der Erkrankung festzulegen und eine histologische Sicherung vorzunehmen. Von großer Bedeutung ist auch die Einbeziehung von Aktivitätsmerkmalen der Endometriose, die anhand ihrer makroskopischen und mikroskopischen Erscheinungsform, unter Umständen unter Heranziehung biochemischer Kriterien erfolgen kann (Schweppe 2002). Sehr wichtig ist in jedem Fall die histologische Sicherung der Endometriose. Eine alleinige diagnostische Laparoskopie mit Beschreibung von möglichen Herden, jedoch ohne Gewinnung einer definitiven Histologie, kann Anlass zu Fehldiagnosen und Fehlbehandlungen geben.

3.3.1 Klinische Untersuchung

Der Inspektion sind naturgemäß nur die selteneren äußeren Endometrioseherde zugänglich, wie z.B. die intravaginalen Herde oder eine Haut- bzw. Narbenendometriose. Die klinische Untersuchung hat ihren Stellenwert insbesondere bei der tiefen Beckenendometriose. Hier lassen sich häufig die äußerst schmerzhaften Indurationen palpieren. Wichtig ist hier die kombinierte rektovaginale Tastuntersuchung, die vielfach zur Verdachtsdiagnose führt. Auch das frozen pelvis sowie größere Ovarialendometriome sind der bimanuellen Tastuntersuchung zugänglich.

3.3.2 Sonographie

Die transvaginale Sonographie hat einen hohen Stellenwert bei der Diagnosestellung insbesondere bei der Ovarialendometriose, die als typisches Korrelat homogene echoreiche Zysten nachweist (Abb. 6). Auch größere Herde im Septum rectovaginale können hiermit dargestellt werden. Die Sonographie kann auch bei der orientierenden Diagnostik der ableitenden Harnwege sinnvoll sein. Einige Autoren beschreiben darüberhinaus die Möglichkeit, die Adenomyosis uteri im Sonogramm darzustellen. Eine streifige oder körnige Veränderung des Myometriums wird hier als Korrelat beschrieben. Diese Diagnostik ist jedoch bisher nicht standardisiert und entzieht sich daher der Nutzung für die klinische Routine. Die häufige Manifestation der peritonealen Herde entzieht sich gänzlich der ultrasonographischen Darstellung. Als Zusatzmethode steht die endorektale Sonographie zur Verfügung, die jedoch bisher nicht standardisiert in der Gynäkologie eingeführt ist. Jedoch ist sie eine wenig belastende Untersuchungsmethode, die mit hoher Genauigkeit in der Lage ist, perirektale Herde und Herde im Septum rectovaginale zu erkennen.

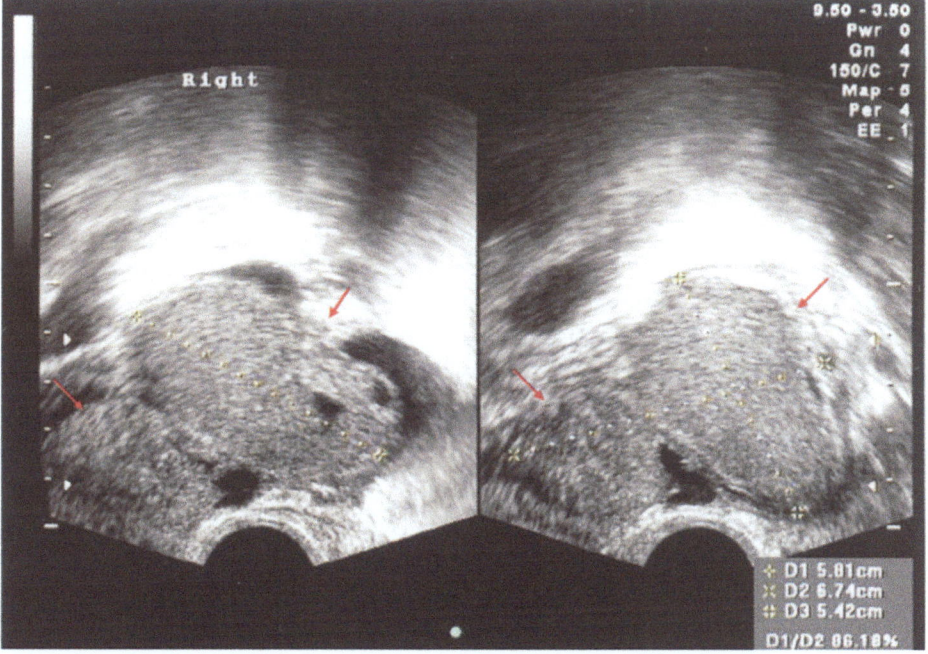

Abb. 6. Transvaginal-Sonografie: Ovarialendometriose. In der Bildmitte eine typische ovoide Endometriosezyste, links daneben ein weiteres rundes Endometriom (Pfeile)

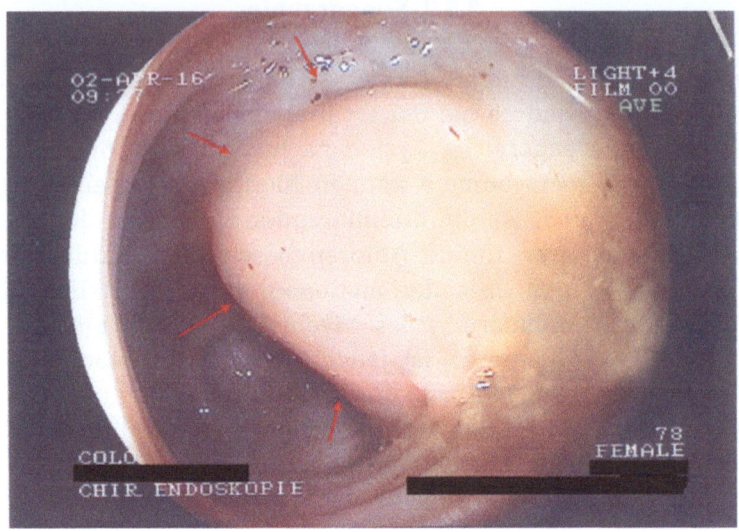

Abb. 7. Darmkompression durch einen extraluminalen Endometrioseherd (Colonskopie)

3.3.3 Zysto- und Rektosigmoidoskopie

Insbesondere beim Verdacht auf eine Blasen- oder Darmbeteiligung ist die Abklärung mittels Zysto- und/oder Rektosigmoidoskopie von großer Wichtigkeit. Bei Verdacht auf eine Mitbeteiligung höhergelegener Darmabschnitte kann bei Bedarf auch eine Coloskopie durchgeführt werden. Die Untersuchung sollte nach Möglichkeit immer während der Menses durchgeführt werden, da anderenfalls diskrete Herde nicht zur Darstellung kommen. Suspekte Herde sollten zur Diagnosesicherung biopsiert werden. Häufig finden sich jedoch keine intraluminalen Herde, da der Endometriosebefall seinen Ausgang von der Peritonealhöhle nimmt und erst im Spätstadium ein transmuraler Befall offensichtlich wird. Daher trifft man in erster Linie auf Stenosen durch Abknickung der betroffenen Darmabschnitte von außen. Abbildung 7 zeigt eine Endometriose-bedingte Darmkompression, die zu einer deutlichen Lumeneinengung geführt hat.

3.3.4 Andere bildgebende Verfahren

Bei Verdacht auf eine Mitbeteiligung des Darmes kann neben der Rektosigmoidoskopie oder Coloskopie auch der Colon-Kontrasteinlauf wertvolle Zusatzinformationen liefern. Häufig kann bereits präoperativ eine Endometriose-bedingte groteske Verziehung und Fixierung des Darmes dargestellt werden. Die Aussagekraft der Untersuchung wird jedoch dadurch eingeschränkt, dass die dargestellten Veränderungen nicht pathognomonisch für eine Endometriose sind. Sie ist daher in den Fällen geeignet, wo bei bestehender Verdachtsdiagnose eine mögliche Mitbeteiligung des Darmes abgeklärt werden soll. In Abb. 8 ist das Ergebnis des Colon-Kontrasteinlaufs derselben Patientin aus Abb. 7 dargestellt.

Bei ausgedehnter Endometriose und bei Verdacht auf eine Mitbeteiligung der ableitenden Harnwege ist vor einer sanierenden Operation die Durchführung eines iv-Pyelogramms hilfreich. Dadurch kann das Ausmaß und die Lokalisation einer etwaigen Stenose präoperativ genau lokalisiert werden (vgl. Abb. 6).

Von untergeordneter Bedeutung sind im Zusammenhang mit einer Endometriose die Verfahren der Computertomographie (CT) und Magnetresonanztomographie (MRT). Es handelt sich um teure Untersuchungen, die für die normale Diagnosestellung einer Endometrioseerkrankung nicht erforderlich sind. Sie sind eher geeignet, Tumoren auszuschließen, können jedoch in aller Regel extragenitale Endometrioseherde nicht darstellen. Bei schwierigen differentialdiagnostischen Überlegungen können sie Zusatzinformationen liefern. Möglicherweise hat die MRT eine gewisse Bedeutung

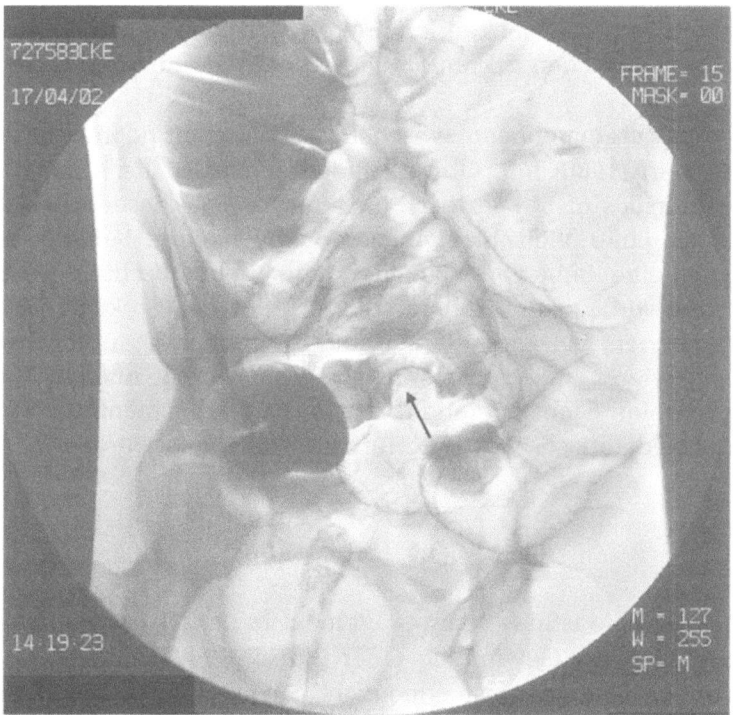

Abb. 8. Im Colon-Kontrasteinlauf stellt sich eine runde Vorwölbung des Darmlumens dar (Pfeile). Sie ist durch einen extraluminalen Endometrioseherd bedingt (gleiche Patientin wie Abb. 7)

bei der Verdachtsdiagnose „Adenomyosis uteri"; hier stehen wissenschaftliche Untersuchungen jedoch aus.

3.3.5 Serummarker

Beim Verdacht auf eine Endometrioseerkrankung wäre es hilfreich, ähnlich wie bei der Tumordiagnostik Markerproteine im Blut nachweisen zu können. Derartige Marker könnten zur Erhärtung einer Verdachtsdiagnose, zur Überprüfung des Erfolgs spezifischer Therapiemaßnahmen oder zur Erkennung von Rezidiven herangezogen werden. Daher wird seit einiger Zeit intensiv nach Serum-Markern gesucht, mit deren Hilfe die Diagnose durch eine einfache Blutuntersuchung gestellt werden könnte. Als einziger in der Praxis zur Verfügung stehender Marker gilt derzeit das CA-125, ein Membranglykoprotein mit einem ungefähren Molekulargewicht von 200 kD. Es kommt in eutopem, ektopem sowie in karzinomatös verändertem Endometrium vor. Daneben findet man es in den Tuben, in der Zervix, im Peritoneum, in der Pleura sowie im Perikard. Im Serum von Patientinnen mit einem Ovarialkarzinom werden häufig erhöhte Werte gefunden, so dass CA-125 als Serummarker beim Ovarialkarzinom etabliert ist. Darüber hinaus können bei einer ganzen Reihe von gutartigen gynäkologischen sowie nicht gynäkologischen Erkrankungen erhöhte Serumspiegel nachgewiesen werden.

Auf den Zusammenhang zwischen CA-125 und Endometriose wies erstmals Barbieri (1986) hin. Obwohl die Bestimmung der CA-125-Werte im Serum einerseits nicht spezifisch für eine Endometrioseerkrankung, andererseits mit einer Vielzahl von Fehlermöglichkeiten behaftet ist, gibt es inzwischen eine Reihe von möglichen Indikationen für die Bestimmung des CA-125 bei vorliegender Endometrioseerkrankung. So kann sie bei Sterilitätspatientinnen, bei Patientinnen mit chronischen Unterbauchschmerzen, bei nachgewiesenen Ovarialzysten mit Dysmenorrhoe und zur Kontrolle des Therapieerfolgs nach Operation bzw. nach medikamentöser Therapie als zusätzliches diagnostisches Kriterium herangezogen werden.

3.3.6 Laparoskopie

Die Laparoskopie ist das zentrale Element in der Diagnostik, da sie in den meisten Fällen die Gewinnung einer Biopsie und damit die histologische Sicherung der Endometriose ermöglicht. Sie liefert auch im Hinblick auf die weitere Therapieplanung die wichtigsten Staging-Hinweise. Eine negative Laparoskopie schließt das Vorhandensein von Endometriose wie zum Beispiel den retroperitonealen, retrocervikalen oder im Spatium rectovaginale lokalisierten Befall allerdings nicht aus. Der Zugangsweg ist typischerweise subumbilikal. Bei Bedarf werden zur exakten Darstellung und zur Gewinnung von Biopsiematerial weitere suprasymphysäre Arbeitstrokare eingeführt. In gleicher Sitzung können Maßnahmen zur Destruktion von Endometrioseherden wie zum Beispiel die Elektrokoagulation oder Laserevaporisation durchgeführt werden.

Wichtig ist eine komplette Inspektion und Beschreibung möglicher Prädilektionsstellen wie inneres Genitale, Blasenumschlagsfalte, Douglas'scher Raum, Sakrouterinligamente und Peritoneum. Für die Erhebung eines aussagefähigen Befundes ist ein sorgfältiges systematisches Vorgehen unabdingbar. Ausdehnung, Aspekt und Aktivitätseinschätzung der Herde sollten vom Operateur im Bezug auf weitere Therapiemaßnahmen möglichst genau dokumentiert werden. Hierzu können vorgegebene Einteilungssysteme wie das „revised AFS System" herangezogen werden. Da alle bisher eingesetzten Klassifizierungssysteme Ungenauigkeiten in der Beschreibung der Erkrankung beinhalten, bietet sich eine entsprechende individuelle Ergänzung der Beschreibung als Klartext an. Zusätzlich sollte eine Bilddokumentation im Rahmen der Videolaparoskopie erfolgen.

3.4 Gestörte Sexualität und psychosomatische Aspekte

Aufgrund der oft quälenden Schmerzsymptomatik im Becken, insbesondere aber aufgrund der in fortgeschrittenen Fällen nahezu immer anzutreffenden Dyspareunie sind die betroffenen Frauen in vielfältiger Weise in ihrer beruflichen, sozialen und privaten Entfaltung eingeschränkt. In der heutigen Arbeitswelt wird permanente Leistung erwartet. Berufstätige Frauen müssen daher häufig ihre Endometrioseerkrankung verbergen und ihre Schmerzen durch Schmerzmittel oder Selbstdisziplin unterdrücken. Da die Frauen ihren Aufgaben trotz allem Bemühen nicht immer in einem für sie befriedigenden Maß nachkommen können, geraten sie in einen Teufelskreis aus Erschöpfung, Angst und Unsicherheit.

Ein weiterer wesentlicher Aspekt für die psychosoziale Gesundheit der Patientin ist die Dyspareunie. Häufig wird der Geschlechtsverkehr aufgrund der erheblichen Schmerzen insbesondere bei der tiefen Endometriose nur noch selten oder gar nicht mehr ausgeübt. Daraus resultieren partnerschaftliche Konflikte, die aus den sexuellen Problemen und dem häufig vergeblichen Kinderwunsch entstehen und die Lebensqualität der Betroffenen erheblich einschränken. Viele Frauen stellen im Zusammenhang mit ihrer Erkrankung und der oft damit verbundenen Kinderlosigkeit ihre Weiblichkeit in Frage. Entsprechende Andeutungen oder Diagnosen führen zu zusätzlicher Verunsicherung. Darüberhinaus kann die nach Operation möglicherweise endgültige Kinderlosigkeit schwere Lebenskrisen verursachen. Es ist dann wichtig, sinnvolle Lebensalternativen zu suchen um aus der realen oder empfundenen gesellschaftlichen Isolation herauszufinden.

In einer Interviewstudie zur Psychosomatik der Endometriose (Strauß et al. 1992) konnten einige charakteristische Merkmale von Endometriosepatientinnen herausgearbeitet werden. So waren Endometriosepatientinnen gegenüber der Vergleichsgruppe besonders durch körperliche Sensibilität und eine Akzentuierung ihres Körpers, vermehrte Gesundheitssorgen und allgemeine Angst gekennzeichnet. Es zeigte sich außerdem eine ausgeprägtere Beeinträchtigung der Sexualität durch die Menstruation.

Bei der Auswertung spezifischer halbstrukturierter Interviews in der gleichen Studiengruppe fiel ein überwiegend negatives Erleben von Menarche und Pubertät auf. Viele Patientinnen berichteten über bereits früh auftretende gynäkologische Probleme. Die sexuellen Erfahrungen in der Jugend wurden häufig negativ geschildert. Das Verhältnis zum Vater wurde von vielen Patientinnen als äußerst ambivalent beschrieben. Nach geglückter Lösung vom Vater, oft nach mehreren schmerzlichen Erfahrungen mit Partnerbeziehungen, schienen sich viele Patientinnen in ihrer Frauenrolle wohlzufühlen. Dabei entstand manchmal der Eindruck, als wollten sie fast überkompensiert weiblich erscheinen. Diese Überkompensation zeigte sich beispielsweise an einem oftmals äußerst intensiven Kinderwunsch.

Ningel und Strauß (2000) formulieren als Quintessenz ihrer Beobachtungen ein psychosomatisches Modell der Störung, das für die Pathogenese der Endometriose unter anderem endokrinologische und immunologische Zusammenhänge in Verbindung mit unterschiedlichen körperlichen Prädispositionen verantwortlich macht. In dieses Modell geht auch die subjektive Bewertung der Kardinalsymptome der Endometriose, Schmerz und Sterilität ein. Es wird gefordert, diese komplexe Interaktion bei der Behandlung betroffener Patientinnen zumindest zu reflektieren, um gegebenenfalls auch psychosoziale Hilfsangebote unterbreiten zu können.

Aufgrund des chronischen Charakters der Erkrankung und ihrer weitreichenden Auswirkungen kann die ärztliche Therapie nur eine Säule eines multimodalen Therapiekonzepts sein. Sie wird ergänzt durch alternative Therapieformen, Selbsthilfegruppen, Rehabilitation und das Auffinden eigenständiger Lösungskonzepte, um ein „Leben mit der Krankheit" zu ermöglichen.

Insbesondere in Selbsthilfegruppen oder im Rahmen der Rehabilitation wird den Frauen ein besseres Verständnis ihrer Erkrankung ermöglicht (Ehret-Wagener 2000). Obwohl die Erklärung des Krankheitsbildes an sich im Rahmen der ärztlichen Betreuung erfolgt, bleiben für viele Frauen (leider) oft wesentliche Fragen ungeklärt, die zu zusätzlichen Ängsten führen. Eine Krankheit, die sich inmitten der Geschlechtsorgane abspielt, kann leicht Phantasien von zerstörter Weiblichkeit entstehen lassen. Daher ist eine umfassende Aufklärungsarbeit in Gesprächen wichtiger Faktor der Krankheitsbewältigung. In vielen Fällen ist eine Sexualtherapie erforderlich. Hier können auch in Einzelgesprächen konkrete Anweisungen für Stellungen zur Vermeidung von Schmerzen beim Verkehr gegeben werden, die für die

Neuorientierung im partnerschaftlichen Zusammensein nützlich sind. Weitere wesentliche Inhalte sind Ernährungsberatung und die Vermittlung von Kenntnissen zur Schmerzentstehung und Schmerzvermeidung, Schmerzbewältigung und Schmerztherapie.

Literatur

Balasch J, Creus M, Fabregues F, Carmona F, Ordi J, Martinez Roman S, Vanrell JA (1996) Visible and non visible endometriosis at laparoscopy in fertile and infertile women and in patients with chronic pelvic pain: a prospective study. Hum Reprod 11: 387–391

Barbieri RL, Niloff JM, Bast RC (1986) Elevated serum concentrations of CA125 in patients with advanced endometriosis. Fertil Steril 5: 630–634

Barbieri R (1990) Etiology and epidemiology of endometriosis. Am J Obstet Gynecol 162: 565–567

Biberoglu KO, Behrman SJ (1981) Dosage aspects of danazol therapy in endometriosis: short-term and long-term effectiveness. Am J Obstet Bynecol 15: 645–654

Boling R, Abbasi R, Ackerman G et al (1988) Disability from endometriosis in the United States Army. J Reprod Med 33: 49–52

Dmowski WP, Lesniewicz R, Rana N, Pepping P, Noursalehi M (1997) Changing trends in the diagnosis of endometriosis: a comparative study of women with pelvic endometriosis presenting with chronic pelvic pain or infertility. Fertil Steril 67: 238–243

Ehret-Wagener B (2000) Das Bad Salzufler Rehabilitationsmodell bei Endometriose. In: Keckstein J (Hrsg) Endometriose – die verkannte Frauenkrankheit? 2. Aufl. Diametric Verlag, Würzburg, S 122–127

Fedele L, Parazzini F, Bianchi S, et al (1990) Stage and localization of pelvic endometriosis and pain. Fertil Steril 53: 155–158

Goldstein D, de Cholnoky C, Emans S, et al (1980) Laparoscopy in the diagnosis and management of pelvic pain adolescents. J Reprod Med 24: 251–256

Hadfield R, Mardon H, Barlow D, Kennedy S (1996) Delay in the diagnosis of endometriosis: a survey of women from the USA and the UK. Hum Reprod 11: 878–880

Moen M, Muus H (1991) Endometriosis in pregnant and non pregnant women at tubal sterilization. Hum Reprod 6: 699–702

Ningel K, Strauß B (2000) Genese und Bewältigung der Endometriose – psychsomatische Gesichtspunkte. In: Mettler L (Hrsg) Endometriose. pmi Verlag, Frankfurt Moskau Sennwald Wien, S 271–276

Redwine DB (1999) Ovarian endometriosis: a marker for more extensive pelvic and intestinal disease. Fertil Steril 72: 310–315

Schweppe K-W (2002) Therapie der Endometriose unter Berücksichtigung der Aktivitätsgrade. Der Gynäkologe 35: 255–261

Strauß B, Didzus A, Speidel H (1992) Eine Untersuchung zur Psychosomatik der Endometriose. PPmP 42: 242–252

Vercellini P, Fedele L, Molteni P, Arcaini L, Bianchi S, Candiani G (1990) Laparoscopy in the diagnosis of gynecologic chronic pelvic pain. Int J Gynaecol Obstet 32: 261–265

Vercellini P, Bocciolone L, Crosignani PG (1992) Is mild endometriosis always a disease? Hum Reprod 7: 627–629

4 Endometriose und Kinderlosigkeit

Cosima Brucker

4.1 Auslösung von Sterilität

Es gibt keine einzelne allgemeingültige Erklärung für das Auftreten einer Sterilitätsproblematik bei Patientinnen mit Endometriose. Bei kritischer Evaluation der vorhandenen Daten kann nicht einmal gefolgert werden, dass eine Endometriose grundsätzlich eine Sterilitätsproblematik nach sich zieht. Dennoch ist seit langem bekannt, dass Endometriose häufiger bei Frauen mit Sterilitätsproblematik als bei fertilen Frauen vorliegt. „Klassische" Arbeiten konnten zeigen, dass bei 6% bis 58% aller Sterilitätspatientinnen eine Endometriose vorliegt, und dass 30% bis 50% aller Frauen mit Endometriose eine Sterilitätsproblematik aufweisen (Hull et al. 1985; Buttram et al. 1985). Neuere Studien im Rahmen laparoskopischer Eingriffe verglichen das Auftreten von Endometriose bei Sterilitätspatientinnen und bei Patientinnen, die sich zur Tubensterilisation vorstellten. Sie konnten ebenfalls zeigen, dass Endometriose häufiger bei Sterilitätspatientinnen als bei fertilen Frauen auftritt. Eine Vielzahl von Sterilitätsmechanismen, die durch Endometriose verursacht sein könnten, wurde und wird diskutiert (Tabelle 1).

Der kausale Zusammenhang zwischen minimaler Endometriose und Sterilität ist umstritten. Der Nachweis einer kausalen Verknüpfung von Sterilität und Endometriose wird erschwert durch die Tatsache, dass sie zwar überdurchschnittlich häufig miteinander assoziiert sind, aber darüber hinaus vielfach mehrere Sterilitätsfaktoren bei einem Kinderwunschpaar vorliegen. Bei etwa 12% bis 15% aller Sterilitätspatientinnen wird Endometriose als alleiniger Faktor gefunden. Der mögliche Einfluss einer minimalen oder milden Endometriose auf die Fertilität wurde von einigen Autoren prospektiv im Rahmen der donogenen Insemination untersucht. Jansen (1986) konnte zeigen, dass die Gruppe mit Endometriose eine niedrigere zyklusbezogene Schwangerschaftsrate (2/56, 4%) aufwies als die Gruppe ohne Endometriose (46/380, 12%). In einer weiteren Studie zur donogenen Insemination bestätigten Toma et al. (1992) die erniedrigte Fekunditätsrate, konnten je-

Tabelle 1. Mögliche Sterilitätsmechanismen, die im Zusammenhang mit Endometriose diskutiert werden

Mechanische Faktoren	Tuboovarielle Adhäsionen
	Tubenverschluss
	Salpingitis isthmica nodosa
	Zerstörung von Ovarialgewebe
Zyklusstörungen	Anovulation
	abnorme Follikeldynamik
	LUF-Syndrom
	Lutealphaseninsuffizienz
Endokrine Faktoren	Hyperprolaktinämie
Immunologische Faktoren	Prostaglandine
	Makrophagen, T-Lymphozyten
	Zytokine

doch zeigen, dass weder die laparoskopische Ablation der Herde noch eine Danazolbehandlung bei Patientinnen mit minimaler oder milder Endometriose die Fekunditätsrate in den Bereich von Patientinnen ohne Endometriose anheben konnte. Ähnliche Ergebnisse zeigten Inoue et al. (1992) bei 2080 Frauen mit Sterilitätsproblematik. 1263 Frauen hatten minimale oder milde Endometriose. Es konnte kein Unterschied in der Konzeptionsrate beim Vergleich von expektativem Vorgehen, medikamentöser oder chirurgischer Behandlung nachgewiesen werden. Die Rolle der minimalen und milden Endometriose im Bezug auf die Sterilitätsproblematik ist daher nach wie vor umstritten.

Dagegen ist die fortgeschrittene Endometriose mit einer mechanischen Alteration der Organe im kleinen Becken eindeutig ursächlich im Rahmen der Sterilitätsproblematik. Adhäsionen, distale Saktosalpingen, distale und proximale Tubenverschlüsse führen zu einer Funktionsbeeinträchtigung des inneren Genitale. Die Hauptursache für eine erschwerte Tubendurchgängigkeit ist meistens intramural bedingt, im Sinne einer Salpinigitis isthmica nodosa. Bei einer retrospektiven Untersuchung an 348 konsekutiven Sterilitätspatientinnen, die laparoskopisch-operativ behandelt wurden, konnte Lehmann-Willenbrock (2000) bei etwa einem Drittel der Patientinnen eine Endometriose nachweisen. Bei etwa 2/3 dieser Patientinnen lag eine Tubenpathologie vor, wobei ein kompletter Verschluss (endständig oder intramural) bei etwa 40% vorlag. Häufiger zeigten die Patientinnen eine mehr oder weniger ausgeprägte Beeinträchtigung der Tubenfunktion durch Adhäsionen oder Phimose. Die laparoskopische Korrektur der Tubenpathologie führte in diesem Kollektiv zu Schwangerschaftsraten um 50% innerhalb von ein bis zwei Jahren.

4.1.1 Ovarialendometriom

Die Diagnose von Ovarialendometriomen bei Kinderwunschpatientinnen ist eine häufige Konstellation, die zwei wesentliche Gesichtspunkte impliziert. Einerseits stellt sich die Frage, welche operative Intervention die besten Aussichten bezüglich der Fertilitätsprognose bietet. Andererseits muss man grundsätzlich fragen, ob das Vorhandensein von Ovarialendometriomen bei Sterilitätspatientinnen überhaupt relevant für die geplante Sterilitätstherapie ist. Eine Ovarialendometriose beeinträcht die Fertilität im allgemeinen nicht, außer wenn sie zu einer so weitgehenden Zerstörung des Ovarialgewebes führt, dass ein normales Eizellwachstum nicht mehr stattfinden kann. So beobachteten Ishimaru et al. (1994) nach medikamentöser Behandlung einer Endometriose bei Patientinnen mit Ovarialendometriomen gleich häufig Schwangerschaften wie bei Patientinnen ohne Ovarialendometriome.

Endometriome sprechen schlecht auf eine medikamentöse Therapie an. Sie gelten daher als eine Domäne der operativen Intervention. Diese ist besonders indiziert, wenn die Zyste Beschwerden macht, wenn die Diagnose bisher nicht gesichert ist oder der Befund ultrasonographisch nicht sicher beurteilbar erscheint. In mehreren Studien konnte gezeigt werden, dass eine reine Aspiration von Endometriomen mit Spülung und Fensterung nicht ausreichend ist. Inwieweit eine operative Behandlung mit einer medikamentösen Therapie kombiniert werden sollte, wird kontrovers diskutiert. Eine Übersicht über die chirurgischen Behandlungsmöglichkeiten von Endometriomen gibt Tabelle 2.

Gängige effiziente Techniken bei der laparoskopischen Intervention sind bei konservativer Vorgehensweise die Aspiration mit bipolarer Koagulation und die Zystenausschälung. Befürworter der Aspiration mit Koagulation argumentieren, dass bei diesem Vorgehen weniger Oozyten-tragendes Gewebe zerstört wird. Die vorliegenden Daten sind jedoch kontrovers. Hemmings et al. (1998) konnten zeigen, dass die klinische Schwangerschaftsrate während einer Nachbeobachtungszeit von 36 Monaten bei den beiden Verfahren nicht verschieden war. Jedoch war das Zeitintervall bis zum Eintreten

Tabelle 2. Chirurgische Behandlungsmöglichkeiten von Endometriomen

a)	Organerhaltende Behandlung per Laparoskopie	laparoskopische Aspiration Drainage und Destruktion der Zysteninnenwand (Laser oder bipolare Koagulation)
	Zystektomie	intraperitoneale Zystektomie transperitoneale Zystektomie
b)	Radikale Behandlung per Laparoskopie oder Laparotomie	Ovarektomie Adnexektomie

einer Schwangerschaft bei den Patientinnen, die mit Aspiration und Koagulation behandelt wurden, signifikant kürzer. Dagegen ergab eine andere Untersuchung höhere Schwangerschaftsraten nach Zystektomie als nach Aspiration und Koagulation (Beretta et al. 1998). Andere Arbeiten lassen eine altersabhängige differenzierte Reaktion der Ovarien vermuten. So zeigten Loh et al. (1999) eine verminderte ovarielle Antwort nach laparoskopischer Zystektomie von Endometriomen bei Patientinnen unter 35 Jahren in spontanen und Clomifen-stimulierten Zyklen, bei Patientinnen über 35 Jah-

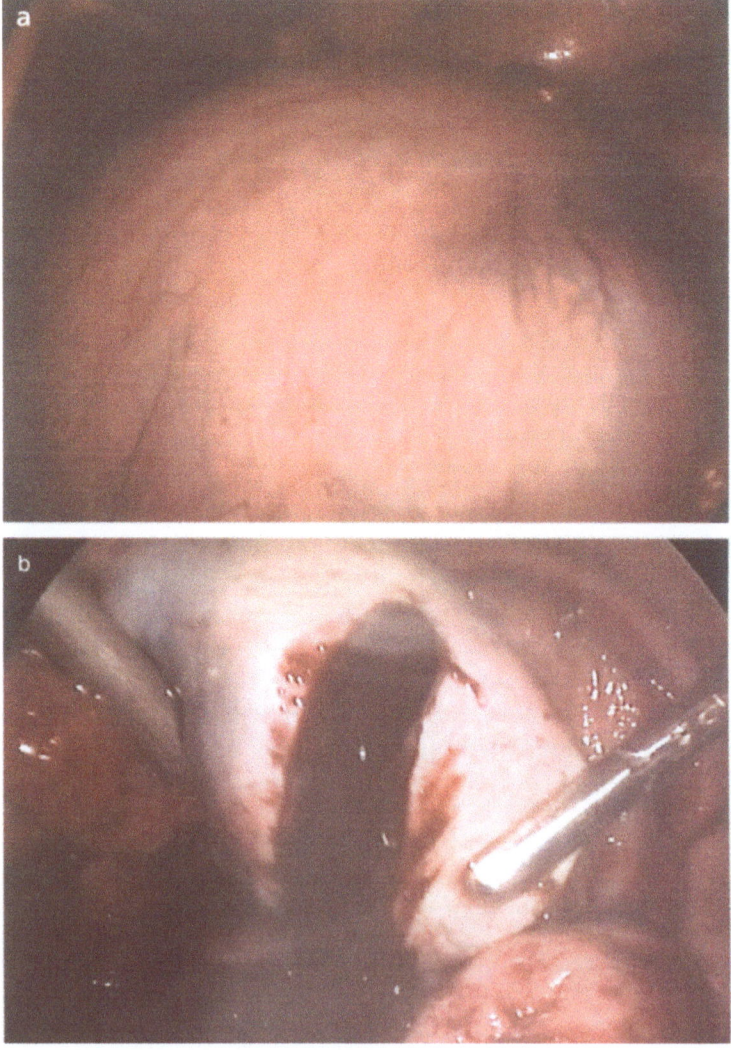

Abb. 1. Ovarialendometriom. **a** Aufsicht auf ein riesiges Endometriom von ca. 10×10 cm; **b** nach Spalten der Kapsel entleert sich schokoladenartige zähe Flüssigkeit

ren ergab sich kein Unterschied. Diese Differenz konnte nach FSH-Stimulation allerdings nicht gefunden werden. Manche Autoren berichten aber auch über gute Ergebnisse der in vitro-Fertilisation bei gleichzeitig vorliegenden Endometriomen (Isaacs et al. 1997; Tinkanen und Kujansuu 2000). Dies würde ein abwartendes Verhalten unterstützen.

Bei der Entscheidung zum abwartenden Verhalten ist allerdings zu berücksichtigen, dass ein Ovarialendometriom im Ultraschall gelegentlich schwierig von einer eingebluteten Zyste, einem Dermoid, und – besonders bei voroperierten Patientinnen – von einem Ovarialneoplasma zu unterscheiden sein kann. Daher ist im Zweifelsfall bei Befundpersistenz auch unter dem Aspekt des Malignomausschlusses an eine operative Abklärung zu denken. Große Befunde sollten grundsätzlich einer operativen Abklärung und Sanierung zugeführt werden. Abbildung 1 zeigt ein riesiges Ovarialendometriom vor und nach Kapseleröffnung.

Prinzipiell sollte bei jeglicher operativer Intervention bei Sterilitätspatientinnen beachtet werden, dass die ovarielle Reserve durch wiederholte Exzision oder Destruktion von Ovarialgewebe vermindert wird, mit dem Risiko einer letztendlich resultierenden Ovarialinsuffizienz. Daher sollten wiederholte Eingriffe am Ovar möglichst vermieden werden. Ob ein Rezidiv, das sonographisch gut beurteilbar ist und keine Beschwerden verursacht, stets erneut operativ angegangen werden muss, sollte im Einzelfall entschieden werden. Bei erforderlichen Interventionen muss darauf geachtet werden, das gesunde Ovargewebe so gut wie möglich zu schonen.

4.1.2 Adhäsionen, Obliteration des Douglas

Bei fortgeschrittener Endometriose finden sich häufig ausgedehnte Adhäsionen im kleinen Becken, Uterus und Adnexe sind, häufig unter Einbeziehung des Darmes, zu einem Konglomerattumor verbacken. Der Douglas ist obliteriert (Abb. 2). In dieser Situation ist ein spontanes Eintreten einer Schwangerschaft aufgrund der schwerst veränderten anatomischen Verhältnisse rein funktionell bedingt nicht möglich. Auch hier findet sich eine Domäne der operativen Therapie. Es gibt allerdings keine randomisierten Studien, welche die Wirksamkeit des operativen Vorgehens bei Sterilitätspatientinnen mit ausgedehnter Endometriose belegen. Dennoch spricht vieles für eine operative Intervention. So geht die spontane Schwangerschaftrate bei unbehandelten Endometriose-Patientinnen in Spätstadien gegen Null und es liegt eine Vielzahl unkontrollierter Studien vor, die zeigen, dass es nach reparativer operativer Intervention sehr wohl zum spontanen Eintreten von Schwangerschaften kommt.

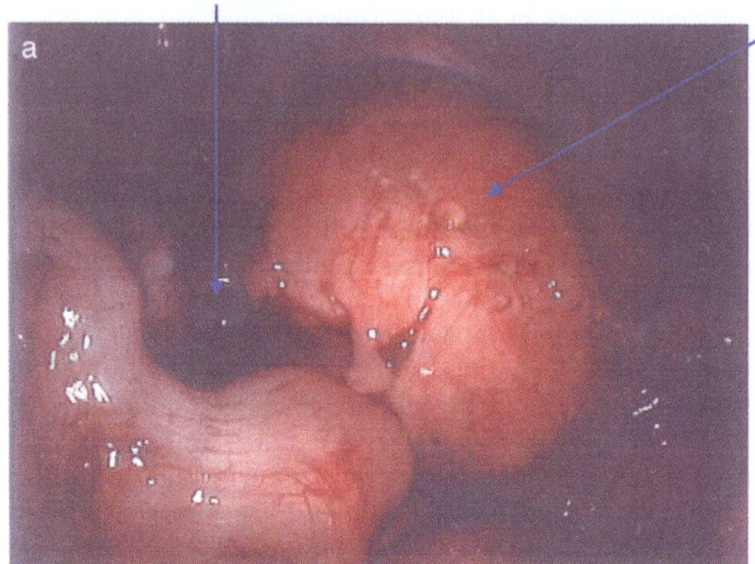

Abb. 2a. Adhäsionssitus bei aktiver Endometriose. Adhäsionen zwischen Uterus, Darm und Adnexen. Der Douglas ist nicht einsehbar

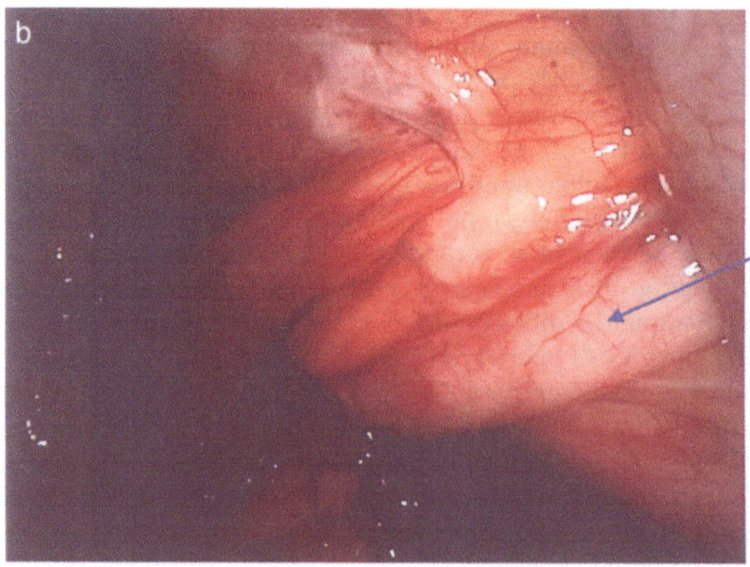

Abb. 2b. Adhäsionssitus bei aktiver Endometriose. Adhäsionen zwischen rechtem Adnex und Appendix

4.1.3 Voroperationen

Es liegt nahe, dass aufgrund der typischen Beschwerdesymptomatik der Endometriose sowie der oft ausgedehnten Befunde operative Interventionen häufig durchgeführt werden. Dabei ist eine genaue Dokumentation der intraoperativen Befunde und Maßnahmen von großer Bedeutung, da eine genaue Kenntnis der Vorbefunde entscheidend für die Planung einer Sterilitätstherapie oder eventuell später erforderlicher weiterer Operationen ist. Solange noch ein Kinderwunsch vorliegt, wird in aller Regel weniger invasiv operiert. Dies erhöht andererseits die Wahrscheinlichkeit des Auftretens von Rezidiven. Generell sollte man bei der Indikationsstellung zu operativen Interventionen Risiko und Benefit sehr sorgfältig gegeneinander abwägen. Insbesondere bei der Behandlung von Endometriomen sollte, wie bereits oben erwähnt, besonderes Augenmerk auf die Erhaltung der ovariellen Reserve gelegt werden. Im Prinzip gilt es, eine „Operationskarriere" der Frauen zu verhindern und möglichst wenige Eingriffe mit möglichst hoher Effizienz durchzuführen. Hier ist auch die Einbeziehung von medikamentösen Therapieoptionen während der Phasen ohne aktuellen Kinderwunsch von großer Bedeutung, um einem Fortschreiten der Erkrankung wirkungsvoll zu begegnen. Jede Voroperation birgt das Risiko operationsbedingter zusätzlicher Sterilitätsfaktoren wie postoperative Adhäsionen oder Organverletzung/Organverlust. Dies muss auch den betroffenen Frauen bewusst gemacht werden. Insofern obliegt dem Arzt hier eine sehr verantwortungsvolle Aufgabe, um im Einzelfall die Notwendigkeit und Ausdehnung einer Operation, oder auch den Verzicht auf operative Maßnahmen zum gegebenen Zeitpunkt der Patientin verständlich zu machen.

4.2 Hormonelle und immunologische Faktoren bei Endometriose

Wiewohl die Aussicht auf eine spontane Konzeption bei Frauen mit Endometriose reduziert ist, bleibt unklar, ob die sichtbaren Läsionen selbst die Ursache für die Kinderlosigkeit sind, oder ob es sich dabei lediglich um ein Epiphänomen einer anderen zugrundeliegenden Störung wie z.B. der retrograden Menstruation handelt. Eine Reihe von Veränderungen, die gehäuft bei Endometriosepatientinnen auftreten, werden als ursächliche Faktoren der Sterilitätsproblematik diskutiert. Hier sind neben den offensichtlichen mechanischen Störungen (tuboovarielle Adhäsionen, Zerstörung von Ovarialgewebe) hormonelle und immunologische Faktoren zu nennen (Tabelle 1). Dabei scheinen hormonelle Faktoren eine untergeordnete Rolle zu spielen, wohingegen immunologische Faktoren, die von den Implantaten selbst oder dem umgebenden Gewebe produziert werden, wie z.B. Prostaglandine, Zytokine und Wachstumsfaktoren oder andere embryotoxische Substanzen, die

Fertilität vermutlich herabsetzen können. Wenn auch die genaue Pathophysiologie von endometrioseassoziierten Schmerzen und Sterilität noch unklar ist und in der Literatur kontrovers diskutiert wird, scheint die lokale aseptische Entzündungsreaktion an der Implantationsstelle eine plausible Erklärung für diese Phänomene zu sein.

4.2.1 Zyklusstörungen bei Frauen mit Endometriose

Zyklusregulationsstörungen werden bei Endometriosepatientinnen im Vergleich zu gesunden Frauen gehäuft beobachtet. Hier finden sich anovulatorische Zyklen, Gelbkörperinsuffizienzen sowie das Syndrom des luteinisierten nicht-rupturierten („unruptured") Follikels (LUF-Syndrom) als Ausdruck eines gestörten hormonellen Milieus. Vergleicht man jedoch Endometriosepatientinnen mit anderen Sterilitätspatientinnen, so sind diese Unterschiede nicht mehr nachweisbar.

Eine mögliche Assoziation zwischen Endometriose und Anovulation wird in der Literatur seit langem diskutiert. Acosta et al. (1973) beschreiben 107 Endometriosepatientinnen, von denen 29 (27%) anovulatorisch waren. Die Behandlung durch Ovulationsinduktion führte bei 38% der Patientinnen zum Eintreten einer Schwangerschaft. In einer ähnlichen Untersuchung an 350 Sterilitätspatientinnen mit Endometriose fanden Soules et al. (1976) bei 58 (17%) eine Anovulation oder Oligoovulation. Die gleichzeitige Behandlung der Endometriose und der Zyklusstörung führte bei 43% zu einer Schwangerschaft. Dmowski et al. (1986) beschrieben eine Patientinnengruppe mit milder Endometriose und ovulatorischer Dysfunktion. Die Behandlung mit Danazol und Ovulationsinduktion führte zu einer Schwangerschaftsrate von 70%, wogegen die alleinige Ovulationsinduktion nur eine Schwangerschaftsrate von 28% zeigte. Zusammengenommen lassen diese Studien auf eine ovulatorische Dysfunktion bei etwa 20% der Frauen mit Endometriose schliessen. Wenn man diese Zahlen mit einer unselektierten Gesamtheit von Sterilitätspatientinnen vergleicht, so findet man dort eine Anovulationsrate von 18%, wobei die Behandlung der ovariellen Dysfunktion zu einer Schwangerschaftsrate von etwa 65% führt (Hull et al. 1985). Die Anovulation scheint demnach zwar durchaus auch bei Endometriosepatientinnen vorzukommen, jedoch scheint die Inzidenz im Vergleich zur Gesamtheit der Sterilitätspatientinnen nicht signifikant erhöht zu sein. Möglicherweise kann in Einzelfällen, z.B. bei starker Alteration der Ovarien durch ausgeprägte Adhäsionen oder große Endometriome, eine spezifische Kausalität gegeben sein.

Ähnlich verhält es sich mit der Assoziation von Corpus luteum Insuffizienz und Endometriose sowie LUF-Syndrom und Endometriose. Beide Entitäten konnten bei Frauen mit Endometriose nachgewiesen werden. Ältere Arbeiten postulierten einen Zusammenhang, der durch neuere Untersuchungen nicht mehr gestützt werden konnte. Die Inzidenzen der Corpus luteum Insuffizienz sowie des LUF-Syndroms liegen in verschiedenen Arbeiten sowohl bei Endometriose-Patientinnen wie auch bei Sterilitäts-Patientinnen ohne Endometriose bei 5–20% (Thomas et al., 1986).

Auch für die Hyperprolaktinämie wurde in älteren Arbeiten eine überzufällige Häufung bei Endometriosepatientinnen beschrieben (Hirschowitz et al. 1978). Es wurde angenommen, dass die Krankheitsbilder miteinander assoziiert sind, aber nicht notwendigerweise ein kausaler Zusammenhang besteht. Andere Arbeiten konnten diesen Zusammenhang nicht bestätigen (Brosens et al. 1987; Balasch und Vanrell 1985). Obwohl bei einer Subgruppe von Endometriosepatientinnen eine Hyperprolaktinämie nachweisbar ist, bleibt auch bei der Hyperprolaktinämie unklar, inwieweit sie ursächlich mit der Endometriose zusammenhängt. Bei einigen Frauen könnte sie möglicherweise Ausdruck einer chronischen Stresssituation aufgrund der Erkrankung sein. Da Prolaktin auch lokal durch das sekretorische Endometrium produziert werden kann, untersuchten Haney et al. (1984) die Peritonealflüssigkeit auf Prolaktin. Sie fanden keinen Unterschied der Prolaktinkonzentration bei fertilen Frauen und infertilen Frauen mit und ohne Endometriose. Die Untersuchung wurde von einer anderen Gruppe wiederholt, und es wurde eine auf die Lutealphase beschränkte Erhöhung des Prolaktins in der Peritonealflüssigkeit von Endometriose-Patientinnen im Vergleich zu Kontrollen gefunden (Chew et al. 1990). Die Relevanz dieses Phänomens im Bezug auf die Fertilität ist unklar.

4.2.2 Abortneigung

Frühere retrospektive Untersuchungen hatten eine erhöhte klinische Abortrate bei Frauen mit unbehandelter Endometriose sowie eine Verbesserung nach spezifischer Behandlung gezeigt (Wheeler et al. 1983; Groll 1984). An möglichen Erklärungen hierfür wurden Lutealinsuffizienz, Veränderungen der Prostaglandin-Freisetzung mit erhöhter Uteruskontraktilität, Implantationsversagen aufgrund immunologischer Störungen oder endometrialer Veränderungen sowie die Assoziation von Endometriose mit uterinen Anomalien und Myomen diskutiert. Die angegebenen Abortraten schwanken zwischen 10% und 49% vor Behandlung und 0% und 25% nach Behandlung. Jedoch sind diese retrospektiv erhobenen Daten durch Selektionsbias und das Studiendesign („vorher – nachher") verfälscht. Keine Studie hatte eine geeignete Kontrollgruppe einbezogen. Nach Einbeziehung adäquater Kontrollen konnten andere Studien keine Zunahme der spontanen Abortrate aufgrund der Endometriose mehr nachweisen. Auch zeigte sich eine signifikante Abnahme der Abortrate sowohl nach organerhaltender operativer Intervention als auch bei expektativem Vorgehen (Metzger et al. 1986). Des weiteren wurde in einer anderen Untersuchung kein signifikanter Unterschied der spontanen Abortrate bei Sterilitätspatientinnen mit und ohne laparoskopisch diagnostizierter Endometriose gefunden (FitzSimmons et al. 1987), was ebenfalls gegen einen Zusammenhang von spontanem Abortgeschehen und Endometriose spricht. Zusammenfassend scheint es keine überzeugende Evidenz dafür zu geben, dass eine erhöhte Spontanabortrate einen Sterilitätsfaktor bei Endometriosepatientinnen darstellt.

4.2.3 Immunologische Störungen

Seit 1981 erstmals die vermehrte Akkumulation von Leukozyten in der Peritonealflüssigkeit von Endometriose-Patientinnen beobachtet wurde (Haney et al. 1981), rückten mögliche immunologische Zusammenhänge bei der Endometrioseentstehung zunehmend in das wissenschaftliche Interesse. Bei Untersuchungen zur Rolle des Immunsystems bei der Endometriose wurden verschiedene Ansätze gewählt. Zum einen wurden Komponenten des Immunsystems wie Immunglobuline, Komplementkomponenten und Lymphozyten untersucht. Die Analysen wurden im peripheren Blut, im Endometrium, in der Douglas-Spülflüssigkeit und in Biopsien vorgenommen. Zum anderen wurde untersucht, ob eine Assoziation der Endometriose mit bestimmten immunpathologischen Veränderungen besteht.

Zu den löslichen Produkten der aktivierten Makrophagen, die bei der Endometriose vermehrt nachgewiesen werden können, gehören die Interleukine IL-1, IL-2, IL-6, IL-8 und IL-10 sowie TNF-α. IL-8 wurde bei Frauen mit minimaler Endometriose in wesentlich höheren Konzentrationen in der Peritonalflüssigkeit gefunden als bei Frauen mit fortgeschrittener Endometriose (Gazvani et al. 1998). Es wird angenommen, dass IL-8 bei der Induktion einer Endometriose eine wichtige Rolle spielen könnte. Beim chronischen Verlauf der Erkrankung stehen dann möglicherweise andere Mediatoren im Vordergrund. Bei einem Vergleich der IL-1-, IL-6- und TNF-α-Konzentration in der Peritonealflüssigkeit von Endometriosepatientinnen mit Adhäsionssitus korrelierte die IL-6-Konzentration signifikant mit dem Grad der Endometriose (Cheong et al. 2002).

Aufgrund der Hinweise auf autoinflammatorische Phänomene bei Endometriosepatientinnen wie z.B. des Nachweises von Autoantikörpern gegen Endometrium und die Assoziation von Endometriose und atopischer Diathese untersuchten mehrere Gruppen die Inzidenz von Autoantikörpern bei Endometriosepatientinnen und fanden signifikant häufiger positive Befunde als bei Gesunden. Aufgrund dieser Befunde wurde auch eine Verbindung zum systemischen Lupus erythematodes hergestellt. Neuere Arbeiten lassen dies eher unwahrscheinlich erscheinen. Dagegen scheint ein Zusammenhang zwischen der Endometriose und Eotaxin, einem Mediator der autoinflammatorischen Immunreaktion, zu bestehen. Dieses Chemokin fungiert als spezifisches Chemoattraktant für eosinophile Granulozyten und wahrscheinlich auch für weitere Knochenmarkszellen (Lebovic et al. 2001). Der Schweregrad der Endometriose korreliert signifikant mit der Konzentration von Eotaxin in der Peritonealflüssigkeit. Eotaxin kann in Endometrioseherden wie auch im normalen Endometrium im Epithel nachgewiesen werden, wobei Endometrioseherde in der proliferativen Phase eine stärkere Expression aufweisen als eutopes Endometrium. Jedoch ist zumindest in vitro eine Sekretion von Eotaxin nur in epithelialen Zellen aus Endometrioseläsionen, nicht aber in eutopem Endometrium induzierbar (Hornung et al. 2000).

Ein weiteres Chemoattraktant, das vermutlich bei der Pathogenese der Endometriose eine Rolle spielt, ist das Chemokin RANTES (Regulated upon Activation, normal T-cell-Expressed and Secreted). Es wird spezifisch im Stroma von Endometrioseherden exprimiert. Im normalen Endometrium wird RANTES ebenfalls spezifisch im Stroma exprimiert und sezerniert, aber nicht im glandulären Epithel. Auch im normalen ovariellen Stroma findet sich keine Expression. Hohe RANTES-Konzentrationen konnten jedoch in der peritonealen Flüssigkeit von Endometriosepatientinnen nachgewiesen werden (Khorram et al. 1993).

Neuerdings wird zunehmend die Bedeutung von Angiogenesefaktoren bei der Entstehung der Endometriose erkannt. Angiogene Faktoren können in Endometrioseherden und in der Peritonealflüssigkeit von Endometriosepatientinnen nachgewiesen werden. Am besten untersucht ist bisher der vascular endothelial growth factor (VEGF). VEGF stammt aus einer Genfamilie mit mehreren Mitgliedern. Es konnte gezeigt werden, dass humanes Endometrium vier Splicevarianten des VEGF-A exprimiert und ein zyklusabhängiges Verteilungsmuster in Stroma- und Epithelzellen aufweist (Shifren et al. 1996). Die VEGF-A-Expression wird durch Östrogene stimuliert. Bei Patientinnen mit Endometriose weist das Douglas-Sekret eine erhöhte angiogenetische Aktivität auf (Oosterlynck et al. 1993). Insbesondere in der Proliferationsphase findet sich im Douglas-Sekret von Endometriosepatientinnen eine erhöhte VEGF-Konzentration (McLaren et al. 1996). Dies geht mit einer erhöhten Gefäßdichte in der Region der Endometrioseherde einher. Weitere Faktoren der Gefäßbildung, die bei der Pathogenese der Endometriose derzeit diskutiert werden, sind die Angiopoietine 1 und 2 (Ang-1, Ang-2), sowie die Matrixmetalloproteinasen (MMP).

Aus der Kenntnis der immunologischen Zusammenhänge bei der Endometrioseentstehung könnten sich in Zukunft neue und kausale Therapieansätze ergeben.

4.3 Therapiansätze zur Verbesserung der Fertilität

Bei unbehandelter Endometriose ist die Konzeptionserwartung deutlich erniedrigt. So berichtet Jansen (1986) bei Patientinnen mit Endometriose über eine Konzeptionserwartung von 4% im Rahmen der donogenen intrauterinen Insemination, im Vergleich zu 12% bei Frauen ohne Endometriose. Dieses inhärent reduzierte Konzeptionspotential wird in fortgeschrittenen Stadien der Endometrioseerkrankung verschärft durch die anatomischen Veränderungen, die die Fertilität weiter herabsetzen. Im Hinblick auf die Behandlung der endometriosebedingten Sterilität ist es daher wichtig, auf das gesamte Erkrankungsbild der Patientin einzugehen. Das Stadium der Erkrankung spielt eine wichtige Rolle, ebenso, ob gleichzeitig eine ausgeprägte Schmerzsymptomatik besteht. Wichtigste Voraussetzung für die Therapieplanung ist in jedem Fall eine histologisch gesicherte Diagnose mit möglichst genauer Beurteilung der Ausbreitung sowie der Aktivität der Endometriose und die korrekte Beurteilung der Tuben- sowie Ovarfunktion. Es hat sich gezeigt, dass medikamentöse Therapieansätze im allgemeinen zur Behandlung der endometriosebedingten Sterilität nicht geeignet sind. Hier stehen die operative Intervention sowie Maßnahmen der assistierten Reproduktion im Vordergrund. Dies ist sinngemäß in Abb. 3 als Algorithmus dargestellt. Durch das Verständnis der möglichen Zusammenhänge verschiedener Kausalitätsfaktoren sowie die Beurteilung der individuellen Situation kann eine gezielte Strategie für die Behandlung der Endometriose bei Sterilitätspatientinnen entwickelt werden.

Bezüglich des Vorgehens bei Frauen mit minimaler oder milder Endometriose scheint sich derzeit noch kein Konsens im Bezug auf den Nutzen einer operativen Intervention abzuzeichnen, da die Studienergebnisse bezüglich des Benefits der laparoskopischen Zerstörung der Herde aus zwei prospektiv randomisierten Studien widersprüchlich sind. Marcoux et al. (1997) beschreiben im Rahmen der ENDOCAN-Studie, in die 341 Patientinnen eingeschlossen wurden, eine Steigerung der monatlichen Konzeptionswahrscheinlichkeit (Fekundität) von 2,4% auf 4,7% bei Frauen mit milder peritonealer Endometriose. Dies spricht zwar für einen Benefit der initialen laparoskopischen Behandlung, jedoch ist diese Anhebung der Fekunditätsrate nicht geeignet, eine normale Konzeptionserwartung, die altersabhängig zwischen 12 und 20% liegt, wiederherzustellen. Andererseits war die kumulative Schwangerschaftsrate mit 30,7% bei den operativen Laparoskopien

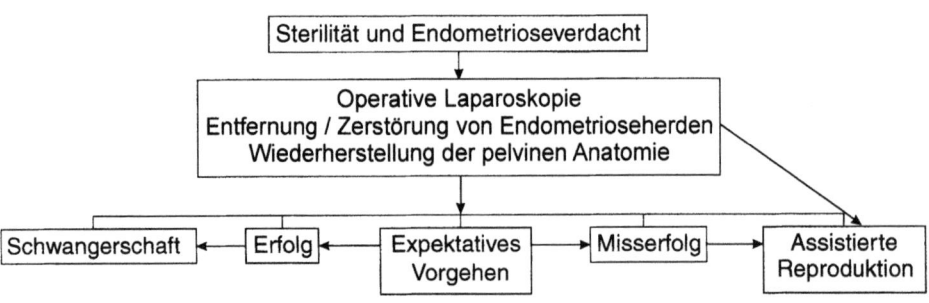

Abb. 3. Algorithmus für das Vorgehen bei Endometriose-assoziierter Sterilität

versus 17,7% bei den rein diagnostischen Laparoskopien deutlich erhöht. Die Daten der von der „Gruppo Italiano per lo studio dell'endometriosis" publizierten Studie mit 101 Patientinnen (Parazzini et al. 1999) lieferten gegensätzliche Ergebnisse. Hier ließ sich keine Steigerung der Fertilitätsrate nach operativer Laparoskopie nachweisen. Beide Studien weisen mehrere Bias auf. Aufgrund der begrenzten Datenlage ist derzeit eine abschließende Beurteilung des Benefits einer operativen Ablation sämtlicher sichtbaren Endometrioseherde bei minimaler oder milder Endometriose nicht möglich. Es scheint dennoch plausibel, dass die komplette Beseitigung aller sichtbaren Herde im Rahmen der operativen Laparoskopie das Fertilitätspotential der Endometriosepatientin erhöhen kann. Vermutlich ist der Benefit jedoch klein. Anhand der Daten der ENDOCAN-Studie wurde errechnet, dass 7,7 operative Eingriffe erforderlich wären, um eine zusätzliche Schwangerschaft zu erzielen.

Etwas leichter kann ein Konsens bezüglich der Kinderwunschbehandlung bei der mäßigen bis schweren Endometriose erreicht werden. Die operative Laparoskopie in Kombination mit einer GnRH-Agonisten-Behandlung ermöglicht eine mittlere Schwangerschaftsrate von 50%. Daher ist es sinnvoll, mit operativen Maßnahmen zu versuchen, die natürliche Konzeptionswahrscheinlichkeit der Patientinnen wiederherzustellen. Dies gilt auch besonders in den Fällen, wo eine ausgeprägte Beschwerdesymptomatik mit Dysmenorrhoe, Beckenschmerzen oder Dyspareunie oder andere Befunde einer fortgeschrittenen Endometriose mit Beteiligung extragenitaler Organe vorliegen. Falls die operative Intervention nicht zum Erfolg führt oder falls eine Operation ohne das Risiko eines Organverlusts nicht möglich oder aus anderen Gründen nicht gewünscht ist, wäre die Alternative die Durchführung einer in vitro-Fertilisation. Diese beiden Optionen müssen mit der Patientin eingehend diskutiert werden, da auch unklar ist, inwieweit der Erfolg einer in vitro-Fertilisation bei Patientinnen mit Endometriose gleich hoch oder geringer ist als bei Patientinnen ohne Endometriose. Das Operationsrisiko muss daher sorgfältig gegen Vor- und Nachteile von Maßnahmen der assistierten Reproduktion abgewogen werden.

Die meisten medikamentösen Therapien, die zur Schmerzbehandlung bei Endometriose eingesetzt werden, wurden auch in der Behandlung der Endometriose-assoziierten Sterilität angewendet. Vier randomisierte Studien verglichen mit insgesamt fünf Behandlungsgruppen die medikamentöse Endometriose-Behandlung mit Plazebo oder keiner Behandlung. Diese Studien hatten die Fertilität als Zielkriterium. In acht weiteren Studien wurde Danazol mit anderen spezifischen Endometriose-Medikamenten verglichen. Diese Studien wurden kürzlich in einer Meta-Analyse zusammengefasst (Hughes et al. 2000). Die Daten zeigten eindeutig, dass keines der verwendeten Medikamente einem anderen überlegen war. Noch wichtiger aber ist das Ergebnis, dass keines der spezifischen Medikamente zu einer Verbesserung der Fertilität im Vergleich zu Placebo führte. Dies bedeutet, dass die medikamentöse Behandlung nicht nur ohne Nutzen für die Fertilität ist, sondern darüber hinaus, dass die Konzeption durch eine medikamentöse Behandlung hinausgezögert wird, da während der Behandlung eine Konzeption nicht möglich ist. Daher scheint es für eine medikamentöse Behandlung im Hinblick auf die Endometriose-assoziierte Sterilität keine Indikation zu geben. Eine Ausnahme stellt möglicherweise die längerfristige Downregulation vor einer geplanten in vitro-Fertilisation dar, wo in einigen Untersuchungen eine Verbesserung der Schwangerschaftsrate beobachtet wurde.

Im Bezug auf die Indikationsstellung zu Maßnahmen der assistierten Reproduktion ist bei jungen Frauen ohne Beeinträchtigung der Tubenfunktion eine expektative Therapie gerechtfertigt. Wichtig ist jedoch eine genaue Hormon- und Zyklusdiagnostik, um eventuell eine mit bestehende Follikelreifungsstörung oder Corpus-luteum-Insuffizienz zu korrigieren. Die erste aktive Therapiestufe besteht dann in der Stimulationsbehandlung mit Clomifen oder Gonadotropinen und Substitution der Gelbkörperphase. Bei leichter männlicher Subfertilität ergibt sich zusätzlich die Indikation für die intrauterine Insemination. Drei randomisierte Studien, von denen zwei Studien zusätzlich zur Stimulation die intrauterine Insemination einsetzten, konnten zeigen, dass diese Maßnahmen die Fertilität bei Frauen mit Endometriose steigern (Tabelle 3). Bei höhergradiger Endometriose kann eine vorherige Down-Regulation mit GnRHa über 4–6 Wochen die Schwangerschaftsrate verbessern (Kim et al. 1996).

Wichtig ist es, den richtigen Zeitpunkt zu erkennen für das Umschalten auf invasivere Therapieverfahren mit höherer Schwangerschaftswahrscheinlichkeit je Therapieversuch wie die in vitro-Fertilisation. Dies hängt von einer Vielzahl von Faktoren wie Alter der Patientin und Schwere der Erkrankung ab. Der Nutzen einer künstlichen Befruchtung ist im Hinblick auf die fortgeschrittene Endometriose evident. Bei frühen Erkrankungsstadien ist der Nutzen einer in vitro-Fertilisation allerdings bisher unbewiesen. Die Auswirkung einer Endometriose auf den Therapieerfolg nach in vitro-Fertilisation ist ebenfalls unklar. Die Ergebnisse aus Beobachtungsstudien

Tabelle 3. Schwangerschaftsraten nach Ovulationsinduktion versus keine Behandlung bei Frauen mit Endometriose

Studie	Behandlungsmethode	Schwangerschaftsrate/Zyklus	
		Interventionsgruppe	Kontrollgruppe
Fedele et al. 1992	GnRH-a, FSH, LH	15%	4,5%
Deaton et al. 1990	CC und IUI	9,5%	3,3%
Tummon et al. 1997	FSH und IUI	11%	2%

GnRH-a GnRH-Analog; *FSH* Follikel-stimulierendes Hormon; *LH* luteinisierendes Hormon; *CC* Clomifen-Citrat; *IUI* intrauterine Insemination

sind ungefähr gleich verteilt in dem Sinne, dass die Implantations- und Schwangerschaftswahrscheinlichkeit niedriger oder gleich hoch sein mag im Vergleich zu anderen Sterilitätsursachen.

Es wird postuliert, dass eine IVF-Behandlung nach medikamentöser Endometriose-Behandlung erfolgreicher ist als ohne Vorbehandlung (Marcus und Edwards 1994). Eine randomisierte Studie untersuchte 67 Frauen mit schwerer Endometriose (Dicker et al. 1992). Die Stimulation wurde ohne Vorbehandlung oder mit einer GnRH-Analoga Vorbehandlung über sechs Monate durchgeführt. Die Rate klinischer Schwangerschaften war in der GnRH-Agonistengruppe höher. Jedoch resultiert auch die zweiwöchige Gabe eines GnRH-Agonisten vor Beginn der Gonadotropinbehandlung in einer signifikant höheren Schwangerschaftsrate als bei alleiniger Anwendung von Gonadotropinen. Es bleibt unklar, ob eine sechs-monatige Vorbehandlung einer zwei-wöchigen Vorbehandlung bei Frauen mit Endometriose tatsächlich überlegen ist. Andere Autoren konnten die Verbesserung der Schwangerschaftsrate bei der in vitro-Fertilisation nach langfristiger GnRH-Agonistengabe nicht bestätigen (Fabregues et al. 1998). Ein möglicher Benefit der GnRH-Agonistengabe könnte jedoch in der Kombination mit einer vorausgehenden operativen Therapie (Lasertherapie oder Mikrochirurgie) und nachfolgender Sterilitätsbehandlung liegen. Dies ist aus einer retrospektiven Untersuchung an 70 Frauen mit Endometriose im Stadium II–IV zu schließen, wo die Schwangerschaftsrate sowohl bei nachfolgender intrauteriner Insemination als auch bei nachfolgender in vitro-Fertilisation höher lag als erwartet (Schultze und Kleinstein 2000).

Zusammenfassend lässt sich festhalten, dass bei der Endometriose-assoziierten Sterilität die spezifische medikamentöse Behandlung ohne Nutzen ist, während die operative Behandlung Vorteile für die meisten, wenn nicht alle Erkrankungsformen aufweist. Im Bezug auf die Aussicht auf das Eintreten einer Schwangerschaft bei Endometriose im Stadium I und II erscheint eine vorherige operative Sanierung vorteilhaft, wiewohl derzeit uneinheitliche Studienergebnisse eine abschließende Beurteilung der Sachlage erschweren. Hier steht die Eliminierung der Herde sowie die Wiederherstellung normaler anatomischer Verhältnisse im Vordergrund. Bei höhergradiger Endometriose muss der Nutzen einer operativen Intervention mit der Erfolgsaussicht von Maßnahmen der assistierten Reproduktion sorgfältig abgewogen werden, die individuellen Begleitumstände tragen wesentlich zur Therapieentscheidung bei. Eine operative Therapie kann mit reproduktionsmedizinischen Maßnahmen kombiniert werden, um die Konzeptionswahrscheinlichkeit zu erhöhen. Bei Erfolglosigkeit eines primär expektativen Vorgehens oder konventioneller Therapieversuche, wie z.B. der intrauterinen Insemination, sollte nach einem nicht allzu langen Zeitintervall, in der Regel nach 6–12 Monaten, die Durchführung einer in vitro-Fertilisation erwogen werden. In Fällen mit nachgewiesener Tubenpathologie, vorzeitiger Ovarialinsuffizienz oder schwerer männlicher Subfertilität ist primär eine in vitro-Fertilisation, gegebenenfalls mit intrazytoplasmatischer Spermieninjektion, indiziert. Der Erfolg eine künstlichen Befruchtung ist in der Mehrzahl der Fälle unabhängig vom Stadium der Erkrankung und vom Vorhandensein von Ovarialendometriomen.

Literatur

Acosta AA, Buttram VC, Besch PK, Malinak LR, Franklin RR, Vanderheyden JD (1973) A proposed classification of pelvic endometriosis. Obstet Gynecol 42: 19–26

Balasch J, Vanrell JA (1985) Mild endometriosis and luteal function. Int J Fertil 30: 4–6

Beretta P, Franchi M, Ghezzi F, Busacca M, Zupi E, Bolis P (1998) Randomized clinical trial of two laparoscopic treatments of endometriomas: cystectomy versus drainage and coagulation. Fertil Steril 70: 1176–1180

Brosens JA, Koninckx PR, Corvelevyn PA (1978) A study of plasma progesterone, oestradiol-17beta, prolactin and LH levels, and of the luteal phase appearance of the ovaries in patients with endometriosis and infertility. Br J Obstet Gynaecol 85: 246–250

Buttram VC Jr, Reiter RC (1985) Endometriosis. In: Buttram VC Jr, Reiter RC (eds) Surgical treatment of the infertile female. Williams & Wilkins, Baltimore, pp 89–148

Cheong YC, Shelton JB, Laird SM, Richmond M, Kudesia G, Li TC, Ledger WL (2002) IL-1, IL-6 and TNF-a concentrations in the peritoneal fluid of women with pelvic adhesions. Hum Reprod 17: 69–75

Chew PC, Peh KL, Loganath A (1990) Elevated peritoneal fluid luteinizing hormone and prolactin concentrations in infertile women with endometriosis. Int J Gynaecol Obstet 33: 35–39

Deaton JL, Gibson M, Blackmer KM, Nakajima ST, Badger GJ, Brumsted JR (1990) A randomized, controlled trial of clomiphene citrate and intauterine insemination in couples with unexplained infertility or surgically corrected endometriosis. Fertil Steril 54: 28–31

Dicker D, Goldman JA, Levy T, Feldberg D, Ashkenazi J (1992) The impact of long-term gonadotropin-releasing hormone analogue treatment on preclinical abortions in patients with severe endometriosis undergoing in vitro fertilization-embryo transfer. Fertil Steril 57: 597–600

Dmowski WP, Radwanska E, Binor A, Rana N (1986) Mild endometriosis and ovulatory dysfunction: effect of danazol treatment on success of ovulation induction. Fertil Steril 46: 784–789

Fabregues F, Balasch J, Creus M, Civico S, Carmona F, Puerot, B., Vanrell JA (1998) Long-term down-regulation does not improve pregnancy rates in an invitro fertilization program. Fertil Steril 70: 46–51

Fedele L, Bianchi S, Marchini M, Villa L, Brioschi D, Parazzini F (1992) Superovulation with human menopausal gonadotropins in the treatment of infertility associated with minimal or mild endometriosis: a controlled randomized study. Fertil Steril 58: 28–31

FitzSimmons J, Stahl R, Gocial B, Shapiro SS (1987) Spontaneous abortion and endometriosis. Fertil Steril 47: 696–698

Gazvani MR, Christmas S, Quenby S, Kirwan J, Johnson PM, Kingsland CR (1998) Peritoneal fluid concentration of interleuin-8 in women with endometriosis: relationship to stage of disease. Hum Reprod 13: 1957–1961

Groll M (1984) Endometriosis and spontaneous abortion. Fertil Steril 41: 933–935

Haney AF, Muscato JJ, Weinberg JB (1981) Peritoneal fluid cell populations in infertility patients. Fertil Steril 35: 696–698

Haney AF, Handwerger S, Weinberg JB (1984) Peritoneal fluid prolactin in infertile women with endometriosis: lack of evidence of secretory activity by endometrial implants. Fertil Steril 42: 935–938

Hemmings R, Bissonnette F, Bouzayen R (1998) Results of laparoscopic treatments of ovarian endometriomas: laparoscopic ovarian fenestration and coagulation. Fertil Steril 70: 527–529

Hirschowitz JS, Soler NG, Wortsman J (1978) The galactorrhea-endometriosis syndrome. Lancet 1: 896–898

Hornung D, Dohrn K, Sotlar K, Greb RR, Wallwiener D, Kiesel L, Taylor RN (2000) Localization in tissues and secretion of eotaxin by cells from normal endometrium and endometriosis. J Clin Endocrin Metab 85: 2604–2608

Hughes E, Fedorkow D, Collins J, Vanderkerckhone P (2000) Ovulation suppression for endometriosis. In: The Cochrane Library, Issue 1. Update Software, Oxford

Hull MGR, Glazener CMA, Kelly NJ et al. (1985) Population study of causes, treatment, and outcome of infertility. Brit Med J 291: 1693–1697

Issacs JD Jr, Hines RS, Sopelak VM, Cowan BD (1997) Ovarian endometriomas does not adversely affect pregnancy success following treatment with in vitro fertilization. J Assist Reprod Genet 14: 551–553

Ishimaru T, Masuzaki H, Samejima T, Fujishta A, Nakamura K, Yamabe T (1994) Influence of ovarian endometrioma on fertility. Am J Obstet Gynecol 171/2: 541–545

Inoue M, Kobayashi Y, Honda I, Awaji H, Fujii A (1992) The impact of endometriosis on the reproductive outcome of infertile patients. Am J Obstet Gynecol 167: 278–282

Jansen RPS (1986) Minimal endometriosis and reduced fecundability: prospective evidence from an artificial insemination by donor program. Fertil Steril 46: 141–143

Kim CH, Cho YK, Mok JE (1996) Simplified ultralong protocol of gonadotrophin-releasing hormone agonist for ovulation induction with intrauterine insemination in patients with endometriosis. Hum Reprod 11: 398–402

Khorram O, Taylor RN, Ryan IP, Schall TJ, Landers DV (1993) Peritoneal fluid concentrations of the cytokines RANTES correlate with the severity of endometriosis. Am J Obstet Gynecol 169: 1545–1549

Lebovic DI, Mueller MD, Taylor RN (2001) Immunobiology of endometriosis. Fertil Steril 75: 1–10

Lehmann-Willenbrock E (2000) Die pelviskopische Tubenkorrektur bei Endometriospatientinnen mit Sterilität. In: Mettler L (Hrsg) Endometriose. pmi Verlag, Frankfurt Moskau Sennwald Wien, S 182–188

Loh RH, Tan AT, Kumar J, Ng SC (1999) Ovarian response after laparoscopic ovarian cystectomy for endometriotic cysts in 132 monitored cycles. Fertil Steril 72: 316–321

Marcoux S, Maheux R, Berube S, et al (1997) Canadian Collaborative Group in Endometriosis. Laparoscopic surgery in infertile women with minimal or mild endometriosis. New Eng J Med 377: 217–222

Marcus SF, Edwards RG (1994) High rates of pregnancy after long-term down-regulation of women with severe endometriosis. Am J Obstet Gynecol 171: 812–817

McLaren J, Prentice A, Charnock-Jones DS, Smith SK (1996) Vascular endothelial growth factor (VEGF) concentrations are elevated in peritoneal fluid of women with endometriosis. Hum Reprod 11: 220–223

Metzger DA, Olive DL, Stohs GF et al. (1986) Association of endometriosis and spontaneous abortion: effect of control group selection. Fertil Steril 45: 18–22

Oosterlynck DJ, Meuleman C, Sobis H, Vandeputte, Koninckx PR (1993) Angiogenic activity of peritoneal fluid from women with endometriosis. Fertil Steril 59: 778–782

Parazzini F and the Gruppo Italiano per lo Studio dell'Endometriosis (1999) Ablation of lesions or no treatment in minimal-mild endometriosis in infertile women: a randomized trial. Hum Reprod 14: 1332–1334

Schultze D, Kleinstein J (2000) Schwangerschaftsraten nach ultralanger GnRH-Analoga Therapie bei Frauen mit Endometriosestadien II-IV (rAFS) In: Mettler L (Hrsg) Endometriose. pmi Verlag, Frankfurt Moskau Sennwald Wien, S 234–239

Shifren JL, Tseng JF, Zaloudek CJ, et al (1996) Ovarian steroid regulation of vascular endothelial growth factor in the human endometrium: implications for angiogenesis during the menstrual cycle and in the pathogenesis of endometriosis. J Clin Endocrinol Metab 81: 3112–3118

Soules MR, Malinak LR, Bury R, et al (1976) Endometriosis and anovulation: a coexisting problem in the infertile female. Am J Obstet Bynecol 125: 412–417

Thomas EJ, Lenton EA, Cooke ID (1986) Follicle growth patterns and endocrinologic abnormalities in infertile women with minor degrees of endometriosis. Br J Obstet Gynaecol 93: 852–858

Tinkanen H, Kujansuu E (2000) In vitro fertilization in patients with ovarian endometriomas. Acta Obstet Gynecol Scand 79: 119–122

Toma SK, Stovall DW, Hammond MG (1992) The effect of laparoscopic ablation or danocrine on pregnancy rates in patients with stage I or II endometriosis undergoing donor insemination. Obstet Gynecol 80: 253–256

Tummon IS, Asher LJ, Martin JS, Tulandi T (1997) Randomized controlled trial of superovulation and insemination in couples with unexplained infertility or surgically corrected endometriosis. Fertil Steril 68: 8–12

Wheeler JM, Johnston BM, Malinak LR (1983) The relationship of endometriosis to spontaneous abortion. Fertil Steril 39: 656–660

5 Operative Therapie

Thomas Steck

Zur Behandlung der Endometriose stehen prinzipiell mehrere Modalitäten zur Verfügung, nämlich die operative Beseitigung der Implantate, die medikamentöse Zyklusblockade zur Suppression der Herde und das expektative Management. Zur definitiven Sanierung ist allerdings allein eine operative Therapie geeignet. Diese Feststellung soll nicht zum Anlass genommen werden, prinzipiell beim Verdacht auf Endometriose eine operative Intervention durchzuführen.

5.1 Therapeutische Strategie

Bei der Wahl der therapeutischen Strategie sollte man sich stets vor Augen führen, dass es sich bei der Endometriose um eine prinzipiell gutartige Erkrankung handelt, und dass nicht das Vorhandensein ektopen Endometriums an sich, sondern die damit verbundenen Symptome und Beschwerden, wie Schmerzen, ungewollte Kinderlosigkeit, Blutungsstörungen und Probleme bei der Defäkation, die Indikation zur Behandlung bedingen. Die Bewertung therapeutischer Modalitäten aufgrund prospektiver randomisierter Studien gestaltet sich im Falle der Endometriose schwierig. Tatsächlich gibt es nur wenige prospektive kontrollierte Studien an einer genügend großen Zahl von Frauen, die eine statistisch untermauerte Aussage über die Anwendung einer – operativen oder konservativen – Intervention erlauben. Daher muss sich die Bewertung der therapeutischen Möglichkeiten auch an pro- und retrospektiven Kohortenstudien und publizierten Fallserien orientieren.

Die Gründe für diesen Mangel an aussagekräftigen Studien in der Literatur sind vielfältig. Das Kollektiv von Frauen mit Endometriose ist im Hinblick auf die geklagten Symptome, die Dauer der Beschwerden und die Lokalisation und Aktivität der Implantate recht heterogen, was die Vergleichbarkeit von Studien außerordentlich erschwert. Weiterhin ist bei der Erprobung einer operativen Intervention in vielen Fällen der Einschluss einer Placebo-

Tabelle 1. Gründe für die mangelhafte Datenlage für die Bewertung operativer und konservativer Strategien zur Behandlung der Endometriose

- Heterogenes Krankheitsbild (Stadium, Lokalisation und Aktivität der Herde, Symptome)
- Einschluss einer Placebogruppe (mit expektativem Management) für Frauen mit symptomatischer Endometriose nicht zumutbar
- histologische Sicherung vor medikamentöser Therapie indiziert aber nicht immer praktikabel
- Durchführung einer operativen Intervention von der Ausbildung und Geduld des Operateurs in entscheidender Weise abhängig
- Beherrschung fortgeschrittener endoskopischer Techniken nicht an allen Kliniken etabliert

gruppe oder einer Gruppe ohne Therapie mit rein exspektativem Management für die betroffene Frau nicht zumutbar. Eine histologische Sicherung der Erkrankung ist auch vor einem medikamentösen Therapieversuch indiziert, wird aber in der Praxis, in Abhängigkeit vom Beschwerdebild und vom Entschluss der betroffenen Frau, nicht immer durchgeführt. Schließlich ist auch die Durchführung einer operativen Intervention in entscheidender Weise von der Person des Operateurs, seiner Erfahrung und Geduld und dem vorhandenen Assistenzpersonal und Instrumentarium abhängig. Die praktische Erfahrung lehrt, dass ein ausgedehnter Endometriosesitus, der von einem jungen Operateur als nicht operabel bezeichnet wird, durchaus von einem erfahrenen Operateur komplett saniert werden kann. In ähnlicher Weise ist auch die Wahl des Zugangsweges (Laparoskopie versus Laparotomie) und die Beherrschung fortgeschrittener endoskopischer Techniken, wie endoskopischer Verschluss der Darmwand, retroperitoneale Präparation mit Freilegung des Ureters oder endoskopische Resektion einer Blasenendometriose, wesentlich vom Können und der Erfahrung des Operateurs abhängig (Tabelle 1).

5.1.1 Exspektatives Management

Eine rein abwartende Haltung ist bei *beschwerdefreien Frauen* und ohne ungewollte Kinderlosigkeit, bei denen als *Zufallsbefund* bei der gynäkologischen Untersuchung, der vaginalen Sonographie oder bei einer aus anderer Indikation durchgeführten Laparoskopie eine peritoneale oder Ovarendometriose diagnostiziert wurde, gerechtfertigt. Aber auch bei Frauen mit ungewollter Kinderlosigkeit, offenen Tuben, wenigen oder fehlenden Adhäsionen und weitgehend ungestörtem Eiauffangmechanismus der Tube ist in Abhängigkeit von der Dringlichkeit des Kinderwunsches ein exspektatives Management („wait and see") bis zum Eintritt einer spontanen Konzeption über einen begrenzten Zeitraum von bis zu 12 Monaten zu vertreten. In allen anderen Fällen, insbesondere bei durch Endometriose bedingten pelvinen Schmerzen, Dysmenorrhoe und Dyspareunie, bei mechanisch bedingter Sterilität oder gar bei nachgewiesenem Befall des Rectosigmoid, des Septum rectovaginale oder von Harnblase und Ureteren, ist eine Therapie grundsätzlich indiziert.

Beim Verdacht auf das Vorliegen einer *Endometriosezyste in den Ovarien* erscheint, jedenfalls ab einer Größe von 3 cm, auch bei Beschwerdefreiheit ein abwartendes Management nur über einige Monate sinnvoll, um die Möglichkeit des Vorliegens einer eingebluteten funktionellen Zyste, die sich ohne Therapie von selbst wieder zurückbildet, durch regelmäßige sonographische Kontrollen zu klären. Bleibt danach die spontane Regression der Zyste aus oder kommt es sogar zu einer Progression, ist eine operative Abklärung indiziert, um andere Differentialdiagnosen (z.B. muzinöses Zystadenom) auszuschließen und um zu verhinden, dass die Ovarendometriose später unter ungünstigeren Bedingungen als aktuell möglich doch operativ saniert werden muss.

5.1.2 Operative Sanierung

Nur durch eine operative Intervention kann die Endometriose vollständig beseitigt werden. Dagegen führen medikamentöse Behandlungszyklen immer nur zu einer Regression der endokrin reagierenden drüsigen Anteile und des Stroma, aber nicht der begleitenden Fibrose und Proliferation der glatten Muskulatur.

Allerdings ist es ein Trugschluss, zu glauben, dass die Erkrankung durch eine vollständige chirurgische Sanierung auch geheilt werden könne. Tatsächlich kommt es nach makroskopisch *kompletter Exzision* aller sichtbaren und tastbaren Herde in den Händen eines erfahrenen Operateurs in etwa 20% der Fälle zu einem Rezidiv der Symptome, besonders der Schmerzen, innerhalb von 5 Jahren. Bei nur teilweiser Beseitigung der Herde ist die *Rezidivrate* wesentlich höher als der genannte Prozentsatz und erreicht 10% nach 1 Jahr und 50% nach 5 Jahren. Die Gründe für die Persistenz oder Wiederkehr der Erkrankung sind vielfältig. Auch bei der sorgfältigen Durchmusterung der peritonealen Oberfläche mit dem Videolaparoskop werden häufig mikroskopisch kleine, nicht pigmentierte, hellrote oder vesikuläre peritoneale Herde übersehen. Bei einer für makroskopisch vollständig gehaltenen Exzision wird möglicherweise das Ausmaß der Läsion unterschätzt, und es werden versehentlich Reste endometriotischen Gewebes belassen. Beispielsweise ergab die histologische Aufarbeitung von aus dem Septum rectovaginale resezierten Endometrioseknoten, dass in einem Teil der Fälle die Resektatränder von endometriotischem Gewebe erreicht wurden, so dass intraoperativ Reste belassen wurden, obwohl der Operateur die von ihm

Tabelle 2. Gründe für das Entstehen eines Endometrioserezidivs nach makroskopisch für vollständig gehaltener chirurgischer Exzision

- Übersehen mikroskopisch kleiner nicht pigmentierter peritonealer Herde
- Nichterkennen tief in peritonealen Taschen, im Bindegewebe des Septum rectovaginale oder in der Tiefe der Ovarien gelegener infiltrierender Herde
- Erschwernis der vollständigen Resektion durch flächige fibrotische Verdickung der Wand des Rectosigmoid oder des Retroperitoneum
- Neuentstehung durch fortgesetzte retrograde Menstruation und Implantation ektoper endometrialer Zellverbände

durchgeführte Resektion für vollständig hielt. Tief in einer peritonealen Tasche, im lockeren pararektalen Bindegewebe oder in den Ovarien gelegene infiltrierende Herde sind weder bei der präoperativen klinischen und sonographischen Untersuchung erkennbar noch intraoperativ von der Peritonealhöhle aus sichtbar und werden daher bei der chirurgischen Sanierung leicht übersehen. Bei einem flächigen fibrotischen Befall der Vorderwand des Rectosigmoid oder des Retroperitoneum können kleine Implantate nicht von einer fibrösen Verdickung unterschieden werden, gleichzeitig erschwert die Nähe des Präparationsgebietes zum Rectum oder zu den Ureteren eine großzügige Resektion „im Gesunden". Schließlich kann auch bei fortgesetzter retrograder Menstruation die Einschwemmung und Implantation endometrialer Zellverbände während der postoperativen Phase zu einem Wiederaufleben der Erkrankung führen, die sowohl von den Symptomen als auch vom Erscheinungsbild her nicht von einem Rezidiv unterschieden werden kann (Tabelle 2).

5.1.3 Medikamentöse Vor- und Nachbehandlung, Dreistufenkonzept

Die Erkenntnis, dass bei disseminierter aktiver peritonealer Endometriose oder bei ausgedehntem retroperitonealem Befall eine chirurgische Sanierung über Laparoskopie oder Laparotomie nicht ausreicht, da selbst bei makroskopisch vollständiger chirurgischer Exzision mit einer kumulativen Rezidivrate von etwa 20% nach 5 Jahren zu rechnen ist, die bei unvollständiger Sanierung noch wesentlich ansteigt, hat zur Einführung der kombinierten operativen und medikamentösen Behandlung der Endometriose geführt.

In retrospektiven Kohortenstudien aus dem deutschsprachigen Raum wurde bei der Behandlung der *peritonealen Endometriose* überwiegend das *operativ-medikamentöse Dreistufenkonzept* empfohlen. Die erste Beschreibung des Konzeptes stammt von Riedel et al. (1982). Diese Dreiphasentherapie besteht aus einer initialen Laparoskopie mit bioptischer Sicherung und

Tabelle 3. Kombiniertes operatives und medikamentöses Dreistufenkonzept zur Behandlung der aktiven peritonealen Endometriose

- Operative Laparoskopie mit bioptischer Sicherung und Adhäsiolyse
- Medikamentöse Suppression mit Agonisten des GnRH über 6 Monate
- Zweite operative Laparoskopie mit kompletter chirurgischer Exzision

Adhäsiolyse, einer medikamentösen hypophysären Suppression mit Agonisten des GnRH über 6 Monate und anschließend einer zweiten operativen Laparoskopie mit kompletter chirurgischer Exzision (Tabelle 3). Dieses Therapiekonzept ist wirksam bei der Senkung der Rezidivrate in einem 5-Jahreszeitraum und bei der Verlängerung des rezidivfreien Intervalles. Der posttherapeutische rAFS Score sinkt durch die alleinige radikale operative Exzision der Herde um etwa 1/3 und durch die Anwendung des Dreistufenkonzeptes um weitere 2/3 (Schindler et al. 1998). In einer prospektiven Kohortenstudie (Schindler 1999) ließ sich zeigen, dass die Wahrscheinlichkeit für ein Rezidiv einer symptomatischen Endometriose vom nach der Dreistufentherapie erzielten rAFS Score abhängig ist. Im Vergleich zur alleinigen operativen Exzision wird durch die Anwendung des Dreistufenkonzeptes auch die kumulative Rate spontaner Konzeptionen in einem mehrjährigen Zeitraum um etwa 15% gesteigert unter gleichzeitiger Senkung der Häufigkeit und des Ausmaßes pelviner Schmerzen. In erster Linie findet es heute bei der Behandlung der aktiven Endometriose in leichter und mäßiggradiger Ausprägung Anwendung. Sind nur inaktive alte Herde vorhanden, ist ein Vorteil im Hinblick auf die Senkung der Rezidivrate oder der Steigerung der Rate spontaner Konzeptionen nicht zu erwarten.

Ein aufwendiges Dreistufenkonzept wurde auch bei der medikamentösen Vorbehandlung vor der Operation einer großen *Endometriosezyste im Ovar* befürwortet (Donnez et al. 1996). Das operative Dreistufenkonzept bei der Behandlung der Ovarendometriose besteht aus einer diagnostischen Laparoskopie zur Diagnosesicherung, einer dreimonatigen Vorbehandlung mit GnRH-Agonisten und einer abschließenden endoskopischen Sanierung (Tabelle 4). Von den Befürwortern wurde die Anwendung dieses aufwendigen Konzeptes damit begründet, dass durch eine medikamentöse Vorbe-

Tabelle 4. Kombiniertes operatives und medikamentöses Dreistofenkonzept zur Behandlung großer zystischer Endometriome in den Ovarien

- Diagnostische Laparoskopie zur Diagnosesicherung
- Gabe von GnRH-Agonisten über 3 Monate
- Zweite operative Laparoskopie mit Exzision oder Laservaporisation der Zystenmembran

handlung eine Reduktion der Größe eines endometriotischen Tumors im Ovar und eine Senkung der Rezidivrate zu erzielen ist. Auch beim Vorliegen eines Adenomyoms im Septum rectovaginale kann durch medikamentöse Vorbehandlung eine Größenregression erreicht und somit der operative Eingriff insgesamt verkleinert und die Anwendung des endoskopischen Zugangsweges erleichtert werden. Dem ist allerdings entgegenzuhalten, dass die routinemäßige Anwendung einer zweiten Laparoskopie (sog. „second look" Laparoskopie) für die Patientin unnötig belastend ist und sie einem erhöhten operativen Risiko aussetzt. Auch wird die durch die medikamentöse Vor- oder Nachbehandlung zu erzielende Senkung der Rezidivrate dadurch relativiert, dass die operative Entfernung eines sonographisch eindeutig als solches erkennbaren und symptomfreien Rezidivs eines ovariellen Endometrioms keineswegs zwingend erforderlich ist. Das Dreistufenkonzept bei der Behandlung der Ovarendometriose hat heute nur geringe Verbreitung gefunden, und es ist heute mehrheitlich und unter Verzicht auf die zweite Laparoskopie zu einer medikamentösen Vor- oder Nachbehandlung eines einzigen – möglichst endoskopischen – Eingriffes vereinfacht worden.

Die *medikamentöse Vorbehandlung* vor geplanter chirurgischer Exzision von Herden außerhalb des Peritoneums und der Ovarien über Laparoskopie oder Laparotomie wird heute kontrovers diskutiert. Eine generelle Anwendung kann nicht empfohlen werden, und die Vorbehandlung soll besonderen Situationen vorbehalten bleiben. Beispielsweise ist eine medikamentöse Zyklusblockade über 4–6 Monate vor der geplanten operativen Entfernung eines Adenomyoms des Myometriums, einer Salpingitis isthmica nodosa der Tuben oder einer stenosierenden Infiltration der Wand des Rectosigmoid in der Lage, den Endometrioseknoten zu verkleinern (Tabelle 5). Ob der durch die medikamentöse Vorbehandlung bewirkte Effekt einer Schrumpfung des Endometrioseherdes die mit der hormonellen Suppression des Zyklus verbundenen Nebenwirkungen rechtfertigt, erscheint zweifelhaft, da die hormonelle Therapie den operativen Eingriff nicht zu ersetzen, sondern allenfalls dessen Umfang zu verkleinern vermag. Auch nach medikamentöser Vorbehandlung ist zur Exzision einer die Wand infiltrierenden Sigmaendo-

Tabelle 5. Medikamentöse Vorbehandlung vor geplanter chirurgischer Exzision

- Zurückhaltende Anwendung nur in besonderen Situationen, wenn durch die präoperative Verkleinerung ein konkreter Nutzen im Hinblick auf die Reduktion des Operationsumfanges zu erwarten ist
- Keine Beseitigung von Adhäsionen, Verlötung des Peritoneums und retroperitonealer Fibrose
- Kein Ersatz für chirurgischen Eingriff
- Schmerzlinderung vor geplanter operativer Sanierung
- Zeitliche Verschiebung eines geplanten Operationstermines

metriose eine Keil- oder Segmentresektion und zur Entfernung eines Adenomyoms des Uterus eine transmurale Resektion mit Entstehung eines muskulären Defektes erforderlich. Es ist fraglich, ob durch die Vorbehandlung der Umfang der ohnehin notwendigen Operation reduziert, d.h. die Größe des Defektes verkleinert und so für die betroffene Patientin ein Nutzen erzielt werden kann. Auch ist zweifelhaft, ob eine medikamentöse Vorbehandlung in der Lage ist, die Sanierung eines anspruchsvollen Endometriosesitus durch eine endoskopische Operation zu ermöglichen, d. h. die Umwandlung einer sonst erforderlichen Laparotomie in eine operative Laparoskopie zu erlauben. Ausgedehnte Adhäsionen, Verlötungen der Excavatio vesicouterina und rectouterina und retroperitoneale Fibrose sprechen nicht auf eine endokrine Therapie an, und die Frage des Zugangsweges (Laparotomie oder operative Laparoskopie) ist bei einem gegebenen pelvinen Situs ohnehin in erster Linie von der Erfahrung und Ausrüstung des Operateurs abhängig. Aus diesen Überlegungen ergibt sich, dass nach Abwägung von Nutzen, Nebenwirkungen und Kosten die Anwendung einer medikamentösen Vorbehandlung vor einer geplanten Operation heute zurückhaltend gesehen wird.

Die heute allgemein gebräuchliche Form der kombinierten hormonellen und chirurgischen Behandlung besteht in einer *medikamentösen Nachbehandlung*. Allerdings ist der Indikationskatalog für eine adjuvante endokrine Therapie keineswegs so klar definiert wie bei der Nachbehandlung hormonabhängiger maligner Tumore, wie z.B. des Mamma-Ca. Eine medikamentöse Nachbehandlung, bevorzugt als Gabe von GnRH-Agonisten in Depotform über 4–6 Monate, ist beim Vorliegen einer *aktiven und vaskularisierten peritonealen Endometriose* oder von Mischformen indiziert und geeignet, das Ausmaß postoperativer Schmerzen und das Rezidivrisiko zu reduzieren sowie das symptomfreie Intervall bis zum Auftreten eines Rezidivs zu verlängern (Tabelle 6). Andererseits ist zu bedenken, dass das Ansprechen alter inaktiver und narbiger Herde auf eine hormonelle Therapie nur gering ist und dass Adhäsionen, peritoneale Verlötungen und Fibrose durch eine endokrine Therapie nicht zu beeinflussen sind. Von manchen Untersuchern wird darüber hinaus auch nach der Behandlung einer zystischen Ovarendometriose, einer tief infiltrierenden Endometriose im Douglas-Raum oder im Septum rectovaginale und generell nach Exzision einer

Tabelle 6. Relative Indikationen für hormonelle Nachbehandlung nach chirurgischer Exzision

- Aktive und gut vaskularisierte peritoneale Endometriose
- Zystische Ovarendometriose
- Tief infiltrierende Endometriose des Douglas-Raumes und Septum rectovaginale
- Extragenitale Endometriose

extragenitalen Endometriose eine hormonelle Zyklusblockade für indiziert gehalten. Diese *relative Indikation* wird dadurch begründet, dass nach der Enukleation einer Endometriosezyste oder makroskopisch für vollständig gehaltenen Resektion einer Douglasendometriose erfahrungsgemäß in vielen Fällen noch Reste einer tief infiltrierenden Endometriose im Ovar oder im lockeren pararektalen Bindegewebe verbleiben, die den Ausgangspunkt für ein Rezidiv oder eine Persistenz der Symptome darstellen können. Ähnliche Überlegungen gelten für die Resektion eines Endometrioseknotens in der Wand von Rectosigmoid, Harnblase und Ureteren. Die Empfehlung zur hormonellen Nachbehandlung nach operierter Endometriosezyste der Ovarien, tief infiltrierender Endometriose im Douglas-Raum oder Septum rectovaginale und generell nach extragenitaler Endometriose wird allerdings dadurch relativiert, dass gerade in den genannten Lokalisationen das Ansprechen auf endokrine Therapie durch den hohen Gehalt an Fibrose vielfach gering ist. Auch ließ sich durch die medikamentöse Nachbehandlung nach operativer Exzision einer Ovarendometriose die – insgesamt erniedrigte – Rate spontaner Konzeptionen in einem mehrjährigen Zeitraum nicht signifikant steigern.

Die in Tabelle 6 genannten Indikationen sind keineswegs verbindlich, und bei der Indikationsstellung für eine hormonelle Nachbehandlung sind das Alter, die Dauer der Erkrankung, der Umfang der bereits durchgeführten operativen und konservativen Therapiezyklen sowie Kinderwunsch und Familienbild der Patientin zu berücksichtigen. Eine histologische Sicherung der Diagnose gilt als *Voraussetzung* für die medikamentöse Nachbehandlung. Die zu erwartenden *Vorteile* im Hinblick auf Schmerzfreiheit, Senkung des Rezidivrisikos und Verlängerung des symptomfreien Intervalles müssen gegen die *Nachteile* abgewogen werden. Nachteilig sind vor allem die mit der medikamentösen Suppression des Zyklus verbundenen Nebenwirkungen. Bei den GnRH-Agonisten als Therapie der ersten Wahl sind dies in erster Linie klimakterische Ausfallserscheinungen und bei längerer Anwendung funktionelle urogenitale Beschwerden und Osteoporose (Tabelle 7). Durch den innerhalb weniger Tage einsetzenden Östrogenentzug ist unter Therapie mit GnRH-Agonisten das Ausmaß der klimakterischen Ausfallserscheinungen vielfach größer als nach natürlicher Menopause, auch wird

Tabelle 7. Nachteile einer postoperativen hormonellen Nachbehandlung (Zyklusblockade mit GnRH-Agonisten)

- Klimakterische Ausfallserscheinungen durch Östrogenentzug
- Funktionelle urogenitale Beschwerden und Osteoporose
- Kontrazeptive Wirkung (unerwünscht bei Frauen mit ungewollter Kinderlosigkeit)
- Proliferation der Herde und Wiederkehr der Symptome nach Absetzen der Therapie

durch die Suppression der ovariellen Produktion von Androgenen auch die periphere Konversion zu Östrogenen reduziert. Sowohl GnRH-Agonisten, als auch Gestagene und Winobanin besitzen eine kontrazeptive Wirkung, die bei Frauen mit durch Endometriose bedingter Kinderlosigkeit unerwünscht ist. Aufgrund der Nebenwirkungen und Kosten wird die Therapiedauer in der Regel auf 4–6 Monate begrenzt, und nach Beendigung der medikamentösen Suppression und Wiederkehr des Zyklus ist auch wieder mit einer Proliferation der endometriotischen Implantate zu rechnen.

5.1.4 Alters- und Stadienabhängigkeit

Bei der Auswahl der operativen Strategie spielen das Alter, der latente oder aktuelle Kinderwunsch und die Vorbehandlung eine wesentliche Rolle, darüber hinaus sind die Situation der betroffenen Frau, der Grad der Beeinträchtigung durch Schmerzen und die Dringlichkeit des Kinderwunsches zu berücksichtigen. Bei jungen Frauen steht im Hinblick auf die Erhaltung der Fertilität der *Organerhalt* im Vordergrund. Prinzipiell sollte bei einer jungen Frau auch bei der Entfernung einer großen Endometriosezyste der Erhalt des betroffenen Ovars angestrebt werden, und eine Ovarektomie oder gar Adnexektomie wegen Endometriose ist bei noch nicht abgeschlossenem Familienbild nur in seltenen Fällen gerechtfertigt. Zwar gibt es genügend Beispiele für Frauen mit einer stattlichen Zahl von Geburten nach einseitiger Ovarentfernung. Jedoch limitiert eine einseitige Ovarektomie die Möglichkeiten einer Kinderwunschbehandlung oder einer operativen Therapie im Falle eines Endometrioserezidivs in erheblichem Ausmaß. Nach dem Abschluss der Familienplanung ist die Indikation zur *Entfernung eines Ovars oder einer Adnexe* großzügig zu stellen. Durch eine einseitige Ovarentfernung wird der Eintritt der natürlichen Menopause nur um etwa 2 Jahre vorverlegt, andererseits entfällt die Gefahr eines ipsilateralen Rezidivs im Ovar aufgrund einer tief infiltrierenden Endometriose oder eines intraoperativ übersehenen zweiten Endometrioms im Ovar. Eine Altersgrenze nach oben oder nach unten gibt es nicht. Zwar kommt es nach der Menopause in den meisten, aber nicht in allen Fällen zu einer spontanen Rückbildung der aktiven Herde aufgrund des Wegfalls der ovariellen Östrogene, jedoch erscheint auch bei einer Frau in der Prämenopause mit symptomatischer Endometriose eine operative Sanierung sinnvoll. Eine minimale Endometriose im Stadium I der EEC-Klassifikation ist bei Beschwerdefreiheit nicht therapiebedürftig. Die Domäne der operativen Therapie sind die Stadien EEC II und III, in denen eine möglichst vollständige chirurgische Exzision angestrebt werden soll.

5.2 Indikationen

Da es sich bei der Endometriose um eine prinzipiell gutartige Erkrankung handelt, ist das Vorhandensein von Manifestationen der Erkrankung alleine noch nicht als ausreichende Indikation zur Durchführung eines operativen Eingriffs anzusehen. Eine Operation wird nicht oder nicht nur wegen einer Endometriose indiziert, sondern zur Besserung oder Beseitigung der damit einhergehenden pelvinen Schmerzen, Dysmenorrhoe und Dyspareunie, zur Verbesserung der mit der Erkrankung verbundenen Einschränkung der Fertilität, zur Beseitigung zyklischer Blutungen auf dem Stuhl oder im Urin durch extragenitale Endometriose oder zur Abklärung eines Ovarialtumors, bei dem es sich um ein Endometriom handeln kann, aber auch andere Differentialdiagnosen in Betracht kommen.

5.2.1 Pelvine Schmerzen

Bereits bald nach der Menarche kommt es bei Frauen mit Endometriose zum Einsetzen von zyklischen pelvinen Schmerzen, die häufig während der gesamten reproduktiven Lebensphase in irgendeiner Form persistieren. Die Schmerzen sind direkt von der Zahl der makroskopisch und mikroskopisch sichtbaren peritonealen Implantate abhängig. Sie können in einer krampfartigen Dysmenorrhoe bestehen, aber auch eine prämenstruelle Verstärkung pelviner Schmerzen während der zweiten Zyklushälfte darstellen. Beim Befall der Ligg. sacrouterina und des Douglas-Raumes werden häufig eine tiefe Dyspareunie und Schmerzen bei der Defäkation berichtet. Zystische ovarielle Endometriome verursachen eher Schmerzen seitlich im kleinen Becken. Im Einzelfall ist der kausale Zusammenhang zwischen Endometriose und pelvinen Schmerzen nicht eindeutig beweisbar. Selbst bei Frauen mit nachgewiesener Endometriose ist nicht auszuschließen, dass auch andere Ursachen für die Unterbauchschmerzen verantwortlich und dass die vorhandenen Endometrioseherde in Wirklichkeit asymptomatisch sein können. Für einen kausalen Zusammenhang zwischen einer chirurgisch nachgewiesenen Endometriose und pelvinen Schmerzen spricht die Zyklusabhängigkeit der Schmerzen und deren Besserung durch vollständige chirurgische Exzision oder endokrine Therapie (Tabelle 8) (Hurd 1998).

Das Vorhandensein zyklischer, zyklisch verstärkter oder kontinuierlicher *pelviner Schmerzen* in Zusammenhang mit Endometriose ist eine eindeutige Indikation für den Versuch einer kompletten operativen Sanierung der Herde. In Abhängigkeit vom Stadium, der Lokalisation und Ausdehnung der Läsionen und dem Vorhandensein von Adhäsionen kommt es in >60% der Frauen nach makroskopisch vollständiger chirurgischer Resektion zumindest zu einem *Rückgang* der pelvinen Schmerzen. Nach laparoskopischer Sanierung der Endometriose berichteten >80% der Frauen über eine Besse-

Tabelle 8. Kriterien für den kausalen Zusammenhang zwischen Endometriose und pelvinen Schmerzen

- Laparoskopische Sicherung mit bioptischem und histologischem Nachweis der Endometriose
- Zyklisches Auftreten oder zyklische Verschlimmerung der Schmerzen
- Besserung durch chirurgische Exzision der Endometrioseherde oder endokrine Therapie

rung der Dyspareunie und Dysmenorrhoe (Tokushige et al. 2000). Einige Monate nach radikaler laparoskopischer Exzision sind nicht nur die pelvinen und rectalen Schmerzen, sondern auch die subjektiv empfundene Lebensqualität, das Körpergefühl und die sexuelle Aktivität signifikant verbessert (Garry et al. 2000). Allerdings sind aufgrund der Vielfalt der möglichen Lokalisationen und Resektionsmethoden, der unterschiedlichen Kriterien zur Quantifizierung pelviner Schmerzen und der individuell unterschiedlichen Schmerzempfindung die von den einzelnen Operateuren beobachteten Erfolgsraten nach vollständiger Sanierung aller sichtbaren Herde schwierig nachzuvollziehen und zu vergleichen. Eine kürzliche Metaanalyse konnte jedoch zeigen, dass sowohl die laparoskopische Exzision als auch die medikamentöse Zyklusblockade mit Gestagenen, Danazol oder GnRH-Agonisten zur Behandlung pelviner Schmerzen effektiv sind (Howard 2000). Die Wahrscheinlichkeit für ein Rezidiv der Dysmenorrhoe, tiefen Dyspareunie und von zyklusunabhängigen pelvinen Schmerzen nach vollständiger organerhaltender Sanierung der Endometriose beträgt 15–30% nach 2 Jahren (Crosignani et al. 1996). Nach 2 Jahren geben noch etwa 60% der Frauen, bei denen alle sichtbaren Implantate reseziert wurden, eine Besserung der Schmerzen an. Nach postoperativer hormoneller Nachbehandlung sind mehr Frauen beschwerdefrei als nach alleiniger operativer endoskopischer Sanierung (Hornstein et al. 1997). Nach radikaler Operation mit Organverlust (Hysterektomie mit Adnexektomie beidseits) ist in >80% der Frauen mit einer Besserung oder einem Verschwinden der Schmerzzustände zu rechnen, nach organerhaltendem operativem Eingriff in >60%. Der Vergleich der in die Studien eingeschlossenen Frauen wird dadurch erschwert, dass das Auftreten und das Ausmaß durch Endometriose bedingter pelviner Schmerzen nicht mit dem Stadium assoziiert ist, und dass auch Frauen mit einer minimalen peritonealen Endometriose mitunter über stärkste pelvine Schmerzzustände mit hohem Bedarf an Analgetika klagen. Frauen mit pelvinen Schmerzen haben eher tiefe infiltrierende Herde, selbst wenn bei der Inspektion der peritonealen Oberfläche nur ein kleines von Endometriose befallenes Areal sichtbar ist (Konickx et al. 1991).

Der *therapeutische Gewinn* im Hinblick auf die zu erzielende Schmerzfreiheit ist in den Stadien III und IV der r-AFS Klassifikation höher (>70% der Frauen schmerzfrei oder gebessert) als in den Stadien I und II (etwa 40%).

Der operative Eingriff ist in der Regel palliativ, da es auch einem erfahrenen Operateur vielfach nicht gelingt, alle vorhandenen Herde zu identifizieren und zu zerstören. Die kumulative Wahrscheinlichkeit für fortbestehende oder wiederkehrende pelvine Schmerzen nach kompletter chirurgischer Sanierung beträgt 40–50% (Sutton et al. 1994). Die berichteten Erfolgsraten im Hinblick auf Schmerzfreiheit sind eigentlich als enttäuschend zu bezeichnen und sind die Ursache für die oft jahrelange Leidensgeschichte der Frauen mit Endometriose. Basis für eine postoperative Schmerzfreiheit ist die gründliche und vollständige Exzision aller vorhandenen Herde. Wird bei einer Persistenz oder Wiederkehr der pelvinen Schmerzen eine erneute operative Laparoskopie durchgeführt, findet man in einem Teil der Fälle endometriotische Herde entweder in den zuvor sanierten oder in neuen Lokalisationen. Allerdings ist die Persistenz oder Wiederkehr der Schmerzen nicht gleichbedeutend mit einem Rezidiv der Endometriose. Postoperative Schmerzen können auch durch neugebildete Adhäsionen und peritoneale Einschlusszysten, durch funktionelle Störungen des Harn- oder Intestinaltrakts oder durch zyklische Aktivität und Zystenbildung eines in Adhäsionen eingebetteten und fixierten Ovars bedingt sein (Tabelle 9).

Die *Nachbehandlung mit GnRH-Agonisten* sollte zur Prophylaxe von durch Endometriose bedingten pelvinen Schmerzen großzügig eingesetzt werden. Allerdings müssen die dadurch bedingten Nachteile, insbesondere Antikonzeption bei Frauen mit gleichzeitig bestehendem Kinderwunsch, sorgfältig gegen die Vorteile abgewogen werden.

Ein besonderes Problem ist die Dysmenorrhoe und Hypermenorrhoe aufgrund einer *Adenomyose des Myometriums*. Eine diffuse Durchsetzung der Uteruswand ist in der Regel nur durch eine Hysterektomie operativ therapierbar, und eine organerhaltende Operation ist nicht möglich. Allerdings ist bei einer ausgedehnten Adenomyose des Myometriums auch die Prognose im Hinblick auf eine Konzeption äußerst ungünstig. Wird aufgrund des Beschwerdebildes oder des sonographischen Befundes eine Adenomyose des Uterus vermutet, so sollte bei gleichzeitigem Wunsch nach Organerhalt eine medikamentöse Zyklusblockade versucht werden.

Tabelle 9. Mögliche Ursachen für persistierende oder wiederkehrende Schmerzen nach vollständiger chirurgischer Exzision aller sichtbaren Endometrioseherde

- Proliferation intraoperativ übersehener aktiver Herde
- Fortbestehen einer Adenomyose im erhaltenen Uterus
- Neubildung peritonealer Herde durch fortgesetzte retrograde Menstruation
- Funktionelle Störungen des Harn- oder Intestinaltrakts
- Neubildung postoperativer Adhäsionen
- Zyklische Aktivität oder Zystenbildung im fixierten und in Adhäsionen eingebetteten Ovar

Die *Ablation der uterosakralen Nerven* ist die weitgehendste Methode für die operative Schmerzausschaltung im kleinen Becken. Das Verfahren wurde zunächst 1949 von Cotte als präsakrale Neurektomie beschrieben und später als endoskopischer Eingriff (laparoskopische Ablation der uterosakralen Nerven, LUNA) verfeinert. Hierbei wird nach Mobilisation des Rectosigmoid der Plexus praesacralis im lockeren retroperitonealen Bindegewebe dargestellt und reseziert. Bei mittelständigen pelvinen Schmerzen kann hierdurch in > 80% der Fälle eine Schmerzfreiheit erzielt werden. Die Durchführung des Eingriffs ist nicht davon abhängig, ob tatsächlich eine Infiltration der präsakralen Nerven durch Endometriose nachgewiesen wurde (Abrao et al. 1999).

5.2.2 Ungewollte Kinderlosigkeit

Die *Assoziation zwischen Endometriose und ungewollter Kinderlosigkeit* ist seit langem bekannt. Peritoneale Herde beeinflussen über die Auslösung einer sterilen Inflammation mit Anreicherung von Makrophagen und Aktivierung des intraperitonealen Immunsystems die Bedingungen für eine Konzeption nachteilig. Allerdings sprechen zahlreiche Beobachtungen dafür, dass eine peritoneale Endometriose ohne Beteiligung der Tuben und ohne Adhäsionen nicht kausal für eine Sterilität verantwortlich ist. Es existiert eine positive Korrelation zwischen dem Ausmaß der peritonealen Herde und der Dauer des Intervalles seit der letzten Schwangerschaft, so dass die Endometriose eher die Folge zahlreicher Menstruationen bei ungewollt kinderlosen Frauen darstellt als deren Ursache. Andererseits gibt es einige *Organmanifestationen* der Erkrankung, die für den Eintritt einer spontanen Konzeption ungünstig sind und somit eine bereits – aus welchen Gründen auch immer – reduzierte Fertilität weiter nachteilig beeinflussen. Für eine spontane Konzeption hinderlich ist sicherlich das Vorhandensein von Endometriosezysten in den Ovarien, der Befall der Tuben durch Salpingitis isthmica nodosa oder Stenose der Fimbrie und die Ausbildung tuboovarieller und peritubarer Adhäsionen. Auch eine teilweise oder vollständige Verlötung des Douglas-Raumes geht mit einer reduzierten Wahrscheinlichkeit für den Eintritt einer spontanen Konzeption einher (Tabelle 10).

Die Empfehlungen zur Therapie der mit Endometriose assoziierten ungewollten Kinderlosigkeit sind *vom Stadium abhängig*. Beim Vorliegen einer minimalen oder milden Endometriose (Stadien I und II der r-AFS Klassifikation) kann durch eine komplette Exzision oder Zerstörung der peritonealen Herde die Fertilität günstig beeinflusst werden. Die Rate spontaner Konzeptionen in einem Zeitraum von 3 Jahren postoperativ steigt um etwa 13% absolut (Marcoux et al. 1997). Die kumulative Schwangerschaftsrate in 2 Jahren nach vollständiger organerhaltender Sanierung der Endometriose beträgt in Sammelstatistiken 45–60% (Crosignani et al. 1996). Die Konzep-

Tabelle 10. Auslösung einer ungewollten Kinderlosigkeit durch Endometriose

- Vermehrung der intraperitonealen Flüssigkeit und Anreicherung von Makrophagen durch peritoneale Implantate
- Behinderung der Ovulation und des Eiauffangmechanismus der Tube durch ovarielle Endometriome
- Peritubare und periovarielle Adhäsionen
- Tubenendometriose (insbesondere Salpingitis isthmica nodosa, distaler Verschluss)
- Verlötung des Douglas-Raumes

tionsrate ist nach laparoskopischer Exzision und nach Elektrokoagulation sichtbarer peritonealer Herde vergleichbar hoch (Tulandi et al. 1998). Allerdings ist der Effekt der operativen Sanierung auf die Fertilität, gemessen als Schwangerschaftsrate pro Zyklus (Fekundität) oder in einem bestimmten Zeitraum, nicht in allen Studien nachweisbar (Adamson et al. 1993; Parazzini et al. 1999). Die unterschiedlichen Beobachtungen in der Literatur über den Effekt einer vollständigen Resektion der Endometrioseherde auf die Fertilität sind durch die Heterogenität der untersuchten Kollektive im Hinblick auf Alter, Stadium und Vorbehandlung, die Vielzahl der möglichen Lokalisationen und die zahlreichen anderen Einflussgrößen, wie ovulatorischer Zyklus und Samenqualität, gut erklärbar. Die durchschnittliche Konzeptionsrate pro Zyklus (Fekundität) nach vollständiger Resektion aller sichtbaren Herde liegt nicht höher als 5%, so dass in der Mehrzahl der Fälle von einer Normalisierung der Fertilität durch den operativen Eingriff nicht die Rede sein kann. Bei der mäßiggradigen und schweren Ausprägung (Stadien III und IV der r-AFS Klassifikation) liegen in der Regel zahlreiche pelvine Adhäsionen, Verlötung des Douglas-Raumes, ovarielle Endometriome, Tubenverschlüsse oder andere Tubenpathologien vor, so dass in erster Linie zur Realisierung des Kinderwunsches nicht einer operativen Sanierung, sondern einer assistierten Reproduktion (IVF-ET) der Vorzug gegeben werden sollte (Pagidas et al. 1996) (Tabelle 11). Zumindest sollte in den Stadien III und IV der r-AFS Klassifikation nur ein einziger fertilitätschirurgischer Eingriff unternommen werden; bei ausbleibender Konzeption lässt sich durch eine zweite operative Sanierung die Konzeptionsrate nicht mehr nennenswert steigern. Die Im-

Tabelle 11. Stadienabhängige Therapie der mit Endometriose assoziierten ungewollten Kinderlosigkeit

Stadium (revidierte Klassifikation der American Fertility Society)	Therapie der Wahl
I und II	vollständige operative Exzision
III und IV	IVF-ET aus tubarer Indikation

plantations- und Schwangerschaftsraten nach Embryotransfer sind bei Frauen mit einer mimimalen oder milden Endometriose (Stadium I und II der rAFS-Klassifikation) und bei Frauen mit einer mäßiggradigen oder schweren Ausprägung (Stadium III und IV) vergleichbar (Dmowski et al. 1995; Olivennes et al. 1995).

5.2.3 Organmanifestationen

Das Vorliegen eines *Endometrioms in den Ovarien* als Zufallsbefund bei einer beschwerdefreien Frau und ohne Kinderwunsch stellt keine dringliche Indikation für eine operative Entfernung dar. In Abhängigkeit von der Proliferation des die Zyste auskleidenden Epithels sind mehrere Verläufe des Endometrioms denkbar. Bei niedriger zyklischer Aktivität der Zystenwand können derartige endometriotische Zysten über Monate unverändert bestehen bleiben und sich schließlich langsam spontan resorbieren und bindegewebig umwandeln. Bei hoher proliferativer Aktivität des Epithels der Zystenwand kann es aber auch innerhalb weniger Zyklen zu einer raschen Größenzunahme kommen. Wir neigen in dieser Situation dazu, auch bei Beschwerdefreiheit eine operative Enukleation anzuraten, um einer möglichen raschen Progredienz der Zyste mit Erschwerung der operativen Sanierung zuvorzukommen, aber auch um die Genese der Zyste intraoperativ zu klären, da auch andere Differentialdiagnosen in Betracht kommen. Allerdings ist die Indikation zur Entfernung einer zystischen Ovarendometriose bei einer beschwerdefreien Frau durchaus relativ.

Ein knotiger Befall des *Septum rectovaginale* oder des *oberen Scheidengewölbes* (Scheidenendometriose) ist meist mit Dysmenorrhoe, tiefer Dyspareunie und chronischen pelvinen Schmerzen assoziiert, die auch eine Indikation zur operativen Beseitigung des die Schmerzen auslösenden endometriotischen Befalls darstellen. Bei der *Adenomyose des Myometriums* (Endometriosis interna) besteht meist eine Dys- und Hypermenorrhoe mit verlängerten Menstruationen und Zwischenblutungen. Eine komplette operative Sanierung einer Adenomyose des Myometriums ist unter Konservierung des Uterus und Erhaltung der Fertilität meist nicht möglich. Meist liegt eine diffuse Durchsetzung der Uteruswand vor, so dass durch die Exzision eines prominenten Adenomyoms keine vollständige Beseitigung zu bewirken ist. Bei bestehendem Kinderwunsch ist die Prognose ungünstig. Zur präoperativen Verkleinerung eines Adenomyoms kann eine hormonelle Zyklusblockade mit GnRH-Hemmstoffen versucht werden.

Bei *extragenitalem Befall* wird die Diagnose in der Regel erst auf der Grundlage richtungsweisender Beschwerden gestellt, wie Hämaturie beim Befall der Blasenwand, Hydronephrose bei der Durchsetzung des Ureters, Schmerzen bei der Defäkation und Blutauflagerung auf dem Stuhl bei Beteiligung der Wand des Rectosigmoids und Hämatothorax bei der Durchwanderung des Diaphragma. Durch diese Symptome ist auch die Indikation zum operativen Eingriff gegeben.

5.3 Zugangswege

Zur Sicherung der Diagnose einer Endometriose und für die chirurgische Therapie ist heute der endoskopische Zugangsweg die Methode der Wahl. Der konventionelle Zugangsweg über Laparotomie und der vaginale Weg spielen nur eine untergeordnete Rolle.

5.3.1 Endoskopischer Zugang

Die Diagnose, bioptische Sicherung und Exzision der Endometriose ist heute die Domäne der *operativen Laparoskopie*. Man verwendet üblicherweise einen subumbilicalen Einstich zum Einführen der Optik für die *Videolaparoskopie* und zwei weitere Arbeitseinstiche in Höhe der Schamhaargrenze lateral der oberflächlichen epigastrischen Gefäße und manchmal zusätzlich einen dritten Einstich in der Mittellinie. Die Technik kann durch den Einsatz eines Mikrolaparoskops mit wenigen mm Durchmesser modifiziert werden. Der endoskopische Eingriff gliedert sich in einen diagnostischen und einen operativen Teil. Zunächst wird als diagnostischer Teil des Eingriffs das Vorhandensein einer Endometriose überhaupt und deren Ausmaß beurteilt. Anschließend sollte die Exzision von Gewebe, tpyischerweise eines peritonealen Herdes, zur histologischen Untersuchung erfolgen. Zwar ist beim Anblick der typischen „schrotschussartigen" peritonealen Herde auch eine rein visuelle Diagnose möglich. Allerdings bestätigt sich die aufgrund der visuellen Befunde intraoperativ gestellte Verdachtsdiagnose einer Endometriose bei der histologischen Begutachtung des exzidierten Gewebes nur in etwa 75% der Fälle (Shafik et al. 2000). Daher und da zu einem späteren Zeitpunkt und nach Durchführung verschiedener Therapien möglicherweise Zweifel am Vorliegen einer Endometriose auftauchen, ist eine *bioptische Sicherung* mit histologischer Begutachtung grundsätzlich empfehlenswert. Schließlich wird nach Kenntnis des Ausmaßes der Erkrankung und ihrer Klassifizierung eine operative Strategie festgelegt. Hier gilt es zu überlegen, was und in welcher Reihenfolge präpariert, dargestellt, eröffnet oder reseziert werden und welche Organe erhalten werden sollen.

Durch die Arbeitstrokare werden eine Saugspülautomatik zur Entfernung von Blut und Sekret und Instrumente wie Fasszangen und Scheren eingeführt. Besonders bewährt hat sich zur Exzision der Endometrioseherde eine an eine monopolare Stromquelle angeschlossene Schere. Zur Koagulation von oberflächlichen peritonealen Herden dient ein Punktkoagulator. Auch ein *CO_2-Laser* oder laparosonische Scheren, Skalpelle und Haken, die

Schallwellen zur Dissektion des Gewebes verwenden (Ultracision®), finden Einsatz (Robbins 1999). Eine eindeutige Präferenz für ein bestimmtes Instrumentarium gibt es nicht. Der CO_2-Laser erlaubt in der Hand des geübten Operateurs eine elegante und zeitsparende Trennung von verklebten peritonealen Oberflächen und eine Resektion von Endometrioseherden auf dem Peritoneum, im Douglas-Raum und im Spatium rectovaginale, auch eignet er sich zur punktgenauen *Vaporisation* oberflächlicher peritonealer Herde. Allerdings limitieren die hohen Kosten für die Anschaffung und für die Weiterbildung des Personals in Sicherheitsvorschriften seine breite Anwendung. Die operative Laparoskopie ist insbesondere geeignet für die *Exzision* peritonealer Herde, die Enukleation von Endometriomen im Ovar, das Lösen von Adhäsionen und peritonealen Verklebungen und die Resektion von Knoten auf der Vorderwand des Rectosigmoid und in der Blasenwand (Tabelle 12). Auch eine Appendektomie bei endometriotischem Befall der Wand des Wurmfortsatzes ist endoskopisch durchführbar. Bei ausgedehnten Verwachsungen und peritonealen Verklebungen ist eine endoskopische Operation häufig anspruchsvoll und erfordert den Einsatz eines eingespielten Teams, Expertise in der Anwendung voll funktionsfähiger Instrumente und mehrere Stunden Zeit. Die endoskopischen Nahttechniken zum Verschluss der Wand der Harnblase und des Rectosigmoid nach Exzision eines Endometrioseherdes sind nicht an allen operativen Zentren etabliert.

Die *Vorteile* des endoskopischen Zugangsweges im Vergleich zur konventionellen Laparotomie liegen in der weitaus geringeren körperlichen Belastung für die betroffene Frau. Die postoperative Darmlähmung und das Ausmaß der Wundschmerzen sind reduziert. Der Klinikaufenthalt und die Dauer der Arbeitsunfähigkeit sind wesentlich verkürzt, eine störende lange Narbe im Unterbauch wird vermieden und das Risiko der Neubildung postoperativer Adhäsionen ist nach endoskopischen Eingriffen aufgrund des in der Regel geringen peritonealen Defektes zahlenmäßig wesentlich niedriger

Tabelle 12. Endoskopischer Zugangsweg für die Resektion von Organmanifestationen der Endometriose

Schwierigkeitsgrad	
einfach	*anspruchsvoll*
Exzision peritonealer Herde	Fimbrienplastik
Adhäsiolyse	Resektion einer Douglasendometriose
Salpingo- und Ovariolyse	Resektion eines retrocervikalen Adenomyoms
Exzision einer Endometriosezyste im Ovar	Exzision einer Blasenendometriose
Ovarektomie	Keil- oder Segmentresektion aus dem Rectosigmoid
Salpingektomie	Appendektomie

als nach Laparotomie. Dazu kommt, dass durch die Übertragung auf den Monitor bei der Videolaparoskopie die Detailauflösung der Strukturen tief im kleinen Becken erhöht ist. Diesen Vorteilen stehen auch *Nachteile* gegenüber, wie das Risiko einer Gefäß- oder Darmverletzung durch das blinde Eingehen mit den endoskopischen Instrumenten im Nabelbereich, vor allem bei voroperierten Frauen. Todesfälle durch Verbluten aufgrund versehentlicher Anpunktion eines großen Gefäßes im Retroperitoneum oder durch Luftembolie wurden berichtet. Dennoch überwiegen die Vorteile bei weitem die Nachteile. Daher sollte ein operativer Eingriff zur Sanierung einer Endometriose wann immer möglich auf endoskopischem Wege erfolgen.

Die Entscheidung, ob bei einem ausgedehnten Endometriosebefall im kleinen Becken mit peritonealen Verklebungen, Endometriomen in den Ovarien, zahlreichen peritonealen Implantanten und möglicherweise zusätzlich extragenitalen Manifestationen eine endoskopische Operation durchgeführt werden kann, ist von der Erfahrung und Ausbildung des Operateurs, seinem Assistenzteam und Instrumentarium abhängig. Derart anspruchsvolle endoskopische Operationen müssen regelmäßig praktiziert und verfeinert werden, um einen gleichbleibend hohen Standard zu gewährleisten. In den deutschsprachigen Ländern hat sich eine Reihe von operativen Zentren auf die Durchführung endoskopischer Eingriffe mit gehobenem Schwierigkeitsgrad spezialisiert. Es mag durchaus Manifestationen der Endometriose geben, die in einem auf endoskopische Eingriffe spezialisierten Zentrum über operative Laparoskopie komplett exzidiert werden können, während in einem eher konventionell ausgerichteten Zentrum der Situs für endoskopisch inoperabel gehalten wird. Solche widersprüchlichen Anschauungen über den adäquaten Zugangsweg spiegeln das unterschiedliche Training und den Ausbildungsstand der Operateure wieder und müssen als solche akzeptiert werden. Die Durchführung einer Laparotomie zur Sanierung einer ausgedehnten pelvinen Endometriose ist kein Fehler, und eine vollständige Resektion aller Herde und Entfernung aller Adhäsionen über Laparotomie ist sicherlich einer unvollständigen endoskopischen Operation vorzuziehen.

5.3.2 Laparotomie

Bei dem heute zur Verfügung stehenden Instrumentarium für die endoskopische Chirurgie sollte eine Laparotomie als Zugangsweg nur zurückhaltend indiziert und *besonderen Situationen vorbehalten* sein, wie bei mehrfach voroperierten Frauen, ausgedehnten Verwachsungen im Sinne eines „frozen pelvis" oder großen bilateralen Endometriomen im Ovar mit begleitenden Manifestationen in anderen Organen. Auch bei der Exzision einer stenosierenden Endometriose des Rectosigmoid mit Wandinfiltration, der Sanierung einer Ureterenendometriose mit Harnstau oder eines Befalls des Dünndarms oder des Zwerchfells wird vielfach dem konventionellen Zugangsweg der Vorzug gegeben. Wenn immer möglich, sollte ein suprasymphysärer Querschnitt durchgeführt und ein kosmetisch störender medianer Längsschnitt im Unter- oder Mittelbauch vermieden werden. Nach einem medianen Längsschnitt bleibt eine gut sichtbare Narbe, die nicht unter einem Bikini verborgen werden kann, auch ist das Risiko für die Neubildung von Adhäsionen nach Längsschnitt mit 40–50% wesentlich höher als nach suprasymphysärem Querschnitt (25–30%). Pelvine Adhäsionen können sich nachteilig auf die Fertilität auswirken, wenn sie die Umgebung von Tuben und Ovarien betreffen, und die Durchführung eines späteren Baucheingriffes erheblich erschweren. Auch eine Teilresektion des Rectum mit Anastomose ist über einen Querschnitt durchführbar, da die Resektion eines von Endometriose befallenen Segmentes nicht onkologischen Standards genügen muss. In der Regel reichen freie orale und aborale Resektatränder aus, und ein Sicherheitsabstand zum Ort des Endometriosebefalles der Darmwand braucht nicht eingehalten zu werden.

5.3.3 Vaginaler Zugangsweg

Der vaginale Zugangsweg ist nur für die Exzision eines endometriotischen Befalls der Vaginalwand geeignet. Da es sich bei einer *Scheidenendometriose* häufig um einen in die Vagina eingebrochenen Befall des Septum rectovaginale handelt, ist ein alleiniger vaginaler Eingriff zur vollständigen Exzision des Herdes meist nicht ausreichend.

5.3.4 Vaginale sonographisch gesteuerte Punktion

Eine Anpunktion eines Endometrioms in den Ovarien von der Vagina aus mit *Aspiration* des durch die Zystenwand eingeschlossenen Sekretes ist geeignet, bei durch das Endometriom bedingten Beschwerden kurzfristig Linderung zu verschaffen. Allerdings bleibt die Membran der zystischen Ovarendometriose intakt, und durch anhaltende Proliferation und Sekretion des ektopen Endometriums der Zystenwand kommt es in >50% der Fälle nach vaginaler Aspiration des Zysteninhaltes zur erneuten Füllung und somit zum Rezidiv der Zyste. Die Anpunktion und Aspiration einer zystischen Ovarendometriose kann in Analgosedierung oder Lokalanästhesie des oberen Scheidengewölbes erfolgen. Punktionsversuche eines Adenomyoms im Septum rectovaginale oder einer Douglasendometriose sind nur zur Gewinnung von Gewebe zur histologischen Untersuchung geeignet, haben aber keinen therapeutischen Effekt, da in der Regel kein Sekret aus einem derartigen, aus endometriotischen Drüsen und Stroma, Fibrose und glatter Muskulatur bestehenden Knoten aspiriert werden kann.

5.4 Operationen bei Organmanifestationen

In Abhängigkeit vom befallenen Organ ergeben sich bei der operativen Sanierung typische Besonderheiten. Natürlich können hier nicht alle denkbaren Lokalisationen Berücksichtigung finden.

5.4.1 Myometrium

Die Adenomyose des Myometriums ist nur in ihrer umschriebenen Form als *Adenomyom* unter Erhaltung des Uterus operabel. Dagegen ist eine diffuse Durchsetzung der Uteruswand durch Endometriose operativ nicht sanierbar. Die korrekte präoperative Erkennung der Adenomyose ist schwierig. Die präoperative Diagnostik bedient sich in erster Linie der *vaginalen Sonographie*. Als sonographische Kriterien gelten eine inhomogene Textur oder kleinzystische Umwandlung des Myometriums, ein kugelig erscheinender Uterus und ein unscharfer Endometriumreflex (Bromley et al 2000). Bei der Exzision eines Adenomyoms ist zu bedenken, dass anders als bei einem intramuralen Myom keine kapselartige Begrenzung existiert, sondern die knotige Adenomyose geht fließend in das gesunde Myometrium über. Eine *Resektion „im Gesunden"* ist zwar anzustreben, aber in vielen Fällen unter Erhalt der Fertilität nicht möglich, da das Ausmaß der Resektion mit freien Resektaträndern entweder durch die Nähe zu den Abgängen der Tuben limitiert wird oder nach vollständiger Resektion ein großer myometraner Defekt mit entsprechend hohem Rupturrisiko in einer späteren Schwangerschaft resultieren würde.

Das technische Vorgehen bei der Exzision einer umschriebenen Adenomyose des Myometriums ähnelt dem operativen Vorgehen bei der *Myomektomie*. Nach möglichst makroskopisch vollständiger Resektion des Adenomyoms wird der verbleibende myometrane Defekt möglichst rasch unter Verzicht auf zeitraubende blutstillende Maßnahmen mit einer fortlaufenden Naht mit dünnem monofilem Faden zweischichtig verschlossen. Die erste tiefe Nahtreihe reicht bis zum Endometrium, idealerweise ohne dieses mit zu fassen, und die zweite oberflächliche Nahtreihe verschließt das serosanahe Myometrium und den Serosaüberzug des Uterus. Die endoskopische Durchführung des Eingriffs ist anspruchsvoll, und zum spannungsfreien Nahtverschluss des Myometriums wird von vielen Operateuren eine Minilaparotomie favorisiert. Mit einer geplanten Konzeption sollte nach einer solchen Operation einige Zyklen gewartet werden. Ein alternatives Operationsverfahren, das allerdings mit dem Verlust der Fertilität einhergeht, ist die *Endometriumablation*. Hierdurch kann in >50% der Frauen eine Reduktion der pelvinen Schmerzen und der Dysmenorrhoe erreicht werden.

5.4.2 Peritoneum

Zur Beseitigung pelviner Schmerzen und von Adhäsionen und zur Verbesserung der Fertilität bei ungewollter Kinderlosigkeit ist eine *möglichst vollständige Zerstörung* aller sichtbaren peritonealen Herde anzustreben (Abb. 1). Die sicherste Methode für die vollständige Entfernung ist die *Exzision* der Herde mit einer mechanischen Schere, einer Koagulationsschere oder einem CO_2-Laser. Dazu wird das peritoneale Implantat gefasst und nach ventral gezogen, wodurch sich die peritoneale Oberfläche der Umgebung anspannt und das Implantat von den umgebenden Strukturen des Retroperitoneums distanziert wird. Auf diese Weise werden wichtige Strukturen im retroperitonealen Fettgewebe, insbesondere Ureter und iliakale Gefäße, geschont. Die Begrenzung des peritonealen Herdes ist an seiner roten oder blau-schwarzen Farbe und der fibrotischen Konsistenz erkennbar. Nun wird das peritoneale Implantat „im Gesunden" durch Durchtrennung des Peritoneums und des lockeren subperitonealen Fettgewebes aus seiner Umgebung gelöst. Herde auf dem Blasendach werden in ähnlicher Weise von der muskulären Blasenwand gelöst. Der verbleibende peritoneale Defekt verschließt sich innerhalb weniger Tage, ein Nahtverschluss ist nicht erforderlich. Alternativ können oberflächliche peritoneale Implantate auch durch *Koagulation* mit dem Punktkoagulator oder durch *Laservaporisation* zerstört werden. Bei der zeitsparenden Zerstörung durch Elektrokauterisation oder Vaporisation

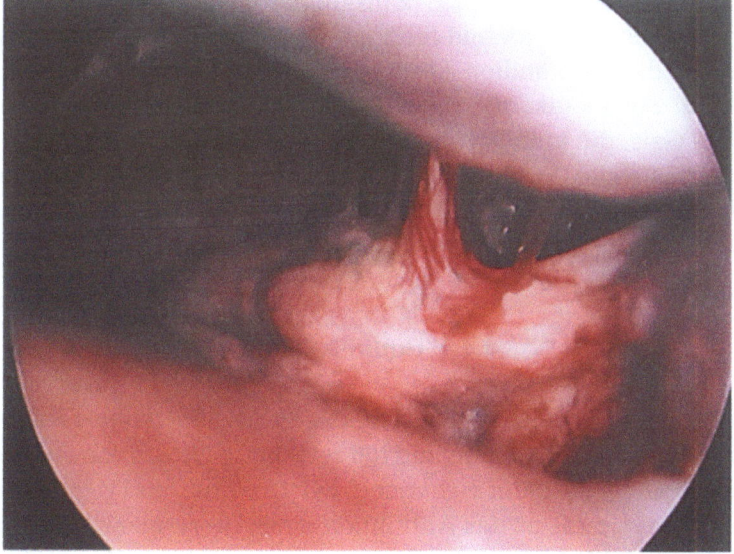

Abb. 1. Peritoneale Endometrioseherde in verschiedenen Stadien mit dichten, zum Teil fibrinösen, zum Teil auch vaskularisierten Adhäsionen der Hinterwand des Uterus mit der Beckenwand

ist die fehlende Gewinnung von Material für die histologische Begutachtung von Nachteil, auch eignen sich diese Methoden nur für die Zerstörung peritonealer Herde von geringer Tiefenausdehnung (wenige mm). Die Exzision der peritonealen Implantate hat gegenüber den anderen Methoden den Vorteil, dass Material für die histologische Aufarbeitung gewonnen wird. Da eine erhebliche Variabilität zwischen den einzelnen gynäkologischen Operateuren bei der visuellen Diagnosestellung der Endometriose besteht, hat die laparoskopische Exzision gegenüber der Koagulation oder Vaporisation den Vorteil der größten diagnostischen Genauigkeit.

In seltenen Fällen kann ein massiver und rezidivierender *Aszites* durch Endometriose bedingt sein (Spitzer et al. 1995). Die Therapie der Wahl besteht in der Unterdrückung der Ovarfunktion, bevorzugt durch hormonelle Zyklusblockade mit GnRH-Agonisten.

5.4.3 Adhäsionen

Adhäsionen werden mit der Schere, mit dem CO_2-Laser oder mit dem Ultracision®-System, sofern vorhanden, *durchtrennt*, wenn sie die Sicht auf das kleine Becken verdecken, Ursache für pelvine Schmerzen darstellen oder die Beweglichkeit von Tuben und Ovarien einschränken. Die Wahrscheinlichkeit der erneuten Formation von gelösten Adhäsionen ohne entsprechende medikamentöse Prophylaxe ist hoch (> 50%). Eine vollständige Adhäsiolyse ist zwar wünschenswert, aber in vielen Situationen nicht zu erzielen, da entweder aufgrund der Lokalisation der Verwachsungen ein Bezug zum geklagten Beschwerdebild fehlt oder der präparatorische und zeitliche Aufwand für die vollständige Lösung der Adhäsionen als zu hoch eingeschätzt wird. Zur medikamentösen *Prophylaxe postoperativer Adhäsionen* eignen sich Gels, die kurz vor dem Ende des Eingriffs in das kleine Becken gefüllt werden, oder Flecken zur Abdeckung peritonealer Läsionen. Die breite Anwendung solcher Barrieremethoden zur Adhäsionsprophylaxe wird allerdings durch die hohen Kosten limitiert.

5.4.4 Douglas-Raum

Die Resektion oberflächlicher peritonealer Herde im Douglas-Raum erfolgt wie oben beschrieben. Flächige und tief reichende Implantate erfordern eine ausgedehnte Exzision unter Schonung der Ureteren und des Rectum. Zur Anteversion des Uterus ist das Anbringen eines Uterusmanipulators von der Vagina her empfehlenswert, zur Entfaltung des Douglas-Raumes kann zusätzlich eine rektale Sonde eingeführt und diese in dorsaler Richtung bewegt werden. Vor der Durchführung einer ausgedehnten endoskopischen Resektion von Endometrioseherden im Douglas-Raum ist eine Orientierung über den Verlauf der Ureteren empfehlenswert. Sie sind am Ort der Kreuzung mit den iliakalen Gefäßen leicht zu identifizieren und können nun in ihrem oberen pelvinen Verlauf unter dem viszeralen Peritoneum bis zur Kreuzung der uterinen Gefäße verfolgt werden. Meist erfolgt die peritoneale Resektion kaudal der Ureteren in der Höhe der sakrouterinen Ligamente. Die *Ligg. sacrouterina* können durch endometriotischen Befall bis auf Fingerdicke aufgetrieben sein. Ihre komplette Resektion ist ohne Gefahr für die mechanische Stabilität des Uterus möglich. Die *Exzision befallener sakrouteriner Ligamente* erfolgt nach Inzision der peritonealen Flächen an beiden Seiten, Unterminierung, Mobilisation im lockeren präsakralen Fettgewebe durch bipolare Koagulation und Durchtrennung am uterinen und am rectumnahen Ansatz. Das Präparationsgebiet befindet sich medial des Ureters und oberhalb der Vasa uterina. Durch die vollständige Resektion tief infiltrierender Endometrioseherde im Bereich der Ligg. sacrouterina lassen sich Dysmenorrhoe und tiefe Dyspareunie in > 80% der Frauen bessern (Chapron et al. 1999).

Eine flächige *Verlötung der peritonealen Oberflächen* des Douglas-Raumes wird vorsichtig mit der mechanischen oder Koagulationsschere oder dem Laser gelöst, bis die in der Tiefe verborgenen Endometrioseherde auf dem Peritoneum und auf der Vorderwand des Rectum sichtbar und vorsichtig exzidiert werden können. Die Inzisionslinie verläuft über die Basis der Ligg. sacrouterina über die Darmwand, auf dem gesunden Peritoneum der lateralen Beckenwand und quer über die Zervix oberhalb des Punktes, an dem sie der Vorderwand des Rectosigmoids anhaftet (Redwine 1992). Ziel des Eingriffs ist die Entfernung der Herde im Douglas-Raum, auf der Vorderwand des Rectum und auf den Ligg. sacrouterina. Eine vollständige Dissektion der peritonealen Flächen ist nicht erforderlich und in vielen Fällen auch nicht mehr möglich. Das Rectum muss zu den Seiten hin mobilisiert werden. Eine vollständige Entfernung aller Herde sollte angestrebt werden, da anderenfalls bei der Mehrzahl die Schmerzen persistieren (Reich et al. 1991). Die Rezidivrate nach 5 Jahren nach kompletter Exzision beträgt etwa 20% (Redwine 1991).

5.4.5 Septum rectovaginale

Die komplette Resektion eines Endometrioseherdes im Septum rectovaginale unter Erhaltung der Fertilität, also mit Belassung des Uterus, stellt eine operative Herausforderung dar und gehört zu den technisch anspruchsvollsten Operationen in der Frauenheilkunde. Die besondere Schwierigkeit bei der Durchführung des Eingriffs ergibt sich aus der Nähe des Knotens zur *Rectumwand*, der er manchmal unmittelbar aufliegt, und aus der meist fibrotischen Fixierung des Herdes mit der Hinterwand der Cervix und dem oberen Scheidengewölbe. Durch die zugleich häufig bestehende narbige

Verlötung des Douglas-Raumes ist bereits das Erreichen des Resektionsgebietes mühsam und zeitaufwendig. Es ist empfehlenswert, die Ureteren in ihrem gesamten pelvinen Verlauf darzustellen und nach Bedarf mechanische Hilfsmittel zur Manipulation des Uterus, des Rectum und des oberen Scheidengewölbes zu verwenden, um die Darstellung des Operationsgebietes zu verbessern, wie Uterusmanipulator, rectale Sonde oder Stieltupfer in der Vagina. Die Vordiagnostik besteht zumindest in einer vaginalen, bevorzugt auch endorectalen Sonographie, mit der in den Händen eines erfahrenen Untersuchers >80% der Endometrioseherde im Bereich der Ligg. sacrouterina und >90% im Septum rectovaginale korrekt diagnostiziert werden (Fedele et al. 1998). Zunächst werden die meist zusätzlich vorhandenen Verklebungen des Douglas-Raumes mit der Präparierschere oder mit dem Laser vorsichtig gelöst, bis die Sicht auf die Oberfläche des peritonealen Überzuges des Douglas-Raumes frei wird. Fibrotische Vernarbungen zur Hinterwand des Corpus und der Cervix werden scharf gelöst. Sodann wird das Douglasperitoneum hinter dem hinteren Scheidengewölbe und vor der Rectumwand inzidiert und der Knoten im lockeren Fettgewebe des Septum rectovaginale aufgesucht. Zur Exzision des Endometrioseherdes präpariert man vorsichtig auf der streifigen Muskelschicht der Rectumwand abwärts, bis das distale Ende des Herdes erscheint. Die Begrenzung des Knotens ist meist aufgrund des Farb- und Konsistenzunterschiedes gut erkennbar, da sich der derbe weißliche Knoten sowohl inspektorisch als auch palpatorisch gut vom lockeren gelben pararektalen Fettgewebe unterscheiden lässt. Die *Präparationsebene* befindet sich dorsal der Ureteren und unterhalb der sacrouterinen Ligamente, so dass eine Präparation zur Seite hin in Richtung der lateralen Parametrien und der Rectumpfeiler bis zu den internen iliakalen Gefäßen möglich ist. Zur vollständigen Resektion eines tiefsitzenden Knotens im Septum rectovaginale ist manchmal die Entfernung eines Stückes der dorsalen Vaginalwand erforderlich. Der entstehende vaginale Defekt kann dann mit Einzelknopfnähten adaptiert und zur Ausleitung einer retroperitonealen Drainage verwendet werden. Bei der vaginalen Inspektion sind Endometrioseherde im Septum rectovaginale meist oberhalb der dorsalen Vaginalwand in Höhe des hinteren Scheidengewölbes gelegen, reichen aber praktisch nie bis in das mittlere oder gar untere Scheidendrittel nach kaudal.

In spezialisierten Zentren gelingt eine vollständige Exzision einer tief infiltrierenden Endometriose im Septum rectovaginale im Rahmen eines endoskopischen Eingriffs in >90% der Frauen (Koninckx et al. 1996). Aufgrund der Schwierigkeit des Eingriffs wird von vielen Operateuren die Laparotomie als Zugangsweg favorisiert, zumal in 5–10% der Fälle mit einer zusätzlichen Darmresektion gerechnet werden muss. Zu den Komplikationen der Resektion eines Endometrioseherdes im Septum rectovaginale gehören Verletzungen des Ureters (<1%), postoperative Perforation des Rectosigmoid mit begleitender Peritonitis (2–3%) und rectovaginale Fisteln.

5.4.6 Tube

In Abhängigkeit von der Lokalisation des Befalles gibt es zahlreiche Manifestationen der *Tubenendometriose*. Eine kolbige Auftreibung der Wand der isthmischen Partie der Tube wird als *Salpingitis isthmica nodosa* (SIN) bezeichnet (Abb. 2). Die Bedeutung der SIN liegt in der Auslösung eines proximalen Tubenverschlusses oder zumindest Tubenschadens als Grundlage für eine mechanisch bedingte ungewollte Kinderlosigkeit. Als mögliche Ursache für pelvine Schmerzen dürfte die SIN dagegen nur eine untergeordnete Rolle spielen. Zur Wiederherstellung der Fertilität ist eine Exzision des betroffenen Wandabschnittes mit Anastomose der Mucosa, Muscularis und Serosa der proximalen und distalen Segmente unter mikrochirurgischen Bedingungen mit feinstem Nahtmaterial oder auch endoskopisch technisch durchführbar. Allerdings sind die Resultate im Hinblick auf die Rate spontaner intrauteriner Konzeptionen ungünstig. Daher wird beim Vorliegen einer SIN, meist im Rahmen weiterer pelviner Manifestationen der Endometriose, heute statt einer operativen Intervention zur Wiederherstellung der Fertilität der Durchführung der assistierten Reproduktion (IVF-ET) aus tubarer Indikation der Vorzug gegeben. Alternativ kann auch beim Vorliegen einer SIN durch Verkleinerung der stenosierenden Endometrioseherde als Folge einer medikamentösen Zyklusblockade die mechanische Passagefähigkeit der Tube wenigstens zeitweilig wiederhergestellt werden. Auch über eine transuterine Dilatation einer durch SIN proximal verschlossenen Tube wurde berichtet.

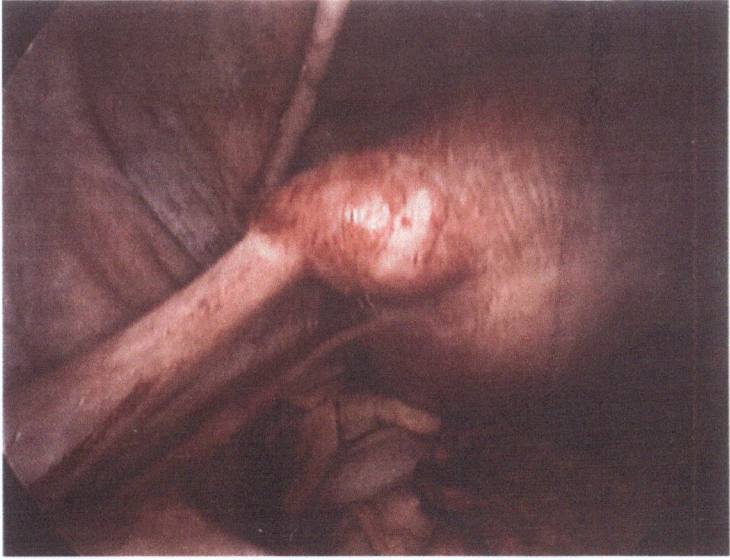

Abb. 2. Kolbige Auftreibung der isthmischen Partie der linken Tube durch Tubenendometriose (sog. Salpingitis isthmica nodosa)

Nach *Tubensterilisation* kommt es bei etwa 3–4% der Frauen zur Ausbildung einer Tubenendometriose (Schmeisser et al. 1996). Die Tubenendometriose nach Sterilisation imponiert als bläulich-livide Auftreibung der Tubenwand unmittelbar proximal des koagulierten oder resezierten Segmentes.

Beim Befall der distalen Tube kommt es entweder zur Stenose oder zur Okklusion der Fimbrie, zum Befall der Wand der Ampulle oder zur Ausbildung einer Hämatosalpinx. Eine Phimose oder ein *Verschluss der Fimbrie* (Abb. 3) ohne begleitende Wandinfiltration der Ampulle kann operativ endoskopisch oder mikrochirurgisch eröffnet werden. Dazu wird die verengte oder verschlossene Fimbrie kreuzförmig mit der Schere oder mit der Elektrode inzidiert und die entstehende Öffnung mit feinstem Nahtmaterial an der Außenwand der Ampulle fixiert. Die Wahrscheinlichkeit einer intrauterinen Konzeption nach einer derartigen Fimbrioplastik (Salpingostomie) ist günstig, wenn die Schleimhaut der Tube noch weitgehend intakt ist und keine weiteren Stenosen und kein zusätzlicher Wandbefall durch Endometriose vorliegen. Ein distaler Tubenverschluss ohne begleitende Hydro- oder Hämatosalpinx kommt in der Regel nicht als Ursache für pelvine Schmerzen in Betracht.

Bei einer Durchsetzung der Tubenwand durch Endometriose und Kinderwunsch kann eine Exzision des betroffenen Segmentes mit Anastomose unter mikrochirurgischen Bedingungen oder endoskopisch durchgeführt

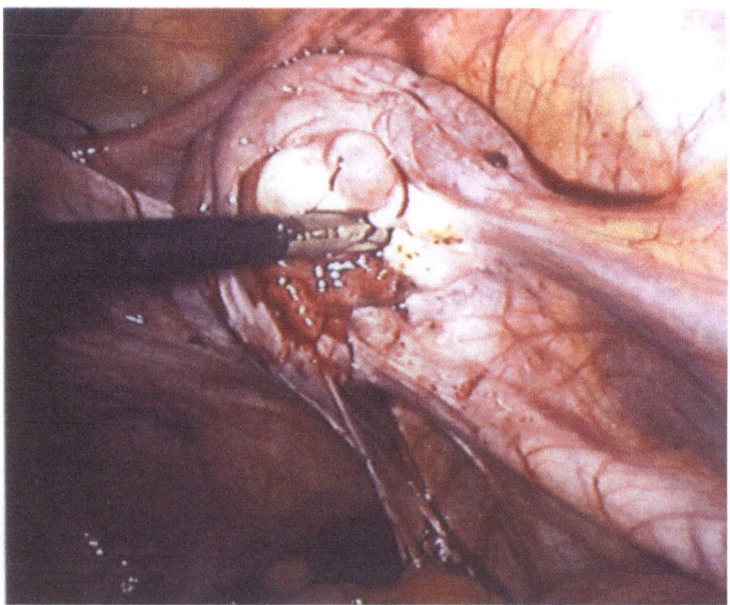

Abb. 3. Phimotische Verengung der Fimbrie der rechten Tube, die in ihrer ganzen Länge fest mit der Oberfläche des Ovars verwachsen ist, dichte peritubare und periovarielle Adhäsionen und braune Endometrioseherde auf der Kapsel des rechten Ovars

werden. Allerdings dürfte die resultierende Wahrscheinlichkeit für eine intrauterine Konzeption unter der Schwangerschaftsrate nach mehreren Zyklen einer assistierten Reproduktion liegen, so dass ein Befall der Tubenwand mit Stenose und Funktionsverlust aufgrund Endometriose heute in der Regel nicht einer operativen Korrektur zugeführt wird, sondern eine tubare Indikation für IVF-ET darstellt.

Beim Vorliegen einer zystischen Erweiterung der Tube mit Anfüllung von wasserhellem (Hydrosalpinx) oder hämorrhagischem Sekret (Hämatosalpinx) ist die Funktion der Tube aufgrund des gleichzeitig vorliegenden proximalem und distalem Verschlusses und der Abflachung und Rarefizierung der Tubenmucosa weitgehend zerstört. Auch bei einer Frau mit Kinderwunsch ist beim Vorliegen einer *Hydrosalpinx* oder *Hämatosalpinx* die Salpingektomie indiziert. Diese Empfehlung basiert auf der Beobachtung, dass die Hydro- und Hämatosalpinx eine chronische Salpingitis unterhalten und zusammen mit den meist bestehenden peritubaren Adhäsionen durchaus wiederholte pelvine Schmerzen auslösen kann. Dazu kommt, dass die Rate spontaner intrauteriner Konzeptionen nach operativer (mikrochirurgischer oder endoskopischer) Eröffnung einer Hydro- oder Hämatosalpinx bei gleichzeitig erhöhtem Risiko für ektope Gravidität enttäuschend niedrig ist.

5.4.7 Ovar

Beim Vorliegen einer *Ovarendometriose* ist das Ovar häufig in den Douglas-Raum geschlagen und dort mit der seitlichen Beckenwand oder mit der Tube durch Verwachsungen fixiert. Zur Resektion eines Endometrioseherdes muss das Ovar zunächst aus dem Douglas-Raum stumpf oder scharf mit der Schere mobilisiert werden. Zur *Luxation* aus dem Douglas-Raum fasst man das Ovar am besten am nicht gefäßführenden Lig. ovarii proprium und vermeidet eine Manipulation an der Tube und am Lig. suspensorium ovarii (Lig. infundibulopelvicum), das die Vasa ovarica enthält. Zur Resektion einer zystischen Ovarendometriose (Abb. 4) empfiehlt es sich, das Ovar entweder seitlich auf dem Lig. rotundum oder in der Mittellinie auf dem retrovertierten Uterus wie auf einem „Operationstisch" abzulegen. Manchmal kommt es bereits bei der Luxation eines am seitlichen viszeralen Peritoneum fixierten Ovars zur versehentlichen Eröffnung einer Endometriosezyste mit Entleerung des zähen braunen Inhalts (Abb. 5). Die unbeabsichtigte Eröffnung eines Endometrioms bei der Adhäsiolyse und Mobilisation des Ovars ist nach unserer Erfahrung in vielen Fällen nicht zu vermeiden. Da ein ovarielles Endometriom wahrscheinlich eine durch Invagination der Ovarkapsel entstandene und durch Adhäsionen apikal sekundär verschlossene Pseudozyste darstellt, ist eine unbeabsichtigte Eröffnung des Endometrioms im Bereich des fibrotischen Verschlusses bei der intraoperativen Manipulation auch aufgrund der Genese der „Zyste" gut erklärbar.

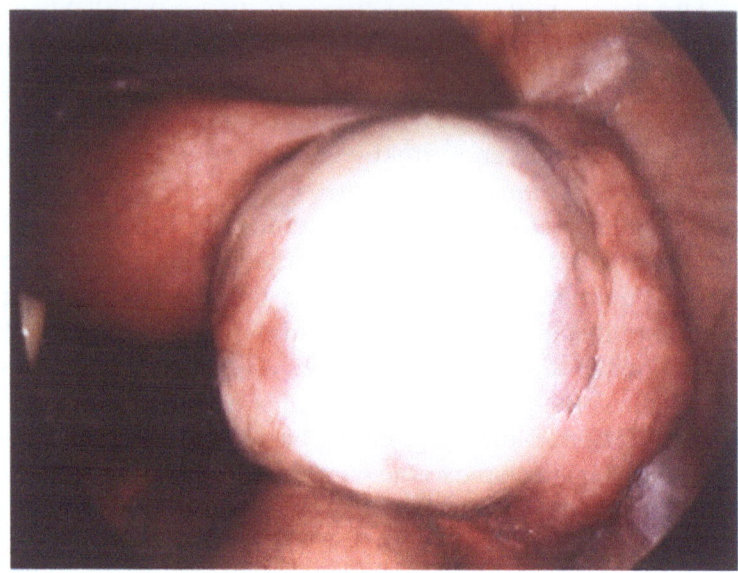

Abb. 4. Auftreibung der Kapsel des rechten Ovars, dessen Durchmesser etwa 5 cm beträgt, durch eine zystische Ovarendometriose (Endometriom)

Zur Resektion der zystischen Ovarendometriose ist eine bloße *Abpunktion oder Fensterung* in der Regel nicht ausreichend, da es durch die fortgesetzte Proliferation und Sekretion der intakten Zystenmembran in > 50% der Fälle zu einer erneuten Anfüllung des Endometrioms innerhalb einiger Zyklen kommt. Statt dessen empfiehlt sich eine weitgehende oder vollständige Resektion oder Zerstörung der das hämorrhagische Sekret umgebenden Membran. Im Hinblick auf die Vermeidung eines unerwünschten späteren Rezidivs der Ovarendometriose ist die *komplette Resektion der Membran* das sicherste Verfahren. Da andererseits die Membran des Endometrioms auch ohne Therapie innerhalb von Monaten bis Jahren einer spontanen Regression und Resorption anheimfällt, ist eine vollständige Resektion der das Endometriom umhüllenden Membran in vielen Fällen verzichtbar. Die Wahrscheinlichkeit für eine Reoperation aufgrund eines Endometrioserezidivs im Ovar nach kompletter Exzision liegt bei etwa 25% (Saleh et al. 1999), die kumulative Rezidivrate nach 2 Jahren beträgt etwa 20%, die Wahrscheinlichkeit für die Wiederkehr von Dysmenorrhoe und Dysmenorrhoe nach kompletter Resektion ebenfalls etwa 20%. Rezidive können auf das Vorhandensein eines zweiten Endometrioms oder einer tief infiltrierenden Endometriose im ipsilateralen Ovar oder auf eine Neubildung des Endometrioms in einem Follikel oder einer funktionellen Zyste zurückzuführen sein. Entsprechend der Genese eines ovariellen Endometrioms in einem Follikel lässt sich durch hormonelle Zyklusblockade und Unterdrückung der

Follikelreifung die Wahrscheinlichkeit für das Wiederauftreten eines Endometrioms senken. Das kumulative *Rezidivrisiko* nach kompletter Exzision und hormoneller Nachbehandlung beträgt etwa 12% in 4 Jahren und steigt mit der Zeitspanne seit der Operation (Busascca et al. 1999). Das Vorliegen einer schweren Endometriose im Stadium IV nach der rAFS Klassifikation, ein großer Durchmesser des Endometrioms und vorausgegangene operative Eingriffe sind prognostisch ungünstige Faktoren für die Ausbildung eines Rezidivs. Mit der *malignen Entartung* einer zystischen Ovarendometriose ist nur in extrem seltenen Fällen (<1%) zu rechnen (Nishida et al. 2000). Allerdings stellt das zahlenmäßig geringe Risiko einer malignen Transformation ein gewisses Argument für eine vollständige Resektion der Zystenmembran dar.

Zur *Exzision eines Endometrioms* wird zunächst, sofern es nicht bereits während der Mobilisation des Ovars zu einer versehentlichen Eröffnung der Pseudozyste gekommen ist, die Tunica albuginea über dem prominenten Endometriom möglichst gegenüber oder zumindest weit entfernt vom Ovarhilus gespalten und die Membran des intakten Endometrioms dargestellt. Nun versucht man, durch stumpfe Manipulation, Zug an der Tunica albuginea oder Aquaedissektion die derbe Wand des Endometrioms vom rötlichen Ovargewebe zu trennen. Häufig kommt es im Zuge dieser Präparation doch zum Einreißen der Zystenwand mit Ablaufen des schokoladenartigen Inhalts, und die intakte *Enukleation* einer zystischen Ovarendometriose gelingt in der Regel nur bei kleinen zystischen Befunden <4 cm im Durch-

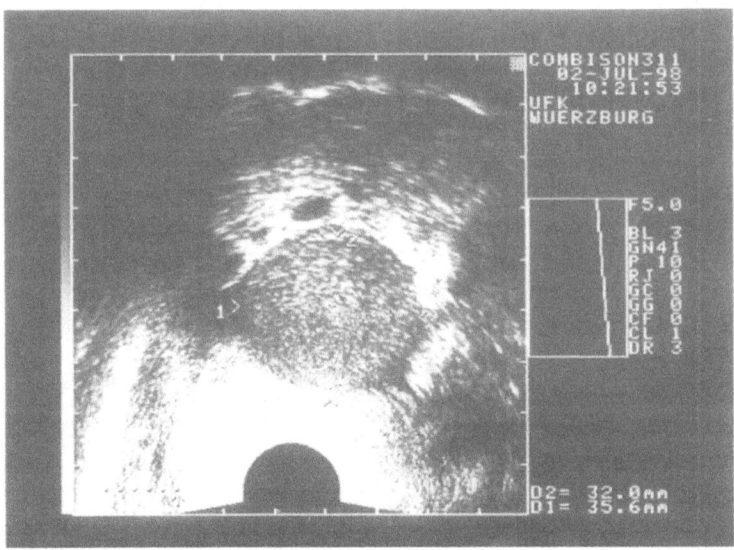

Abb. 5. Darstellung einer gut 3 cm großen zystischen Ovarendometriose (Endometriom) mit homogenen Binnenstrukturen in der vaginalen Sonographie

messer. Meist lässt sich die derbe Wand des Endometrioms unblutig vom umgebenden Ovargewebe trennen, allenfalls in der Nähe des Ovarhilus kommt es zu einer Sickerblutung, die durch bipolare Koagulation versorgt wird. Die übrige Resektion der Zystenwand erfolgt dann mit zwei Fasszangen, die das zu erhaltende Restovar und die Zystenmembran fassen und durch Zug zur Seite voneinander lösen. Bei der Enukleation einer großvolumigen Endometriosezyste kann die Membran auch auf einer Fasszange aufgewickelt und so aus dem Restovar herausgezogen werden. Bei der Verwendung eines CO_2-Lasers wird die Zystenmembran an der Trennschicht zum übrigen Ovargewebe herausgeschnitten. Die resezierte Zystenmembran geht zur histologischen Untersuchung. Der resultierende Defekt in der Tunica albuginea kann durch Endonähte adaptiert werden, jedoch ist ein Nahtverschluss nicht obligat. Anschließend erfolgt die gründliche Reinigung des kleinen Beckens mit der Spüldrainage zur Entfernung des hämorrhagischen Sekretes.

Alternativ zur beschriebenen kompletten Exzision einer Endometriose kann auch die Membran nur teilreseziert und die verbleibenden Reste entweder belassen, durch bipolare Koagulation oder Fixation in Äthanol zerstört werden. Im Hinblick auf das Rezidivrisiko der Ovarendometriose sind die *Koagulation der Zystenwand* und die Fixation in Äthanol gegenüber der vollständigen Exzision als gleichwertig anzusehen. Allerdings ist die Koagulation der Innenwand der Zyste im Hinblick auf die Dauer des schmerzfreies Intervalles der kompletten Resektion unterlegen (Beretta et al. 1998). Ob das Intervall bis zur ersten spontanen Konzeption nach Exzision oder nach Koagulation der Wand der Endometriosezyste verkürzt ist, wird in der Literatur kontrovers beurteilt (Hemmings et al. 1998). Sicherlich spielen für die Wahrscheinlichkeit einer Konzeption zahlreiche andere Faktoren eine Rolle, so dass derartige statistische Vergleiche nur bedingt aussagekräftig sind. Da das Risiko eines Rezidivs der Endometriosezyste von der Größe des intakten Rests der belassenen Zystenmembran und der zyklischen Aktivität der glandulären Elemente im auskleidenden Epithel abhängig ist, sollte bei der Entscheidung über das Ausmaß der Resektion der Zystenmembran auch der Grad der Proliferation und Vaskularisation der Wand berücksichtigt werden. Für die Entstehung eines Endometrioserezidivs im Ovar kann allerdings auch das Vorliegen einer tief infiltrierenden Endometriose oder eines zweiten, bei der Operation übersehenen Endometrioms im Ovar verantwortlich sein. Daher ist vor der operativen Entfernung einer zystischen Ovarendometriose eine genaue sonograpische Beurteilung des betroffenen Ovars obligat.

Vesikuläre, papulöse oder flächige rote oder blau-schwarze Herde auf der Ovaroberfläche werden in gleicher Weise wie peritoneale Endometrioseherde durch Exzision, Koagulation oder Vaporisation behandelt.

5.4.8 Rectum und Rectosigmoid

Etwa 70% aller intestinalen Endometriosen betreffen das Rectosigmoid, und in etwa 80% sind zusätzliche Manifestationen im inneren Genitale vorhanden (Verspyck et al. 1997). Beim Befall des Sigma oder – häufiger – des Rectum ist eine Infiltration lediglich der Serosa, der Tunica muscularis und der Mucosa zu unterscheiden. Die Endometriose des Rectosigmoid im eigentlichen Sinne ist definiert als *Infiltration der Tunica muscularis*. Die Auflagerung peritonealer Herde auf dem Serosaüberzug des Darmes erfüllt nicht die Kriterien der Darmendometriose (Weed et al. 1987). Allerdings können auch peritoneale Implantate auf der Serosa des Dickdarmes zu einer narbigen Verziehung und partiellen Stenosierung führen. Nur die transmurale Infiltration mit Durchbruch durch die Mucosa in das Lumen manifestiert sich in zyklischen Blutungen oder Blutauflagerungen auf dem Stuhl. Allerdings kann die Darmendometriose auch bei postmenopausalen Frauen vorkommen, bei denen die Zyklusabhängigkeit der Symptome dann fehlt. Aufgrund der zahlreichen möglichen Differentialdiagnosen ist die korrekte präoperative Erkennung der Darmendometriose eine klinische Herausforderung, da sie zahlreiche andere Darmerkrankungen imitieren kann (Tabelle 13).

Die *präoperative Diagnostik* besteht in der Durchführung einer Sigmoidoskopie oder Coloskopie, einer Kontrastdarstellung des Colon und fakultativ einer endorectalen Sonographie. Zur Beschreibung einer Wandinfiltration und deren Tiefe sind sowohl das CT als auch das MRT wenig geeignet. Für die Darmendometriose typische Befunde bei der Coloskopie sind tumorähnliche rötliche Wucherungen der Mucosa oder Submucosa, Stenosen oder Strikturen des Lumens, Polypen oder Fissuren (Yantiss et al. 2001). Ischämische Veränderungen und segmentale kolitische Symptome können vorkommen. Zur Klärung der Infiltrationstiefe in die Tunica muscularis des Rectums ist die endorectale Sonographie am besten geeignet (Roseau et al. 2000). Besteht aufgrund typischer Symptome in Verbindung mit sonographischen und radiologischen Befunden der Verdacht auf eine infiltrierende Endometriose des Rectosigmoid, ist eine präoperative antibiotische und isotonische Darmspülung indiziert. Die Operation ist endoskopisch oder konventionell über Laparotomie durchführbar, allerdings verlangt die spannungsfreie Adaptation der Ränder einer *Darmanastomose* eine subtile endoskopische

Tabelle 13. Differentialdiagnosen bei der präoperativen Erkennung der Darmendometriose

– Divertikulose und Divertikulitis	– Tuboovarialabszess
– Appendizitis	– Irritables Colon
– Enteritis regionalis Crohn	– Colon-Ca.

Nahttechnik, die nicht in allen operativen gynäkologischen Abteilungen verfügbar ist. Zur Entfernung einer wandinfiltrierenden oder -stenosierenden Endometriose stehen die Keil- und die Segmentresektion zur Verfügung. Betroffen ist in der Regel die Vorderwand. Bei der Planung des Eingriffes und der Radikalität ist der Wunsch nach einer vollständigen Resektion aller Herde abzuwägen gegen das Komplikationsrisiko einer Darmanastomose im Hinblick auf postoperative Adhäsionen, Ausbildung einer lokalen oder generalisierten Peritonitis, Nahtinsuffizienz und Bildung einer kolovaginalen Fistel bei einer prinzipiell benignen und nicht lebensbedrohlichen Erkrankung. Allgemein gültige Empfehlungen zum Ausmaß der Resektion gibt es nicht. Manche Operateure führen nur bei einer weitgehenden Stenose des Lumens eine Darmresektion mit Anastomose durch und beschränken sich bei einer oberflächlichen Infiltration der Tunica muscularis auf eine Abschabung der Herde von der Darmwand oder eine Keilresektion (Tabelle 14).

Bei der *Keilresektion* wird im Rahmen einer operativen Laparoskopie, Laparotomie oder eines vaginalen Eingriffs ein quergestelltes Stück aus der Vorderwand des Darmes mit dem Skalpell oder dem elektrischen Messer reseziert und der entstehende Defekt mit feinen Einzelknopfnähten mit monofilen Fäden der Stärken 3 x 0 oder 4 x 0 quer verschlossen. Der Abstand zwischen den Nähten beträgt nur wenige mm, um eine Insuffizienz der Anastomose zu vermeiden. Bei der *Segmentresektion* wird ein kleines Segment des Sigma (Sigmateilresektion) oder des Rectum (anteriore Rectumresektion) mit dem infiltrierenden Herd exzidiert und das orale und aborale Ende mit Nahtmaterial oder mit Klammern aus einem Stapler aneinandergefügt. Die Anastomose kann auf abdominalem oder transanalem Weg erfolgen. Der Eingriff ist von einem geübten Team auch *laparoskopisch assistiert* mit extraperitonealer handgeknüpfter Anastomose durchführbar; die durchschnittliche Operationszeit beträgt 2–3 h (Anaf et al. 2000). Bei ausgedehntem Befall des Rectums und der Vagina ist auch eine laparoskopisch assistierte vaginale Resektion praktiziert worden (Possover et al. 2000). Das Ausmaß der Resektion ist üblicherweise geringer als bei der Resektion eines Colon-Ca., bei der ein gewisser Sicherheitsabstand in beiden Richtungen eingehalten und daher der kranial und kaudal der Resektion gelegene

Tabelle 14. Chirurgische Verfahren bei der Resektion einer Endometriose des Dickdarmes (Rectum, Rectosigmoid, Coecum) in Abhängigkeit von der Art der Infiltration der Darmwand

Verfahren	Wandinfiltration
Abschabung der Herde von der Tunica muscularis	teilweise
Keilexzision	transmural
Resektion mit Anastomose	langstreckig

Darmabschnitt mobilisiert werden muss. In der Regel beschränkt man sich bei der Resektion eines intra- oder transmuralen Endometrioseknotens auf eine Resektion „im Gesunden" ohne ausgedehnten Sicherheitsabstand, so dass auch die Mobilisation des Mesenterium des Sigma weniger ausgedehnt erfolgt als bei onkologischen Eingriffen am Dickdarm. Im Anschluss an die Anastomisierung kann die Dichtigkeit durch Einbringung eines Farbstoffes in das Darmlumen überprüft werden. Die postoperative Nachbehandlung besteht in Nahrungskarenz über einige Tage mit anschließendem langsamem Kostaufbau. Eine antibiotische Prophylaxe ist sinnvoll. Durch die Darmteilresektion kommt es in 60–80% der Frauen zu einer Linderung pelviner Schmerzen und der Dysmenorrhoe (Turnwald et al. 1998).

5.4.9 Harnblase

Der Befall des Harntraktes ist definiert als tiefe oder vollständige *Infiltration der Blasenmuskulatur* oder partielle oder vollständige Obstruktion der Ureteren durch Endometriose. Das Vorhandensein von peritonealen Implantaten auf dem Peritoneum der Excavatio vesicouterina oder auf dem Blasendach erfüllt dagegen trotz der unmittelbaren Nähe zur Harnblase nicht die Kriterien der Blasenendometriose. Die in die Tunica muscularis infiltrierende Endometriose der Harnblase ist relativ selten (<1% aller Frauen mit Endometriose). Sie entsteht in der Regel durch Penetration eines peritonealen Endometrioseherdes am Boden der Excavatio vesicouterina durch das viszerale Peritoneum in das Blasendach und durch die Tunica muscularis und die Mucosa in das Lumen. Die *typischen Symptome* sind Hämaturie, Pollakisurie und zyklische Dysurie, meist in Kombination mit Dysmenorrhoe und Dyspareunie. Allerdings kann die Endometriose der Blasenwand auch beschwerdefrei verlaufen. Zyklische Blutungen aus der Urethra entstehen erst bei einer Penetration der Mucosa in das Lumen der Harnblase hinein. Die häufige extramucosale Endometriose der Blasenwand kommt zwar als Ursache für zyklische oder chronische pelvine Schmerzen, jedoch nicht für Hämaturie in Frage. Die *präoperative Diagnostik* besteht in der Zystoskopie, abdominalen Sonographie der ableitenden Harnwege, vaginalen Sonographie des inneren Genitale und fakultativ Infusionsurogramm und MRT. Ein Endometrioseknoten an der Blasenwand ist bei schlanker und entspannter Bauchdecke als derbes Infiltrat vor dem Uterus zu tasten. Er ist meist am Blasendach in unmittelbarer Nachbarschaft zur Vorderwand des Uterus lokalisiert. Histologisch findet man eine *Hyperplasie der glatten Muskulatur* der Harnblase, so dass die histologischen Befunde bei der Blasenendometriose Ähnlichkeiten mit einer Adenomyose des Septum rectovaginale aufweisen. Die Blasenendometriose ist in 35% der Fälle mit einem Befall des Septum rectovaginale kombiniert (Donnez et al. 2000).

Die endometriotische Infiltration der Harnblase wird ebenso wie der Befall anderer Hohlorgane „im Gesunden" reseziert. In der Regel ist die Begrenzung des Herdes durch den Kontrast im morphologischen Aspekt des Gewebes (grauweiße Farbe der Endometriose und rotviolette Farbe der Blasenmuskulatur) und den Konsistenzunterschied zwischen dem meist faserreichen Endometrioseherd und der weichen Blasenwand gut erkennbar. Für die Schonung der Ureteren ist eine Orientierung über die Lokalisation der Ureterostien unerlässlich. In der Regel sind die Ostien der am Blasenboden mündenden Ureteren allerdings einige cm von der – meist das Blasendach befallenden – Endometriose entfernt. Bei Bedarf kann das Ureterostium durch einen Ureterenkatheter markiert werden. Eine routinemäßige präoperative Uretschienung ist sinnvoll, um eine versehentliche Einbeziehung der Wand des Ureters in die Endonaht zum Verschluss der Blasenwand zu vermeiden, erscheint aber nicht zwingend erforderlich. Für die Resektion wird das Peritoneum des Blasendaches eröffnet und die Harnblase vom umgebenden Bindegewebe disseziert. Die Blase wird sodann durch Zystotomie eröffnet und der befallene Wandabschnitt mit der mechanischen oder elektrischen Schere oder einem CO_2-Laser ausgeschnitten. Der nach der Resektion verbleibende transmurale Defekt wird fortlaufend einschichtig mit feinem monofilem Nahtmaterial 4 x 0 verschlossen. Bei uns hat sich die endoskopische Resektion der Blasenendometriose als partielle Zystektomie mit fortlaufender *einschichtiger Endonaht* bewährt. Die Endonaht wird an den beiden Enden mit Clips fixiert. Die durchschnittliche Operationszeit beträgt etwa 2 h. Postoperativ führen wir eine suprapubische Harnableitung über 5–7 Tage, bei großem Defekt auch bis zu 14 Tage durch. Die laparoskopische komplette Exzision des Endometrioseherdes in der Harnblase führt meist auch ohne anschließende hormonelle Zyklusblockade zu einem Verschwinden der Symptome (Chapron et al. 2000). Das Rezidivrisiko ist niedrig und beträgt nur wenige %. Über eine maligne Transformation eines Endometrioseherdes in der Harnblase mit der Entstehung eines klarzelligen Adeno-Ca. wurde als Kasuistik berichtet (Balat et al. 1996).

5.4.10 Ureter und Niere

Die endometriotische Ummauerung der Ureteren mit *Wandinfiltration* führt typischerweise zu einer Stenose des prävesikalen Abschnittes des Ureters wenige cm von der Einmündung in die Harnblase entfernt mit konsekutiver Hydronephrose und – bei längerem Bestehen – progressivem Funktionsverlust der Niere. Die Symptome sind in der Regel die der langsam progredienten einseitigen Hydronephrose, jedoch kann es auch zu einem stummen Funktionsverlust der betroffenen Niere ohne richtungsweisende Symptome kommen. 65% der Ureterendometriosen betreffen die linke Seite (Vercellini et al. 2000). Vor einer endoskopischen oder konventionellen Operation eines ausgedehnten pelvinen Endometriosebefalls ist daher eine Untersuchung der Nieren und ableitenden Harnwege zumindest über Sonographie, besser im Infusionsurogramm oder Computertomogramm zum Ausschluss einer Ureterendometriose empfehlenswert. Bei ausgedehnter Abflussstörung ist die präoperative Anlage einer perkutanen Nephrostomie indiziert (Ross et al. 1998). Die präparatorische Darstellung des stenosierten Bezirkes ist häufig durch eine diffuse retroperitoneale Fibrose erschwert. Eine ausgedehnte *Ureterolyse* mit Mobilisierung des an der Beckenwand fixierten Ureters ist meist erforderlich. Alle sichtbaren endometriotischen und fibrotischen Herde werden exzidiert oder vaporisiert. Beim Vorliegen einer partiellen oder vollständigen *Obstruktion* des Ureters besteht die Therapie entweder in der Exzision des befallenen Segmentes mit spannungsfreier Adaptation der kranialen und kaudalen Enden mit Einzelknöpfen aus feinem Nahtmaterial 4 x 0, wodurch aber ein Kalibersprung mit nachfolgender Harnabflussstörung resultieren kann, oder besser in einer *Neueinpflanzung* des proximalen der Stenose gelegenen Ureterabschnittes in die Harnblase mit blindem Verschluss des distalen Endes. Auch die Ureternaht wird an einigen spezialisierten Zentren auf endoskopischem Wege durchgeführt. In der Mehrzahl der Fälle wird aber, in Verbindung mit anderen Zusatzeingriffen bei ausdehntem pelvinen Endometriosebefall, eine Laparotomie als Zugangsweg gewählt. In der postoperativen Phase wird der ungestörte Harnabfluss über einen intraoperativ applizierten Ureterenkatheter über einige Wochen gewährleistet.

Der endometriotische Befall der Nieren stellt eine extreme Rarität dar (Chinegwundoh et al. 1995). Endometriale Zellverbände können auf dem Lymph- oder Blutweg oder über peritonealen Transport die parenchymatösen Organe des Oberbauches erreichen und dort in seltenen Fällen zu einer symptomatischen Endometriose führen. Die Therapie besteht in der teilweisen oder kompletten Nephrektomie.

5.4.11 Appendix

Der endometriotische Befall der Appendix betrifft meist die Serosa, gelegentlich kommt es auch zu einem Einwachsen der Implantate in die Muskulatur und zur Bildung einer Mucocele (O'Sullivan et al. 2001). Flächige fibrotische Implantate, wie sie für den Befall der Wand des Rectosigmoid typisch sind, oder unregelmäßig begrenzte höckrige derbe Knoten, die für die tief infiltrierende Endometriose im Spatium rectovaginale charakteristisch sind, findet man beim Befall der Appendix in der Regel nicht. Die Endometriose der Appendix führt zu intermittierenden oder chronischen rechtsseitigen Unterbauchschmerzen. Die bildgebende Diagnostik liefert meist nur unspezifische Befunde. Die Symptome werden häufig als „Blinddarmreizung", „chronische Appendizitis" oder funktionelle Darmbeschwerden verkannt. Bei der Erhebung der Anamnese durch einen chirurgischen

Fachkollegen wird die im Vergleich zur akuten Appendizitis seltene Endometriose in der Regel nicht in die differentialdiagnostischen Überlegungen einbezogen. Meist wird daher die Diagnose erst intraoperativ oder anlässlich der histologischen Begutachtung des Operationspräparates gestellt. Die Therapie besteht in der endoskopischen oder konventionellen Appendektomie.

5.4.12 Dünndarm

Der im Gegensatz zur Endometriose des Rectosigmoid seltene *Befall der Dünndarmwand* (0,5% aller Frauen) führt zu abdominellen Schmerzen und Koliken, Symptomen des Subileus und bei Einbruch in das Lumen zyklischen Blutungen in den Darmtrakt mit blutigen Auflagerungen auf dem Stuhl (Shinohara et al. 2001). Eine Invagination des durch endometriotischen Befall stenosierten terminalen Ileums wurde als Kasuistik berichtet (Mittermayr et al. 1999). Mit Ausnahme der zyklischen Darmblutungen sind die Symptome keineswegs richtungweisend für eine Endometriose, so dass die Diagnose meist präoperativ nicht gestellt wird. Auch die diagnostischen Verfahren, wie abdominale Sonographie, Computertomographie oder radiologische Dünndarmpassage, liefern keine charakteristischen Befunde (Dmowski et al. 2001). Die Endometriose des terminalen Ileum scheint gehäuft bei Frauen mit Enteritis regionalis Crohn vorzukommen (Craninx et al. 2000). Die Therapie besteht in der Resektion des befallenen Segmentes mit primärer End-zu-End Anastomose. In ausgewählten Zentren wird eine Dünndarmresektion auch im Rahmen eines endoskopischen Eingriffes durchgeführt. Dazu wird die betroffene Darmschlinge durch einen erweiterten Einstich vor die Bauchdecken gebracht, die Resektion vorgenommen, die Darmenden mit feinem monofilem Nahtmaterial entweder mit fortlaufender Naht oder mit Einzelknopfnähten aneinandergefügt und die anastomosierte Darmschlinge nach Adaptation des Mesenteriums wieder in die Peritonealhöhle verlagert.

5.4.13 Zwerchfell und Leber

Im Rahmen einer ausgedehnten extragenitalen Endometriose finden man gelegentlich auch Implantate auf dem Zwerchfell. In der Peritonealhöhle existiert ein Flüssigkeitsstrom im Uhrzeigersinn, der durch die fortgesetzte Darmperistaltik unterhalten wird. Durch diesen passiven Transport werden durch retrograde Menstruation in das kleine Becken gelangte endometriale Zellverbände innerhalb von wenigen Stunden in den Oberbauch und auf das Zwerchfell transportiert. Der Befall des Zwerchfells kann *asymptomatisch* sein oder Schmerzen im Oberbauch, im Epigastrium oder in den Schultern verursachen (Cooper et al. 1999). Bei einer Penetration durch das Zwerchfell mit Befall des Pleuraspalts entstehen ein Pneumo- und Hämatothorax. Die *Zwerchfellendometriose* wird aufgrund ihrer Seltenheit meist nicht in die differentialdiagnostischen Überlegungen mit einbezogen, und die Diagnose wird als Zufallsbefund intraoperativ im Rahmen einer Laparoskopie oder Laparotomie gestellt. Meist findet man multiple (2-5) Herde bevorzugt im Bereich der rechten Zwerchfellkuppel. Die Therapie besteht in der Exzision der Herde. Oberflächliche Herde (nur Befall der peritonealen Oberfläche ohne Infiltration der Muskulatur) werden mit einem CO_2-Laser vaporisiert oder koaguliert, tiefe Herde (Befall des Zwerchfellmuskels) werden scharf reseziert (Mangal et al. 1996). Eine Verletzung des N. phrenicus oder eine Perforation der muskulären oder bindegewebigen Partie des Zwerchfells ist zu vermeiden, da bei iatrogener Eröffnung des darüber gelegenen Pleuraspalts ein Pneumothorax resultiert.

Das Vorkommen eines Endometrioseherdes in der Leber ist eine ausgesprochene Rarität (Chung et al. 1998). Die zystischen Implantate können eine Größe von 6 cm erreichen. Aufgrund der Seltenheit wird die korrekte Diagnose präoperativ in der Regel nicht gestellt, und die Operation erfolgt unter der Annahme eines Hämangioms oder einer singulären Zyste. Auch über eine zystische Endometriose im distalen Pankreas wurde als seltene Kasuistik berichtet (Verbeke et al. 1996).

5.4.14 Thorax

Der endometriotische *Befall der Pleurablätter und des Lungenparenchyms* entsteht vermutlich entweder auf dem Lymphweg durch eine Durchwanderung vitaler endometrialer Zellen durch Defekte im Zwerchfell aus der Peritonealhöhle in den Pleuraraum, mit dem sie durch einen ständigen lymphogenen Transport verbunden ist, oder auf dem Blutweg durch eine Mikroembolisation endometrialer Zellverbände in pelvine Venen. Besonders bei einer durch Endometriose bedingten Aszitesbildung kommt es häufig zur Ausbildung einer pleuralen und pulmonalen Endometriose. Der endometriotische Befall der Pleura manifestiert sich in der wiederholten oder zyklischen Ausbildung von blutigen Pleuraergüssen und wiederholten Pneumo- und Hämatothorax (van Schil et al. 1996). Fast immer ist die rechte Seite betroffen. Endometrioseherde im Lungenparenchym mit Anschluss an das Bronchialsystem können zyklischen blutigen Auswurf zur Folge haben. Die präoperative Diagnostik besteht in Röntgenübersichtsaufnahme und CT der Lunge und in Abhängigkeit von der Lokalisation Bronchoskopie und Thorakoskopie. Aufgrund der Seltenheit des Befalles von Lunge und Pleura und der Tatsache, dass das vielgestaltige Bild der Endometriose den behandelnden internistischen und thoraxchirurgischen Fachkollegen in der Regel nicht geläufig ist, wird die Diagnose meist erst im Rahmen einer pathologischanatomischen Begutachtung eines bei einer Bronchoskopie oder Thorakoskopie gewonnenen Biopsates oder einer resezierten Segmentes oder Subsegmentes gestellt. Die Therapie der pulmonalen Endometriose besteht in der Pleurodese bei diffusem Befall der Pleurablätter und in der Segment- oder Subsegmentresektion bei pulmonalem oder bronchialem Befall (Lee et al. 1997). Ein Befall der thorakalen Aorta durch Endometriose wurde als extrem seltene Lokalisation berichtet (Notzold et al. 1998).

5.4.15 Nabel

Die Nabelendometriose entsteht wahrscheinlich durch Durchwanderung vitaler endometrialer Zellen, die entweder durch intraperitonealen Transport oder durch lokale Ausbreitung aus einem subumbilikalen Endometrioseherd durch die bindegewebige Nabelplatte die Haut erreichen. Die meisten Frauen haben einen Baucheingriff, eine Schwangerschaft oder eine Nabelhernie in der Vorgeschichte (Zollner et al. 2003). Alternativ kann die Entstehung einer Endometriose in einer subumbilikalen Narbe auch auf eine vorausgegangene Entfernung uteriner Gewebestücke im Rahmen einer operativen Laparoskopie mit iatrogener Verschleppung endometrialer Zellen während des operativen Eingriffs zurückzuführen sein (Koninckx et al. 2000). Das Leitsymptom sind zyklische oder wiederholte Blutungen aus dem Nabel. Die Nabelendometriose imponiert als flächige dunkelrote Infiltration oder glattes Knötchen in der Tiefe des Nabels mit langsamem Größenwachstum über Monate bis Jahre. Im Mittelalter wurden Frauen mit zyklischen Nabelblutungen der Hexerei bezichtigt und als Hexen verbrannt. Die Therapie besteht in der lokalen Exzision mit Verschluss der Faszie zur Prophylaxe einer späteren Nabelhernie und Rekonstruktion des Nabels. Eine Sonderform ist die Endometriose in einem subumbilikalen Einstich laparoskopischer Instrumente.

5.4.16 Narben

In Narben in unterschiedlicher Lokalisation nach Baucheingriffen wurde das Auftreten faserreicher Endometrioseherde beobachtet. Diesen Narben ist gemeinsam, dass es sich in der Regel um *Eingriffe am Uterus* oder mit *Eröffnung des Uterus* handelte, wie z.B. eine Sectio caesarea, Hysterektomie, Myomektomie oder Amniozentese oder eine Operation zur Resektion einer Endometriose (Pöhls et al. 2000). Auch über die Entstehung eines Endometrioseknotens in der Einstichstelle eines Trocars für endoskopische Operation wurde berichtet (Wakefield et al. 1996; Healy et al. 1995). Die Erklärung für die Implantation ektoper endometrialer Zellverbände in einer Narbe besteht darin, dass endometriale Zellen durch intraoperative Manipulation versehentlich in die Wundfläche der Inzision verschleppt werden. *Typische Lokalisationen* der Narbenendometriose sind die Pfannenstiel- oder Längsschnittnarben nach einer Sectio caesarea. Die Inzidenz einer Narbenendometriose nach einer Sectio caesarea beträgt <2%. In der Mehrzahl der Fälle liegen keine begleitenden Herde im inneren Genitale vor. Die Entstehung der Endometriose in Operationsnarben unterscheidet sich somit von der an anderen Lokalisationen insofern, als sie auf eine *iatrogene Verschleppung endometrialer Zellen* während des operativen Eingriffs aus dem Uterus in die Bauchdecken zurückzuführen ist. Während beim Auftreten einer extragenitalen Endometriose an Lokalisationen innerhalb der Peritonealhöhle zu vermuten ist, dass weitere Implantate im kleinen Becken vorliegen, ist dies bei der Narbenendometriose nicht unbedingt der Fall. Im Gegenteil, der Herd in einer Operationsnarbe kann die einzige Manifestation einer extragenitalen Endometriose darstellen.

Das Intervall zwischen dem operativen Eingriff und der Manifestation einer Narbenendometriose ist recht variabel und beträgt 6 Monate – 10 Jahre. Sie imponiert als langsam wachsende, *derbe und dolente Schwellung* von 2–5 cm Größe im subkutanen oder subfaszialen Gewebe, das sich bei der Exzision als faserreicher, mit kleinen hämorrhagischen Zysten durchsetzter Tumor mit unscharfer Begrenzung darstellt (Abb. 6). Zyklische Veränderungen der Größe und der Schmerzhaftigkeit werden nur von einem geringen Teil der Frauen berichtet (Nirula et al. 2000). Die Narbenendometriose bereitet meist erhebliche *diagnostische Schwierigkeiten*. Aufgrund ihrer Selten-

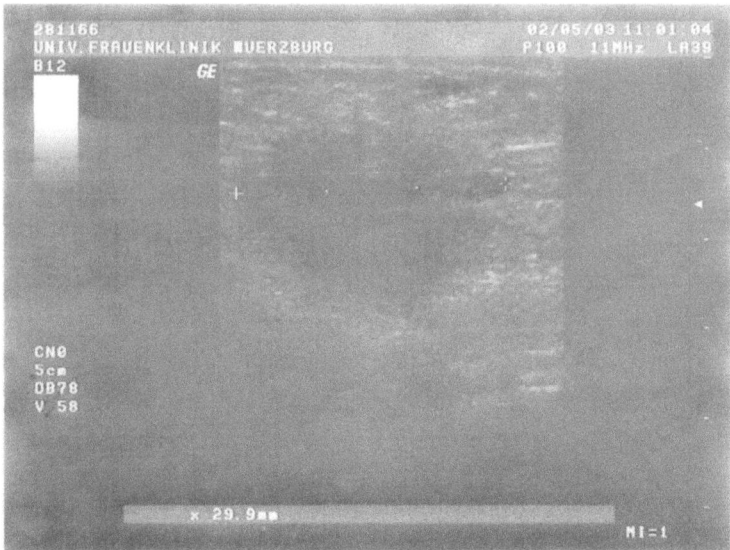

Abb. 6. Darstellung einer etwa 3 cm großen Narbenendometriose am lateralen Pol einer Pfannenstielnarbe nach Sectio caesarea in der abdominalen Sonographie

heit wird die korrekte Diagnose meist erst intra- oder postoperativ gestellt. Dazu kommt, dass die Narben- oder Inzisionsendometriose zwar in der gynäkologischen Literatur als eigene Entität bekannt ist, jedoch wird sie von allgemein- oder abdominalchirurgisch tätigen Kollegen vielfach nicht in ihre diagnostischen Überlegungen mit einbezogen. Als Differentialdiagnosen kommen Fadengranulome, Lipome, Abszesse, Narbenhernien, benigne und maligne Weichteiltumore und Metastasen intraperitonealer Malignome in Betracht. Die präoperative Diagnostik kann sich beim Vorliegen in einer typischen Lokalisation in einer Sectionarbe auf eine abdominale Sonographie der Bauchdecken und eine vaginale Sonographie des inneren Genitale beschränken. Weitergehende kostspielige bildgebende Verfahren, wie z.B. MRT, sind nicht erforderlich. Die Therapie besteht in der *vollständigen Exzision* unter Eröffnung der alten Narbe, wobei Rezidive an gleicher Stelle auch noch einige Jahre später möglich sind. Eine maligne Entartung einer Narbenendometriose in einer Sectionarbe wurde als seltene Kasuistik berichtet (Gucer et al. 1999; Markopoulos et al. 1996).

5.4.17 Perineum

Endometrioseherde im Bereich des Dammes dürften in der Regel auf eine Verschleppung endometrialer Zellverbände mit dem Menstrualblut oder mit den Lochien in eine Geburtsverletzung, z.B. in die Narbe nach einer Episiotomie oder einem Dammriss, zurückzuführen sein. Über die Entstehung einer posttraumatischen Endometriose der Vulva nach einem stumpfen Trauma der Vulva wurde als seltene Kasuistik berichtet (Katz et al. 1996). Diese Lokalisationen weisen darauf hin, dass der Entstehungsmechanismus auf einer *antegraden Menstruation* mit Transport endometrialer Zellen über die genitalen Wege in die Wundfläche einer Verletzung, meist einer Geburtsverletzung, beruhen dürfte. Die Genese der perinealen Endometriose mit Verschleppung ähnelt daher in gewisser Weise der Narbenendometriose in einer Laparotomienarbe, allerdings mit dem Unterschied, dass die endometrialen Zellen nicht durch iatrogene Manipulation bei der Operation, sondern mit den Lochien in die Wunde gelangt sind. Die Symptome bestehen in zyklischen Schmerzen und der Ausbildung einer zyklusabhängigen Schwellung im Dammbereich. Sofern die Diagnose nicht bereits durch das klinische Bild gesichert erscheint, können zusätzliche bildgebende Verfahren, wie perineale Sonographie und CT, eingesetzt werden. Die Therapie besteht in der vollständigen Exzision, wodurch in der Regel eine definitive Sanierung erreicht werden kann (Liang et al. 1996). Eine hormonelle Zyklusblockade kann zur Linderung der Beschwerden eingesetzt werden. Eine Beteiligung des M. sphincter ani externus kann vorkommen; zur Versorgung ist wie bei der Sphincterinsuffizienz nach Dammriss III. Grades eine Sphinkterplastik erforderlich (Dougherty et al. 2000). Die maligne Entartung eines perinealen Endometrioseherdes in einer Narbe viele Jahre später wurde als seltene Kasuistik berichtet (Todd et al. 2000).

5.4.18 Muskulatur

Ein Befall der Muskulatur der Bauchwand wurde in einzelnen Fallberichten beschrieben. Ein Endometrioseherde in den Mm. recti abdominis kann durch lokale Progression einer Narbenendometriose aus einer Laparotomienarbe, beispielsweise nach Sectio caesarea, entstehen (Toullalan et al. 2000). Endometrioseherde in der Bauchwand können aber auch ohne vorausgegangene operative Eingriffe in einem intakten Muskel vorkommen (Bedi et al. 1997). Die Diagnose lässt sich klinisch aufgrund der zyklischen Schmerzen und Größenzunahme stellen. Ein Befall der Muskulatur in der Leiste ist durch Penetration peritonealer Endometrioseherde aus dem Inguinalkanal oder aus einer inguinalen Hernie erklärbar. Die Therapie besteht in der vollständigen Exzision.

5.4.19 Peripheres und zentrales Nervensystem

In der Literatur wurde über das vereinzelte Auftreten einer zyklischen Neuropathie und Radikulopathie der unteren Extremität berichtet. Die Symptome bestehen in zyklusabhängigen Schmerzen, muskulärer Schwäche und Sensibilitätsverlust im Ausbreitungsgebiet des N. ischiadicus, N. femoralis und der lumbosakralen Nerven (Zager et al. 1998), wahrscheinlich durch eine Infiltration durch tief infiltrierende Endometrioseherde im Retroperitoneum oder im Leistenkanal. Die Therapie besteht in der Exzision der Herde. Die Symptome sprechen auch auf eine endokrine Therapie an.

Zyklusabhängige Kopfschmerzen und wiederholte subarachnoidale Blutungen können auf einen Endometrioseherd im Spinalkanal zurückzuführen sein (Duke et al. 1995). Die Symptome verschwinden unter einer hormonellen Zyklusblockade.

5.5 Radikale Sanierung

Aufgrund der relativen Häufigkeit von Rezidiven der Endometriose ist in manchen Situationen ein radikaler operativer Eingriff mit Organverlust oder sogar mit Auslöschung der Fertilität indiziert. Erfahrungsgemäß wird bei etwa 15–20% der Frauen mit Endometriose im Verlauf der Erkrankung nach zahlreichen operativen Interventionen und medikamentösen Therapiezyklen aufgrund fortbestehender pelviner Schmerzen eine Hysterektomie ohne oder mit beidseitiger Adnexektomie indiziert. Der Entschluss zu einer derart weitreichenden Exzstirpation der Genitalorgane ist durch die relative Beschwerdefreiheit, die in der Mehrzahl der Fälle nach radikaler Operation zu erzielen ist, gerechtfertigt.

5.5.1 Ovarektomie

Bei Frauen mit abgeschlossenem Familienbild und > 40 Jahre sprechen beim Vorliegen einer Ovarendometriose einige Argumente für die Durchführung einer einseitigen Ovarektomie oder Adnexektomie anstelle der zur Konservierung der Fertilität bei jungen Frauen bevorzugten Ovarzystexstirpation. Durch eine Ovarektomie wird die Entstehung eines ipsilateralen Rezidivs einer Ovarendometriose sicher verhindert. Bekanntlich kommt es auch bei makroskopisch vollständiger Resektion eines ovariellen Endometrioms unter Erhaltung eines Restovars aufgrund des gleichzeitigen Vorliegens einer zweiten Endometriosezyste oder einer tief infiltrierenden Endometriose im ipsilateralen Ovar zum Rezidiv, das einen erneuten operativen Eingriff erforderlich macht. Durch die Ovarentfernung entfällt auch die Notwendigkeit zur Durchführung einer hormonellen Zyklusblockade als Nachbehandlung. Gleichzeitig wird durch eine einseitige Ovarentfernung bei einer Frau > 40 Jahre das Menopausenalter nur um durchschnittlich 1–2 Jahre vorverlegt. Die Vorverlegung des vegetativen, psychischen und organischen Menopausensyndroms um einen derart überschaubare Zeitraum ist zumutbar und stellt keinen wesentlichen Nachteil dar.

5.5.2 Hysterektomie

Bei abgeschlossenem Familienbild und nach Versagen hormoneller Therapieversuche mit Zyklusblockade ist bei anhaltender und unerträglicher Dysmenorrhoe, Dyspareunie und pelvinen Schmerzen eine abdominale oder vaginale *Hysterektomie* in vielen Fällen die Therapie der Wahl und geeignet, eine bleibende Schmerzfreiheit zu erzielen (Tabelle 15). Insbesondere

Tabelle 15. Indikationen für die Hysterektomie zur definitiven chirurgischen Sanierung der Endometriose

- Schwere Endometriose (Stadium III der EEC oder IV der revidierten AFS-Klassifikation)
- Abgeschlossenes Familienbild
- Wiederholte, rezidivierende oder unerträgliche Schmerzen, ständiger Analgetikabedarf
- Versagen früherer operativer und medikamentöser Therapiezyklen

beim Vorliegen einer Adenomyose des Myometriums ist eine Hysterektomie allen anderen konkurrierenden Verfahren überlegen. Zwar ist auch durch eine hysteroskopische Ablation des Endometriums eine Blutungsfreiheit und durch eine laparoskopische oder konventionelle uteruserhaltende Exzision eines Adenomyoms manchmal eine Reduktion der pelvinen Schmerzen zu erzielen. Jedoch liegt bei der Adenomyose meist eine diffuse Durchsetzung des Myometriums vor, so dass eine weitgehende Schmerzfreiheit durch die Resektion eines prominenten Adenomyoseknotens meist nicht möglich ist. Eine strenge Altersgrenze für die Indikation zur Hysterektomie wegen Endometriose oder/und pelviner Schmerzen gibt es nicht. Jedoch sollte die Hysterektomie bei jungen Frauen < 30 Jahren nur mit großer Zurückhaltung angewendet werden (McDonald et al. 1999), da in dieser Altersgruppe häufig eine Symptomfreiheit nicht zu erzielen ist und gleichzeitig die definitive Auslöschung der Fertilität durch den Verlust des Uterus als äußerst nachteilig empfunden wird.

Etwa 10–15% aller Frauen mit Endometriose in den Stadien III oder IV erhalten im Verlauf der Erkrankung eine Hysterektomie. Chronische pelvine Schmerzen stellen in etwa 15% der Fälle die hauptsächliche Indikation für die Durchführung einer Hysterektomie dar. Allerdings ist vor der unkritischen Anwendung der Hysterektomie zur Besserung oder Behebung pelviner Schmerzzustände zu warnen. Zum einen werden durch die Uterusexstirpation ovarielle oder peritoneale Endometrioseherde nicht beseitigt, zum anderen hinterlässt jeder abdominelle Eingriff Verwachsungen und Narben des Peritoneums, die ihrerseits zu Irritationen des Darmes oder zu intermittierenden pelvinen Schmerzen Anlass geben können. Die wesentlichen *Nachteile* der Erhaltung eines oder beider Ovarien bei der Hysterektomie bestehen in dem erhöhten Risiko für ein symptomatisches Rezidiv der Endometriose und für anhaltende pelvine Schmerzen mit der Konsequenz einer Reoperation mit erhöhtem operativem Risiko aufgrund des Voreingriffs. Tatsächlich kommt es nach der Durchführung einer Hysterektomie wegen pelviner Schmerzen nur bei 75% der Frauen zu einer Schmerzfreiheit und bei 5% sogar zu einer Verschlimmerung der Beschwerden (Hillis et al. 1995). Nach abdominaler und besonders nach vaginaler Hysterektomie unter Belassung der Ovarien und Tuben kommt es in vielen Fällen zur Extraperitonealisierung der Adnexe, die in einer peritonealen Tasche zu liegen kommen und durch fortgesetzte zyklische Aktivität, Bildung funktioneller Zysten und peritonealer Einschlusszysten zu rezidivierenden pelvinen Schmerzen Anlass geben. Schließlich können pelvine Schmerzen auch durch funktionelle oder entzündliche Darmerkrankungen, wie Enteritis regionalis Crohn oder Sigmadivertikulitis, durch Affektionen der Wirbelsäule und der Weichteile und durch psychosomatische Fixierung ausgelöst und unterhalten werden. Die Häufigkeit einer erneuten Operation nach Hysterektomie wegen pelviner Schmerzen, Zystenbildung oder Entstehung einer Neoplasie an den Ovarien dürfte etwa 7–8% betragen (Stout et al. 1991).

5.5.3 Hysterektomie mit Adnexektomie beidseits

In der Mehrzahl der Fälle, nämlich in 60–80%, erfolgt die *beidseitige Adnexentfernung* in gleicher Sitzung mit der Hysterektomie. Die vollständige Entfernung des inneren Genitale ist am ehesten geeignet, wiederholten Rezidiven pelviner Schmerzen und Manifestationen der Endometriose vorzubeugen und eine Schmerzfreiheit zu erzielen. Sie stellt die Behandlungsoption mit der statistisch *niedrigsten Rezidivrate* dar. Die Frage, ob generell bei einer Hysterektomie wegen chronischer pelviner Schmerzen und/oder Endometriose die Ovarien mit entfernt werden sollten, ist nur individuell unter Abwägung der Vor- und Nachteile sowie Risikofaktoren zu beantworten. Ein derart weitreichender Eingriff sollte aber nur in Betracht gezogen werden, wenn *kein Kinderwunsch* mehr besteht und wenn organerhaltende operative Eingriffe und medikamentöse Behandlungszyklen nicht zu einer andauernden Symptomfreiheit geführt haben. Dagegen kommt die Hysterektomie mit Erhaltung der Ovarien eher für junge Frauen < 35 Jahre in Betracht, die keinen Befall des Darmes oder des Harntrakts durch Endometriose aufweisen und die bereit sind, das erhöhte Risiko für persistierende oder wiederkehrende pelvine Schmerzen und für spätere Reoperation unter möglicherweise ungünstigen Bedingungen zu tragen.

Für die gleichzeitige Entfernung der Ovarien spricht die Tatsache, dass die Ovarien neben dem Uterus das am häufigsten von Endometriose befallene Organ darstellen und dass kleine peritoneale Herde auf der Ovarkapsel oder tief infiltrierende Herde im Ovar leicht bei der Exploration übersehen werden, so dass auch bei der Belassung makroskopisch unauffällig wirkender Ovarien ein Risiko für eine rezidivierende Ovarendometriose besteht. Die Häufigkeit eines symptomatischen Rezidivs der Endometriose lässt sich durch eine derartige radikale Entfernung des inneren Genitale um den Faktor 8 senken (Namnoum et al. 1995). Außerdem können die Ovarien durch fortgesetzte zyklische Aktivität, Neubildung periovarieller Adhäsionen, Formation einer peritonealen Einschlusszyste und Ansammlung von peritonealer Flüssigkeit wiederholte pelvine Schmerzen verursachen und auch zu erneuten operativen Eingriffen Anlass geben (Tabelle 16). Die beid-

Tabelle 16. Ursachen für persistierende oder wiederkehrende pelvine Schmerzen nach Hysterektomie wegen Endometriose

- Rezidiv der Endometriose
- Zyklische Aktivität der Ovarien, Bildung funktioneller Zysten
- Verbleiben eines Ovarrestes
- Neubildung periovarieller Adhäsionen, Formation einer peritonealen Einschlusszyste
- Postoperative Adhäsionen und Vernarbungen
- Funktionelle Störungen des Harntrakts oder des Darmes

seitige Ovarentfernung ist auch zur Prävention eines späteren Malignoms geeignet, allerdings müssen aufgrund der Seltenheit des Ovarial-Ca. etwa 500–700 beidseitige Ovarektomien erfolgen, um das Auftreten eines einzigen Ovarial-Ca. zu verhindern. Nach einer gynäkologischen Laparotomie, etwa für eine abdominale Hysterektomie, ist in Abhängigkeit von der Schnittführung in 50–90% der Fälle mit der Neubildung von pelvinen Adhäsionen zu rechnen (Monck et al. 1994). Zwar ist die Frage der Kausalität von Adhäsionen für chronische pelvine Schmerzen in vielen Fällen fraglich, jedoch wird durch die Neubildung von Adhäsionen ohne Zweifel das operative Risiko bei späteren Baucheingriffen erhöht. Gerade die Indikation zu zukünftigen weiteren operativen Eingriffen am inneren Genitale soll aber durch die beidseitige Adnexektomie vermieden werden.

Bei der beidseitigen Ovarentfernung ist besondere Sorgfalt auf die vollständige Resektion der Ovarien zu legen. Besonders nach laparoskopischer Adnexektomie wurde über das *Verbleiben eines Ovarrestes* mit weiteren Komplikationen, wie Schmerzen und zyklische Aktivität, berichtet (Nezhat et al. 1992). Im Rahmen der Operation sollten auch alle sichtbaren extragenitalen Herde auf dem Peritoneum, der Darmwand und an anderen Lokalisationen exzidiert werden, da diese nach spontaner oder iatrogener Menopause noch proliferieren und symptomatisch werden können (Redwine 1994). Durch die beidseitige Ovarentfernung wird innerhalb weniger Tage ein weitgehender *Östrogenentzug* hergestellt, auch werden durch den Ausfall der ovariellen Androgenproduktion sowohl die zirkulierenden Serumspiegel von Testosteron und Androstendion als auch die periphere Konversion der Androgene zu Östrogenen reduziert, so dass der nach beidseitiger chirurgischer Kastration resultierende Abfall der Sexualsteroide sehr viel tiefer, und das Ausmaß der klimakterischen Ausfallserscheinungen und der Entmineralisierung des Skeletts deutlich ausgeprägter ist als nach natürlicher Menopause. Bereits nach 5–6 Monaten nach chirurgischer Kastration kommt es zu einem messbaren Verlust an Knochenmasse. Es ist daher angezeigt, bald nach einer derartigen radikalen Entfernung des inneren Genitale mit einer *Hormonersatztherapie* zu beginnen. Die HRT beseitigt nicht nur die vasomotorischen Symptome in > 90% der Frauen, sondern ist auch zur Behandlung des progressiven Verlustes an Knochenmasse und der Ausbildung funktioneller und atrophischer Beschwerden am Urogenitaltrakt geeignet. Gegen eine sofortige hormonelle Substitution noch während des stationären Aufenthaltes bestehen keine Einwände. Bei fehlendem Uterus ist ein Gestagenzusatz nicht obligat. Da jedoch unter einer alleinigen Östrogensubstitution über eine erhöhte Rezidivrate endometriotischer Implantate (Taylor et al. 1999) und unter langdauerndem Östrogenstimulus die Entstehung von Adenokarzinomen in einer extragenitalen Endometriose berichtet wurde (Gucer et al. 1998), wird zur Hormonersatztherapie überwiegend eine *kombinierte kontinuierliche Zufuhr von Östrogen-Gestagen* Gemisch empfohlen. Ein weiteres Argument für die Gestagenzugabe bei der HRT ist, dass

Gestagene eine supprimierende Wirkung auf die Proliferation extragenitaler Endometrioseherde ausüben und das Verbleiben mikroskopisch kleiner pertonealer oder retroperitonealer Implantate nach Hysterektomie mit beiden Ovarien und Tuben nicht auszuschließen ist. Auch eine Kombination aus konjugierten Östrogenen oder Östradiol mit Tibolon (Liviella®) wurde empfohlen. Die zusätzliche Zufuhr von Testosteron kann bei manchen Frauen indiziert sein.

Literatur

Abrao MS, Podgaec S, Carvalho FM, Pinotti J (1999) Endometriosis in the presacral nerve. Int J Gynecol Obstet 64: 173–175

Adamson GD, Hurd SJ, Pasta DJ, et al (1993) Laparoscopic endometriosis treatment: is it better? Fertil Steril 59: 35–44

Anaf V, Sperduto N, Simon P, Noel JC, et al (2000) Laparoscopically assisted segmental sigmoid resection (LASSR) for sigmoid endometriosis. Gynaecol Endosc 9: 95–101

Balat O, Kudelka AP, Edwards CL, Silva E, Kavanagh JJ (1996) Malignant transformation in endometriosis of the urinary bladder: case report of clear cell adenocarcinoma. Eur J Gynaecol Oncol 17: 13–16

Bedi DG, Mostafa H (1997) Endometrioma of ther anterior abdominal wall not related to a previous scar. J Diagn Med Sonogr 16: 295–296

Beretta P, Franchi M, Ghezzi F, Busacca M, Zupi E, Bolis P (1998) Randomized clinical trial of two laparoscopic treatments of endometriomas: cystectomy versus drainage and coagulation. Fertil Steril 70: 1176–1180

Bromley B, Shipp TD, Benacerraf B (2000) Adenomyosis: sonographic findings and diagnostic accuracy. J Ultrasound Med 19: 529–534

Busacca M, Marana R, Caruana P, Candiani M, et al (1999) Recurrence of ovarian endometrioma after laparoscopic excision. Am J Obstet Gynecol 180: 519–523

Chapron C, Dubuisson JB, Fritel X, Fernandez B, et al (1999) Operative management of deep endometriosis infiltrating the uterosacral ligaments. J Am Assoc Gynecol Laparoscopists 6: 31–37

Chapron C, Dubuisson JB, Jacob S, Fauconnier A, et al (2000) Coeliochirurgie et endométriose vésicale. Gynecol Obstet Fertil 28: 232–237

Chinegwundoh FI, Ryan P, Luesley T, Chan SY (1995) Renal and diaphragmatic endometriosis de novo associated with hormone replacement therapy. J Urol 153: 380–381

Chung CC, Liew GT, Hewitt KL, Leung W, et al (1998) Endometriosis of the liver. Surgery 123: 106–108

Cooper MJ, Russell P, Gallagher PJ (1999) Diaphragmatic endometriosis. Med J Aust 171: 142–143

Cotte G (1949) Technical of presacral neurectomy. Am J Surg 78: 50–53

Craninx M, D'Haens G, Cokelaere K, Baert F, et al (2000) Crohn's disease and intestinal endometriosis: an intriguing co-existence. Eur J Gastroenterol Hepatol 12: 217–221

Crosignani PG, Vercellini P, Biffignandi F, Costantini W, Cortesi I, Imparato E (1996) Laparoscopy versus laparotomy in conservative surgical treatment for severe endometriosis. Fertil Steril 66: 706–711

Dmowski WP, Rana N, Michalowska J, et al (1995) The effect of endometriosis, its stage and activity, and of auto-antibodies on in vitro fertilization and embryo transfer success rates. Fertil Steril 63: 555–562

Dmowski WP, Rana N, Jafari N (2001) Postlaparoscopic small bowel obstruction secondary to unrecognized nodular endometriosis of the terminal ileum. J Am Assoc Gynecol Laparoscopists 8: 161–166

McDonald SR, Klock SC, Milad MP, Malinak R, et al (1999) Long-term outcome of nonconservative surgery (hysterectomy) for endometriosis-associated pain in women < 30 years old. Am J Obstet Gynecol 180: 1360–1363

Donnez J, Nisolle M, Gillet N, Smets M, Bassil S, Casanas-Roux F (1996) Large ovarian endometriomas. Hum Reprod 11: 641–646

Donnez J, Spada F, Squifflet J, Nisolle M (2000) Bladder endometriosis must be considered as bladder adenomyosis. Fertil Steril 74: 1175–1181

Dougherty LS, Hull T (2000) Perineal endometriosis with anal sphincter involvement: report of a case. Dis Colon Rectum 43: 1157–1160

Duke R, Fawcett P, Booth J (1995) Recurrent subarachnoid hemorrhage due to endometriosis. Neurology 45: 1000–1002

Fedele L, Bianchi S, Portuese A, Borruto F, Dorta M (1998) Transrectal sonography in the assessment of rectovaginal endometriosis. Fertil Steril 91: 444–448

Garry R, Clayton R, Hawe J (2000) The effect of endometriosis and its radical laparoscopic exzision on quality of life indicators. Brit J Obstet Gynecol 107: 44–54

Gucer F, Pieber D, Arikan MG (1998) Malignancy arising in extraovarian endometriosis during estrogen stimulation. Eur J Gynaecol Oncol 19: 39–41

Gucer F, Pieber D, Ehlen T, Miller D (1999) Clear cell carcinoma arising in extragonadal endometriosis in a Caesarean section scar during pregnancy. Gynecol Oncol 73: 337–338

Healy JT, Wilkinson NW, Sawyer M (1995) Abdominal wall endometrioma in a laparoscopic trocar tract: a case report. Am Surg 61: 962–963

Hemmings R, Bissonnette F, Bouzayen R (1998) Results of laparoscopic treatmentss of ovarian endometriomas: laparoscopic ovarian fenestration and coagulation. Fertil Steril 70: 527–529

Hillis SD, Marchbanks PA, Peterson HB (1995) The effectiveness of hysterectomy for chronic pelvic pain. Obstet Gynecol 86: 941–945

Hornstein MD, Hemmings R, Yuzpe AA, et al (1997) Use of nafarelin versus placebo after reductive laparoscopic surgery for endometriosis. Fertil Steril 68: 860–864

Howard FM (2000) An evidence-based medicine approach to the treatment of endometriosis-associated chronic pelvic pain: placebo-controlled studies. J Am Assoc Gynecol Laparoscopists 7: 477–488

Hurd WW (1998) Criteria that indicate that endometriosis is the cause of chronic pelvic pain. Obstet Gynecol 92: 1029–1032

Katz Z, Goldchmit R, Blickstein I (1996) Post-traumatic vulvar endometriosis. Eur J Pediatr Surg 6: 241–242

Koninckx PR, Neulemon C, Demeyere S, et al (1991) Long term evaluation that pelvic endometriosis is a progressive disease whereas deeply infiltrating endmetriosis is associated with pelvic pain. Fertil Steril 55: 759–765

Koninckx PR, Timmermans B, Meuleman C, Penninckx F (1996) Complications of CO_2-laser endoscopic excision of deep endometriosis. Hum Reprod 11: 2263–2268

Koninckx PR, Donders G, Vandecruys H (2000) Umbilical endometriosis after unprotected removal of uterine pieces through the umbilicus. J Am Assoc Gynecol Laparoscopists 7: 227–232

Lee SM, Chung SC, Kim SD, Ma KA, Kim YJ, et al (1997) Catamenial hemoptysis caused by the endometriosis of the lung parenchyme, treated with bisegmental wedge resection. Tuberc Respir Dis 44: 197–202

Liang CC, Tsai CC, Chen TC, Soong YK (1996) Management of perineal endometriosis. Int J Gynecol Obstet 53: 261–265

Mangal R, Taskin O, Nezhat F, Franklin R (1996) Laparoscopic vaporization of diaphragmatic endometriosis in a woman with epigastric pain: a case report. J Reprod Med Obstet Gynecol 41: 64–66

Marcoux S, Maheux R, Berube S, and the Canadian Collaborative Group in Endometriosis (1997) Laparoscopic surgery in infertile women with minimal or mild endometriosis. New Engl J Med 337: 217–222

Markopoulos C, Gogas H, Eleftheriou G, Floros D (1996) Endometrioid carcinoma arising in a scar of cesarean section. Case report. Eur J Gynaecol Oncol 17: 520–521

Mittermayr RP, Prommegger R, Zelger BG, Bodner E (1999) Darminvagination durch Endometriose des terminalen Ileums. Dtsch Med Wochenschr 124: 1522–1524

Monck BJ, Berman ML, Montz FI (1994) Adhesions after extensive gynecologic surgery: clinical significance, etiology and prevention. Am J Obstet Gynecol 170: 1396–1401

Namnoum AB, Hickman TN, Goodman SB, Gehlbach DL, Rock JA (1995) Incidence of symptom recurrence after hysterectomy for endometriosis. Fertil Steril 64: 898–902

Nezhat F, Nezhat C (1992) Operative laparoscopy for treatment of ovarian remnant syndrome. Fertil Steril 57: 1003–1007

Nirula R, Greaney GC (2000) Incisional endometriosis: an underappreciated diagnosis in general surgery. J Am Coll Surg 190: 404–407

Nishida M, Watanabe K, Sato N, Ichikawa Y (2000) Malignant transformation of ovarian endometriosis. Gynecol Obstet Invest 50 [Suppl 1]: 18–25

Notzold A, Moubayed P, Sievers HH (1998) Endometriosis in the thoracic aorta. New Engl J Med 339: 1002–1003

Olivennes F, Feldberg D, Liu HC, et al (1995) Endometriosis: a stage by stage analysis – the role of in vitro fertilization. Fertil Steril 64: 392–398

Pagidas K, Falcone T, Hemmings R, et al (1996) Comparison of reoperation for moderate (stage III) and severe (stage IV) endometriosis-related infertility with in vitro fertilization – embryo transfer. Fertil Steril 65: 791–795

Parazzini F, di Cintio E, Chatenoud L, Moroni S, et al (1999) Ablation of lesions or no treatment in minimal-mild endometriosis in infertile women: a randomized trial Hum Reprod 14: 1332–1334

Pöhls U, Gassel A, Steck T (2000) Rezidivierende Narbenendometriose nach Sectio caesarea. Gynäkol Geburtsh 5: 41–42

Possover M, Diebolder H, Plaul K, Schneider A (2000) Laparoscopically assisted vaginal resection of rectovaginal endometriosis. Obstet Gynecol 96: 304–307

Redwine DB (1991) Conservative laparoscopic excision of endometriosis by sharp dissection: life table analysis of reoperation and persistent or recurrent disease. Fertil Steril 56: 628–634

Redwine DB (1992) Laparoscopic en bloc resection for treatment of the obliterated cul de sac in endometriosis. J Reprod Med 37: 695–698

Redwine DB (1994) Endometriosis persisting after castration: clinical characteristics and results of surgical management. Obstet Gynecol 83: 405–413

Reich H, McGlynn F, Salvat J (1991) Laparoscopic treatment of cul-de-sac obliteration secondary to retrocervical deep fibrotic endometriosis. J Reprod Med 36: 516–522

Riedel HH, Semm K (1982) Extragenital endometriosis and sterility – clinical experiences with a 3-step therapy. Proc Clin Biol Res 112: 187–194

Robbins ML (1999) Excision of endometriosis with laparosonic coagulation shears. J Am Assoc Gynecol Laparoscopists 6: 199–203

Roseau G, Dumontier I, Palazzo L, Chapron C, et al (2000) Rectosigmoid endometriosis: endoscopic ultrasound features and clinical implications. Endoscopy 32: 525–530

Ross M, Oehler MK, Lange W, Dietl J (1998) Harnstau durch Ureterendometriose. Geburtsh Frauenheilkd 58: 324–327

Saleh A, Tulandi T (1999) Reoperation after laparoscopic treatment of ovarian endometriomas by exision and by fenestration. Fertil Steril 72: 322–324

Van Schil PE, Vercauteren SR, Vermeire PA, Nackaerts YH, van Marck EA (1996) Catamenial pneomothorax caused by thoracic endometriosis. Ann Thorac Surg 62: 585–586

Schindler AE, Bühler K, Lubben G, Kienle E (1998) Was leistet die kombinierte chirurgisch-hormonelle Therapie zum Management der Endometriose? Zentralbl Gynäkol 120: 183–190

Schindler AE (1999) Kombiniertes chirurgisch-hormonelles Management der Endometriose: Langzeit Follow-Up. Zentralbl Gynäkol 121: 325–329

Schmeisser JO, Krause T, Lober R, Köhler G (1996) Zusammenhänge zwischen Endometriose und Tubendurchgängigkeit bei Sterilitätspatientinnen, insbesondere nach mikrochirurgischer Sterilitätsoperation. Zentralbl Gynäkol 118: 397–400

Shafik A, Ratcliffe N, Wright JT (2000) The importance of histological diagnosis in patients with chronic pelvic pain and laparoscopic evidence of endometriosis. Gynaecol Endosc 5: 301–304

Shinohara T, Mizutani H, Shimono S, et al (2001) A case of intestinal obstruction by endometriosis of the ileum. Jpn J Gastroenterol Surg 34: 277–281

Spitzer M, Benjamin F (1995) Ascites due to endometriosis. Obstet Gynecol Surv 50: 628–631

Stout AL, Steege JF, Dodson WC, et al (1991) Relationship of laparoscopic findings to self-report of pelvic pain. Am J Obstet Gynecol 164: 73–79

O'Sullivan MJ, Kumar U, Kiely EA (2001) Ureteric obstruction with mucocoele of the appendix due to endometriosis. Brit J Obstet Gynecol 108: 124–125

Sutton CJ, Exen S, Whitelaw N, et al (1994) Prospective, randomized, double-blind controlled trial of laser laparoscopy in the treatment of pelvic pain associated with minimal, mild or moderate endometriosis. Fertil Steril 62: 696–700

Taylor M, Bowen-Simpkins P, Barrington J (1999) Complications of unopposed oestrogen following radical surgery for endometriosis. J Obstet Gynecol 19: 647–648

Todd RW, Kehoe S, Gearty J (2000) A case of clear cell carcinoma arising in extragonadal endometriosis. Int J Gynecol Cancer 10: 170–172

Tokushige M, Suginami H, Taniguchi F, Kitaoka Y (2000) Laparoskopic surgery for endometriosis: a long term follow-up. J Obstet Gynecol Res 26: 409–416

Toullalan O, Baque P, Benchimol D, Bernard JL, et al (2000) Endometriose des muscles grands droits de l'abdomen. Ann Chir 125: 880–883

Tulandi T, Al-Took S (1998) Reproductive outcome after treatment of mild endometriosis with laparoscopic excision and electrocoagulation. Fertil Steril 69: 229–231

Turnwald W, Egger H, Weig S (1998) Radikale operative Behandlung der Endometriose mit Darmteilresektion. Geburtsh Frauenheilkd 58: 415–419

Verbeke C, Harle M, Strum J, Suginami H (1996) Cystic endometriosis of the upper abdominal organs. Report on three cases and review of the literature. Pathol Res Pract 192: 300–305

Vercellini P, Pisacreta A, Pesole A, Vicentini S, et al (2000) Is urereral endometriosis an asymmetric disease? Brit J Obstet Gynecol 107: 559–561

Verspyck E, Lefranc JP, Blondon J (1997) Diagnostic et traitement de l'endométriose rectale et sigmoidienne. Ann Chir 51: 1106–1110

Wakefield SE, Hellen EA (1996) Endometrioma of the trocar site after laparoscopy. Eur J Surg Acta Chir 162: 523–524

Weed JC, Ray JE (1987) Endometriosis of the bowel. Obstet Gynecol 69: 727–730

Yantiss RK, Clement PB, Young RH (2001) Endometriosis of the intestinal tract: a study of 44 cases of a disease that may cause diverse challenges in clinical and pathologic evaluation. Am J Surg Pathol 25: 445–454

Zager EL, Pfeifer SM, Brown MJ, Torosian MH, et al (1998) Catamenial mononeuropathy and radiculopathy: A treatable neuropathic disorder. J Neurosurg 88: 827–830

Zollner U, Girschick G, Steck T, Dietl J (2003) Umbilical endometriosis without previous pelvic surgery: a case report. Arch Gynecol Obstet 267: 258–260

6 Medikamentöse und konservative Therapie

Dominique Finas, Wolfgang Küpker, Klaus Diedrich, Ricardo Felberbaum

6.1 Therapiekonzepte

Ziel der Behandlung einer Endometriose ist die Beseitigung bestehender bzw. die Verhinderung des Auftretens neuer Endometrioseherde. Zumindest sollte die Behandlung zu einer längerfristigen Besserung von Symptomen oder/und Erfüllung eines bestehenden Kinderwunsches führen. Die Therapie der Endometriose stützt sich erfahrungsgemäß auf ein Dreistufenkonzept (Tabelle 1):

1. Primäroperation mit Laparoskopie zur definitiven histologischen Diagnose der Endometriose durch Biopsie, Adhäsiolyse und Koagulation makroskopisch erkennbarer Endometrioseherde und suspekter Areale, ggf. ist auch die Durchführung einer Laparotomie zur Sanierung ausgedehnter Endometriosebefunde erforderlich.
2. Nach primär operativem Vorgehen, kann sich eine medikamentöse Nachbehandlung z.B. mit *gonadotropin releasing hormon* (GnRH)-Agonisten über 3–6 Monate anschließen (Dmowski et al. 1990, Buttram 1993).
3. Zwei Monate nach Abschluss der Medikationsphase kann eine *second look* Operation mit der Möglichkeit der Anwendung mikrochirurgischer, rekonstruktiver Verfahren erfolgen. Bei primär ausgedehnten Befunden sollte nun die Sanierung und ggf. Resektion von Restbefunden erfolgen. Dies kann auch die Resektion betroffener Darm- oder Blasenabschnitte beinhalten. Bei Kinderwunsch ist ein primär organerhaltendes Vorgehen zu wählen.

Zumindest vorübergehend ist auch eine symptomatische Therapie zu erwägen (Tabelle 2). Dabei wird insbesondere dem akuten und chronischen Schmerz Rechnung getragen, der die Lebensqualität der Patientin extrem einschränken kann. Zunächst sollte aber eine ausführliche Anamnese erhoben werden, die der Differentialdiagnose des Schmerzes dient. Andere Schmerzursachen sind auszuschließen. Die Diagnose sollte durch die Unter-

Tabelle 1. Dreistufenkonzept der Behandlung der Endometriose in Abhängigkeit vom Grad der Erkrankung und Therapieoptionen bei Kinderwunsch

Minimal	Moderat	Schwer
Chirurgisch	Chirurgisch	Chirurgisch
(Exspektativ)	Medikamentös	Medikamentös
ART	Chirurgisch	Chirurgisch
	Medikamentös oder ART	ART

Bei minimaler Endometriose kann es ausreichend sein, in einem zweistufigen Konzept vorzugehen. Der exspektative Ansatz wird in den meisten Fällen aber nicht durchzuhalten sein. Dann ist eine medikamentöse Intervention zu erwägen. Bei Vorliegen eines Kinderwunsches ist es bei der moderaten und schweren Form der Endometriose oft unumgänglich, die Techniken der assistierten Reproduktion einzusetzen. Im Falle einer milden Endometriose kann die operative Sanierung ggf. in Kombination mit einer Phase der Medikation zur Realisierung des Kinderwunsches ausreichend sein. *ART* assistierte reproduktive Techniken

Tabelle 2. Möglichkeiten der symptomatischen Behandlung der Endometriose

Schmerzursache	Wirkstoffgruppe
Unterbauchschmerz	Prostaglandinsynthesehemmer
	Spasmolytika
Regelschmerz	Orale Kontrazeptiva
	Langzeitkontrazeptiva – Implantat (Implanon®) – Intrauterinpessar mit gestagenem Wirkanteil (Mirena®)

Tabelle 3. Möglichkeiten der supportiven Behandlung der Endometriose

Behandlungsansatz	Wirkstoff
Physikalische Maßnahmen	Wärme Bäder Krankengymnastik Massage Kräuterkissen
Pflanzliche Wirkstoffe	Akutbehandlung – Alkaloide – Weidenrinde Prophylaxe – Schafgarbenkraut – Gänsefingerkraut

suchung der Patientin untermauert werden. In dieser Phase der Therapie kommen insbesondere Substanzen der Schmerzhemmung zur Anwendung. Prostaglandinsynthesehemmer und Spasmolytika können hier wirksam eingesetzt werden. Ebenfalls nicht kurativ, sondern supportiv können physikalische Maßnahmen und pflanzliche Präparate angewandt werden (Tabelle 3).

6.1.1 Zyklusblockade

Endometriosegewebe exprimiert nachweisbar zu 70 Prozent Östrogen- und Progesteronrezeptoren. Ausschließlich Progesteronrezeptoren lassen sich in zwei Prozent der Fälle nachweisen. Bei sechs Prozent der Fälle trägt das Endometriosegewebe weder Östrogen- noch Progesteronrezeptoren. Insgesamt ist der Rezeptorbesatz signifikant niedriger, als im normalen uterinen Endometrium (Kauppila et al. 1984).

Endometriales Gewebe proliferiert unter Östradiolstimulation. Daher scheint die Suppression der Östradiolsynthese und -sekretion durch Suppression der Proliferation sinnvoll. Hauptsyntheseort für Östradiol ist der reifende Follikel im Ovar. Eine Hemmung des Follikelwachstums und damit der Östradiolsynthese müsste demnach eine produktive Endometriose in eine ruhende überführen können. Mittels GnRH-Analoga kann ein solcher Effekt tatsächlich erreicht werden.

6.1.2 Wirkmechanismus

Eine vollständige Zyklusblockade kann nur durch den Einsatz von GnRH-Analoga erzielt werden. Da der Begriff der GnRH-Analoga eine Klammer um zwei Substanzgruppen mit völlig unterschiedlichem Wirkmechanismus legt, muss zunächst zwischen diesen beiden unterschieden werden. Die ältere und daher schon länger erprobte Gruppe ist die der GnRH-Agonisten (z.B. Leuprorelin, Goserelin), die jüngere ist die der GnRH-Antagonisten (z.B. Cetrorelix, Ganirelix). Beide Gruppen setzen hauptsächlich an den gonadotropen Zellen der Adenohypophyse an. Dabei ist die erwünschte Wirkung die Suppression der endokrinen Funktion der gonadotropen Zellen der Adenohypophyse. Ziel ist es, die hypophysäre gonadale Stimulation der Ovarien durch LH und FSH zu supprimieren.

Die GnRH-Agonisten erreichen an der gonadotropen Zelle der Hypophyse die Suppression zunächst durch ein Leeren der intrazellulären Gonadotropinspeicher. Dann werden die GnRH-Agonist-Rezeptorkomplexe internalisiert. Die internalisierten Rezeptoren stehen in der Folge für eine erneute GnRH-Bindung nicht mehr zur Verfügung. In einem weiteren Schritt unterliegt der membranäre GnRH-Rezeptorbesatz einer durch die Zielzellen gesteuerten Downregulation. Zunächst üben die GnRH-Agonisten durch ihre intrinsische GnRH-Wirkung am GnRH-Rezeptor einen kurzzeitig stimulierenden Effekt mit Entleerung der intrazellulären Gonadotropinspeicher und Aktivierung der Gonadotropinsynthese und Verstärkung der Sekretion aus. Dadurch kommt es zu einem Anstieg der Gonadotropine im Serum auf supraphysiologische Konzentrationen (*Flare up* Effekt). Schließlich wird die intrazelluläre Signaltransduktionskette gestört und die Synthese der Gonadotropine LH und FSH kommt zum fast vollständigen Erliegen. Zirka sechs Wochen nach Absetzen des GnRH-Agonisten ist in Folge der Normalisierung der hypophysealen Funktion mit einer Normalisierung der Gonadenfunktion zu rechnen.

Im Gegensatz zu dem rezeptor- und gonadotropinverbrauchenden Prozess der durch die GnRH-Agonisten bedingten Downregulation der gonadotropen Hypophysenfunktion, wirken die GnRH-Antagonisten über eine klassische kompetetive Rezeptorblockade am GnRH-Rezeptor. Dabei werden die intrazellulären Gonadotropinspeicher nicht entleert. Die Konzentration des GnRH-Antagonisten am Rezeptor entscheidet über die Radikalität der Downregulation der gonadotropen Zelle. Die intrazelluläre Signaltransduktion bleibt ungestört. Der Antagonisierungsprozess ist jederzeit und sofort voll reversibel, was auch dadurch bedingt ist, dass er nicht zu einer Alteration der Gonadotropinsynthese und der intrazellulären Gonadotropinspeicher führt. Eine völlige Normalisierung der Gonadenfunktion ist einige Tage nach Absetzen des GnRH-Antagonisten zu erwarten, wenn das Angebot des körpereigenen GnRH den Antagonisten vollständig aus der Rezeptorbindung verdrängt hat. Der supprimierende Effekt ist dosisabhängig titrierbar.

Da es bei der Endometriose entscheidend ist, wie hoch der Östradiolspiegel ist, erscheint eine möglichst radikale Suppression wünschenswert. Eine hohe Dosis eines GnRH-Antagonisten kann dies erreichen. Ein wichtiger Folgeeffekt ist aber ein negativer Einfluss auf den Knochenstoffwechsel mit einer deutlich verminderten Knochenmineralisation. Besonders bei längerfristiger Anwendung ist mit einer ausgeprägten Osteoporose zu rechnen. Durch die Titrierbarkeit der GnRH-Antagonisten kann die suppressive Wirkung in einem therapeutischen Fenster zwischen Knochendemineralisation und Suppression der Östradiolsynthese gehalten werden. Schwieriger ist es, den Effekt der GnRH-Agonisten zu steuern, da es hier zu einer vollständigen und dosisunabhängigen Suppression der Gonadotropine kommt. Eine supportive und östradiolsubstitutive Therapie (*Add back* Therapie) sollte dringend parallel geführt werden (Pierce et al. 2000). Der positive Effekt des GnRH-Agonisten auf den Verlauf der Endometriose führt sonst insbesondere bei längerfristiger Anwendung durch den osteokatabolen Effekt zu einer zu starken und zu dauerhaften Östradiolsuppression. Es folgt eine gravierende Verschlechterung der Lebensqualität der Patientin (Abb. 1). Als weiterer kollateraler Effekt des Einsatzes von GnRH-Agonisten ohne *Add back* Therapie ist mit klimakterischen Beschwerden zu rechnen. Zusätzlich kann das

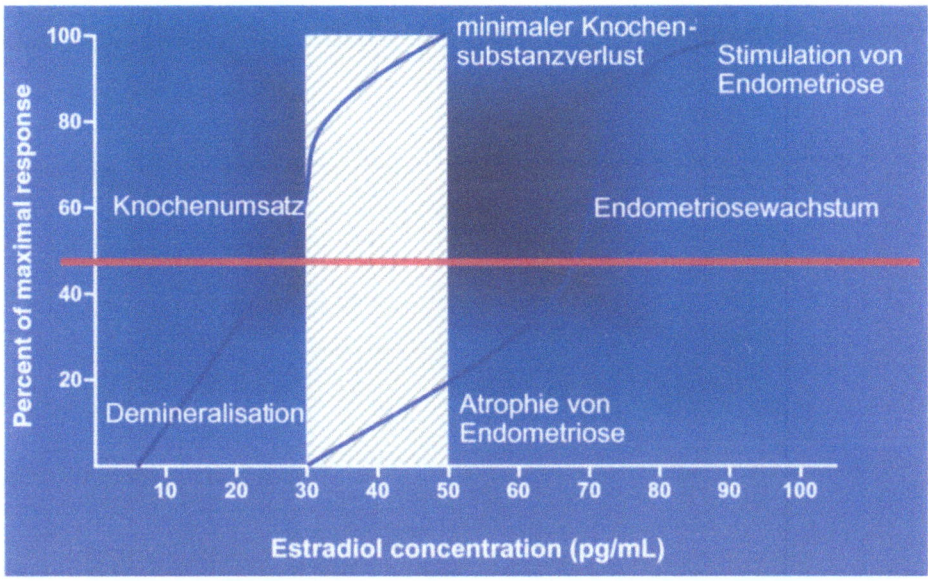

Abb. 1. Therapeutisches Fenster bei *Add back* Therapie zur Verminderung einer Knochendemineralisation unter GnRH-Behandlung. Optimaler therapeutischer Bereich der Östrogensubstitution (grau schraffiert) zwischen Knochendemineralisation und Stimulation der Endometriose unter GnRH-Behandlung

Auftreten von Kopfschmerzen, Übelkeit, Müdigkeit und depressiven Verstimmungen die Lebensqualität beeinträchtigen.

6.1.3 Vor- und Nachbehandlung

Vor dem Beginn einer medikamentösen Therapie muss die zunächst klinische Diagnose einer Endometriose durch Gewinnung einer Biopsie histologisch gesichert werden. Die Diagnose der Endometriose erfolgt ausschließlich nach morpho-histologischen Gesichtspunkten und nicht nach makroskopischem Aspekt. In der Regel ist zur Gewinnung einer Biopsie die Durchführung einer Laparoskopie erforderlich. Wenn Endometrioseherde beispielsweise an der Haut, der Vulva, in der Vagina oder anderen leicht zugänglichen Orten lokalisiert sind, so kann die Diagnose selbstverständlich auch durch Gewinnung einer Histologie an diesen Orten gesichert werden. Eine Laparoskopie ist in den allermeisten Fällen allerdings dennoch erforderlich, da die Patientinnen in der Regel wegen Symptomen im Becken bzw. Unterbauch den Arzt aufsuchen und nicht wegen einer lividen Hautveränderung.

Im Verlauf der ersten Laparoskopie mit Gewinnung einer Histologie können sichtbare Herde bereits operativ angegangen werden. Dabei werden die Endometrioseherde mittels CO_2- oder Nd-YAG (Neodym-Yttrium-Argon-

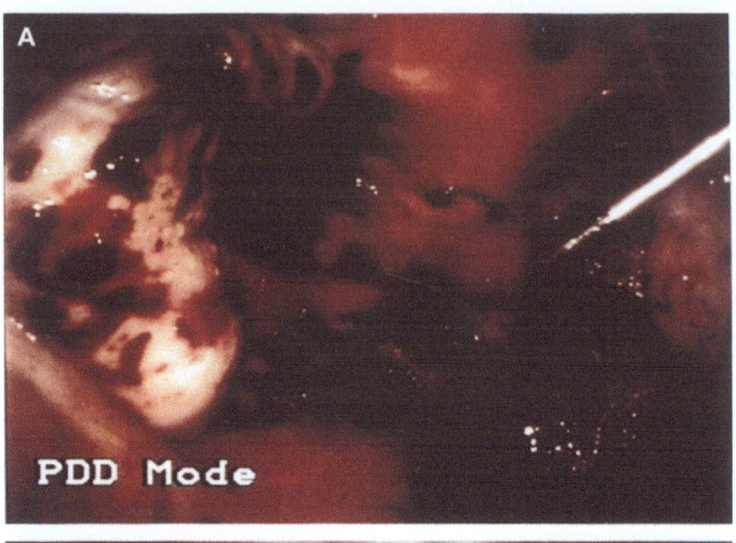

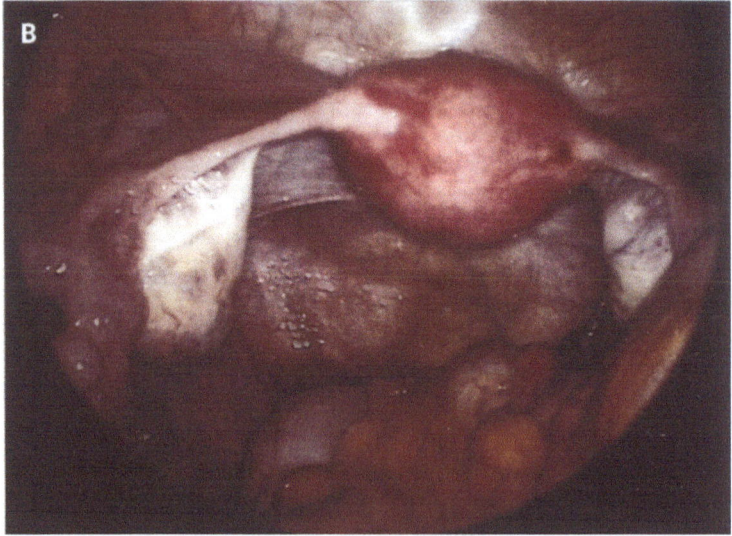

Abb. 2. Medikamentöses Downstaging mit einem GnRH-Antagonisten. **a.** Bei der ersten Laparoskopie zeigte sich ein komplett mit Endometrioseherden überzogenes Peritoneum. Die Adnexe waren beidseits in den Prozess einbezogen. Auch im Spatium rectovaginale waren ausgeprägte endometrioide Veränderungen nachweisbar. Die Patientin wurde im Anschluss an diese erste Laparoskopie über acht Wochen einmal wöchentlich mit 3 Milligramm Cetrotide® s.c. behandelt. **b.** In der im Anschluss an die medikamentöse Therapie durchgeführten zweiten Laparoskopie konnte ein beinahe sanierter Situs exploriert werden

Granat)-Laser, durch mono- oder bipolare Koagulation vaporisiert (Hochfrequenzchirurgie), mit der Schere oder dem Skalpell ausgeschnitten oder mit Hilfe von Ultraschall destruiert (*Harmonic Scalpel*). Leichtere Adhäsionen können bereits stumpf gelöst werden. Diese erste Laparoskopie dient aber in erster Linie der Diagnosesicherung und der qualitativen und quantitativen Klassifikation der Ausdehnung der Befunde und nicht der definitiven therapeutischen Intervention. Im Falle des Vorliegens eines leicht zu sanierenden Situs kann natürlich dennoch versucht werden, die Patientin bereits in dieser ersten Sitzung in den Stand der Beschwerdefreiheit zu überführen.

An die erste diagnostische bzw. operative Intervention schließt sich eine Phase des Downstaging bzw. der Konsolidierung an (Abb. 2). Diese medikamentöse Phase soll den operativen Zweiteingriff vorbereiten und eine Operation in höchstmöglicher Blutungsfreiheit gewährleisten. Adhäsionen lassen sich nach medikamentöser Vorbehandlung leichter lösen und werden in ihrer Ausdehnung gemindert. Die Endometrioseherde atrophieren unter einer effektiven medikamentösen Therapie, da ihnen durch sie der proliferative Stimulus entzogen wird. Die Schleimhaut ist flach und die Durchblutung auf ein Minimum reduziert.

In einem zweiten operativen Schritt soll dann die größtmögliche Effizienz der Eradikation angestrebt werden (Abb. 3). Wenn es gelungen ist, die Endometriose in ein niedrigeres Stadium zu überführen, kann der operative

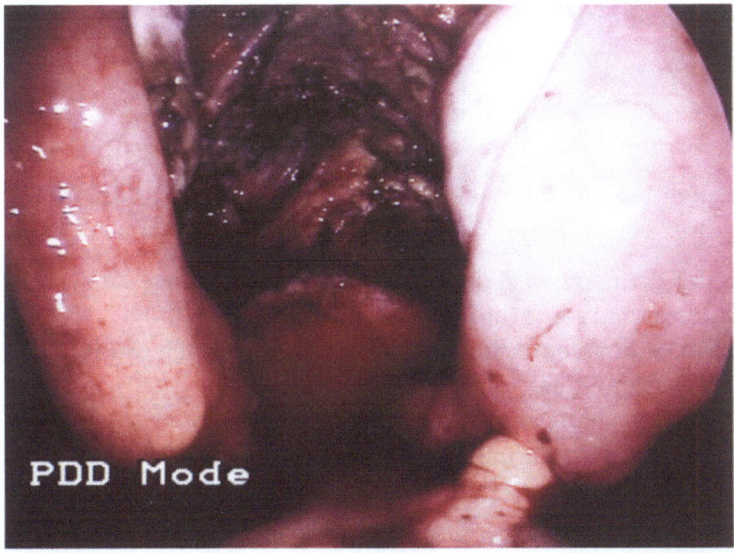

Abb. 3. Operative Sanierung einer Endometriose im Spatium rectovaginale. Nach medikamentöser Vorbehandlung wurde eine ausgedehnte Endometriose im Spatium rectovaginale (rAFS IV) operativ saniert. Dargestellt ist die große Wundfläche, die bei entsprechender operativer Radikalität entstanden ist. Im Bildvordergrund sind rechts und links die beiden Adnexe zu sehen. Intraoperative Aufnahme bei Laparoskopie

Eingriff in einem geringeren Umfang, aber dennoch mit höchstmöglicher Radikalität durchgeführt werden. Es kann aber sein, dass sich der Situs in einem Zustand darstellt, dass der operative Aufwand dem der Tumorchirurgie nahekommt, wenn er ihm nicht sogar ganz entspricht. Dabei kann es erforderlich sein, befallene Teile von Organen, wie beispielsweise Darm, Blase oder Harnleiter zu resezieren. Auch die Anlage eines zumindest passageren Anus praeter kann dann erforderlich werden. Bei extremen Befunden wird die Laparotomie der einzige Zugangsweg sein.

Bei aller Radikalität muss aber das angestrebte Ziel bedacht werden. Ist es in erster Linie die Beschwerdefreiheit der Patientin, oder die Schaffung der Voraussetzungen zur Erfüllung eines Kinderwunsches, oder handelt es sich um eine Patientin die bereits mehrfach wegen einer Endometriose oder anderer Erkrankungen voroperiert ist und durch eine zu radikale Operation möglicherweise in ihrer Lebensqualität noch weiter eingeschränkt wird.

An die zweite operative Phase muss gegebenenfalls noch eine zweite medikamentöse Phase angeschlossen werden. Diese dient dem Erhalt des operativen Therapieerfolges und der Stabilisierung der bereits erzielten Symptomfreiheit. Hier können verschiedene Wege eingeschlagen werden. Dabei kommt es auf die Primärsymptome an. Daran adaptiert geht es um eine endokrin gesteuerte Konsolidierung oder/und eine schmerztherapeutische Einstellung. Ziel der postoperativen Therapie ist es, das längstmögliche symptomfreie Intervall zu erreichen. In manchen Fällen gilt es allerdings ausschließlich, die Lebensqualität durch Symptomarmut zu verbessern, da Symptomfreiheit nicht erreichbar ist.

6.2 Schmerztherapie

Grundsätzlich lassen sich nach dem Ort der Entstehung und seiner Repräsentation drei verschiedene Schmerztypen unterscheiden:

1. Viszeraler Schmerz wird durch schädigende Einflüsse an den abdominellen Organen hervorgerufen und dort repräsentiert.
2. Parietaler oder somatischer Schmerz entsteht durch die Reizung des parietalen Peritoneums.
3. Fortgeleiteter Schmerz tritt an vom Ort der Schmerzentstehung entfernten Arealen in Erscheinung. Die abdominellen Organe werden in den Headschen Zonen der Haut repräsentiert.

Die Empfindung von Schmerz kann durch Reizung des Peritoneums, die Dehnung einer Organkapsel oder eines Hohlorgans entstehen. Die Dehnung einer Organkapsel, wie der des Ovars bei der Entwicklung eines Endometrioms, muss sich schnell vollziehen, damit die in der Kapsel lokalisierten Nozizeptoren den adäquaten Stimulus erhalten. Bei allmählicher Dehnung tritt eine Rezeptoradaptation ein. Gleiches gilt auch für die Entwicklung des kolikartigen Schmerzes. Kolikartiger Schmerz entsteht bei kräftiger muskulärer Kontraktion gegen einen Widerstand mit der Folge der Dehnung des Hohlorgans. Eine das Darmlumen einengende Endometriose kann bei rascher Entwicklung entsprechend Darmkoliken hervorrufen.

Entzündungsmediatoren wirken bei der Endometriose als chemische oder ischämisierende Noxen im Rahmen der Entstehung und Wahrnehmung des Entzündungsschmerzes.

Die zentrale Verarbeitung von Schmerz unterliegt einer großen interindividuellen Varianz. Bei der Schmerzverarbeitung sind kulturelle Einflüsse und die Biographie von entscheidender Bedeutung. Zusätzliche Einflussfaktoren sind Angst und Depressivität. Körpereigene Opiatrezeptoren sind in diese Prozesse eingebunden und modulieren die Wahrnehmung von Schmerz.

Der viszerale Schmerz wird als dumpf empfunden und lässt sich nur schwer lokalisieren. Er ist häufig krampfartig, brennend oder bohrend. Viszerale Schmerzen können vegetative Begleitsymptome wie Schwitzen, Ruhelosigkeit, Übelkeit und Erbrechen hervorrufen. Dabei korreliert die Ausprägung der Symptomatik nicht unbedingt mit der Stärke der auslösenden Noxe.

Zur Festlegung der symptomatischen Therapie des chronisch viszeralen Schmerzes muss zunächst das Ausmaß des Schmerzes festgestellt werden. Das Führen eines Schmerzkalenders trägt dazu in wesentlichem Maße bei. Ein Schmerzkalender sollte über mindestens drei Monate geführt werden. Darin werden Schmerzereignisse quantifiziert und mit dem Menstruationszyklus korreliert. Der Schmerzcharakter wird ebenso festgehalten, wie der Ort der Schmerzempfindung. Auch psychologische Aspekte sollen darin dokumentiert werden. Eventuell eingenommene Medikamente und ihre Wirkung müssen ebenfalls eingetragen werden. Die Patientin sollte auf Störungen der Körperfunktionen achten und diese beschreiben (Dysmenorrhoe, Dyspareunie, Defäkations- oder Miktionsschmerz). Wichtig sind auch Aspekte der sozialen Befindlichkeit wie Arbeitsfähigkeit und Ruhebedürfnis. Verschiedene Schmerzkalender sind im Internet zu erhalten (z.B. www.endometriose.de). Die Firma Takeda Pharma bietet einen solchen als Pdf-Datei zum Herunterladen an. Darin enthalten ist auch eine kleine Skala zur Beurteilung der Schmerzintensität.

Die Modulation des Schmerzes kann dann auf verschiedenen Ebenen versucht werden (Tabelle 4). Die Schmerzentstehung am Nozizeptor, die Übertragung afferenter Schmerzimpulse und die zentrale Schmerzwahrnehmung und -verarbeitung sind die Stellgrößen, an denen die medikamentöse Modulation ansetzt. Eine Analgesie kann an verschiedenen Ebenen gleichzeitig induziert werden. Es ist in jedem Fall auf die iatrogenen Nebenwirkungen Rücksicht zu nehmen und gegebenenfalls eine Supportivmedikation anzusetzen. Die Nebenwirkung einer Therapie können es erfordern, dass das Therapiekonzept verlassen und ein neues erarbeitet werden muss.

Tabelle 4. Ebenen der Schmerzmodulation

Schmerzebene	Ort der Schmerzentstehung (Causa)
	Erregbarkeit der Nozizeptoren
	Nervale Schmerzleitung
	Zentrale Verarbeitung der Schmerzinformation
	Zentrales Erleben des Schmerzes

Eine medikamentöse, aber auch operative Modulation von Schmerz kann auf allen Ebenen der Schmerzentstehung, -weiterleitung, -verarbeitung oder/und -bewertung versucht werden. Zusätzlich können alternative und psychosoziale Verfahren angewandt werden. Ziel ist die Elimination des Schmerzes oder die Palliation

Bei der Festlegung der Therapie ist die ständige Kommunikation zwischen Arzt und Patientin ein wesentlicher Faktor der dauernden Neuevaluation. Es gilt, Schmerz zu verhindern und in diesem Bestreben ist das Befinden der Patientin der einzige Indikator. Vor diesem Hintergrund und unter der Prämisse, eine optimale Therapie erreichen zu wollen, muss eine Dosisanpassung, das Umsteigen auf eine andere Wirksubstanz oder die Reduktion bzw. Erweiterung der Therapie immer wieder überlegt werden.

6.2.1 Medikamentös

In der Initialphase der Behandlung einer Patientin mit schmerzhafter Endometriose muss zunächst die unmittelbare Schmerzbekämpfung verfolgt werden. Dazu stehen verschiedene Möglichkeiten zur Verfügung, die bis in die Intensität der in der Onkologie angewandten Schemata führen können. Zunächst sollten aber eher moderate Medikamente eingesetzt werden. Die Patientin mit chronischen Schmerzen sollte mit einem individuell festgelegten Schema versorgt werden, damit die Nebenwirkungen nicht den Nutzen überwiegen und die Patientin einer tatsächlichen und dauerhaften Schmerzfreiheit zugeführt werden kann.

Die Wirkstoffgruppe der Prostaglandinsynthesehemmer kann wirksam in der Behandlung des krampfartigen Schmerzes eingesetzt werden (Tabelle 2). Der Schmerzreiz geht meist vom kleinen Becken aus und kann in Leisten und Oberschenkel ausstrahlen.

Prostaglandine erhöhen die Sensibilität der Nozizeptoren. Sie werden in den Herden der Endometriose selbst freigesetzt, wirken direkt am Nozizeptor und sorgen ihrerseits für die Freisetzung weiterer inflammatorisch wirkender Mediatoren. Darüber hinaus wirken Prostaglandine am Myometrium pro-kontraktil. Die Uteruskontraktionen werden von der Patientin ebenfalls als schmerzhaft empfunden. Zur Hemmung der Prostaglandinsynthese werden Ibuprofen, Diclofenac und andere bekannte Medikamente gegeben. Bei längerer Anwendung ist zu beachten, dass diese Präparate hemmend auf die

Bildung von Magenschleim – die Bildung von Magenschleim wird durch Prostaglandine stimuliert – wirken. Außerdem hemmen Prostaglandine die Produktion von Magensäure. Ein entsprechender Magenschutz ist daher dringend zu empfehlen.

Prostaglandine gehören zu der Gruppe der Eicosanoide. Sie entstehen aus der Arachidonsäure. Die Arachidonsäure dient den Cyclooxigenasen als Substrat. Die enzymatische Umwandlung der Arachidonsäure zu Prostaglandinen kann wirkungsvoll durch die Gruppe der Cyoclooxigenasehemmer unterdrückt werden.

Die Hemmung der Prostaglandinsynthese kann durch Hemmung der Cyclooxigenase (COX) erreicht werden. Acetylsalicylsäure (ASS) ist ein gut bekannter Wirkstoff, der diese Wirkung besitzt. Dabei koppelt das ASS an die COX an und geht mit ihr eine irreversible kovalente Bindung ein, die das Enzym komplett hemmt. Die Wirkdauer von ASS hängt demnach von der Geschwindigkeit der Neusynthese der COX ab und bleibt über dessen Elimination hinaus erhalten. Zu beachten ist bei der Gabe von ASS, dass es gleichzeitig die Aggregationsfähigkeit der Thrombozyten herabsetzt. Dies Wirkung erklärt sich durch die Hemmung der thrombozytären COX mit der Folge der Verminderung der Verfügbarkeit von Thromboxan, welches die Aggregation der Thrombozyten fördert. Patientinnen mit Menometrorrhagien und Anämie sollten von einer analgetischen Therapie mit ASS weitestgehend ausgenommen werden. Die analgetische Wirksamkeit von ASS ist eher im Mittelfeld anzusiedeln. ASS kommt daher eher bei milderen Schmerzintensitäten zum Einsatz. Bei zunehmenden Schmerzen sollte auf ein anderes Präparat (z.B. Diclofenac) umgestiegen werden, da die Dossteigerung unweigerlich zu Komplikationen führen würde. Allerdings macht die antiphlogistische Wirkkomponente ASS wiederum in der Behandlung des durch Endometrioseherde erzeugten lokalen Entzündungsreizes attraktiv. Im Übrigen gilt auch bei der Anwendung von ASS die Einhaltung einer Magenprotektion bei längerfristiger Anwendung zu beachten.

In der Abwägung von Nutzen und Risiko sind die Wirkstoffe Naproxen und Ibuprofen der Acetylsalicylsäure ähnlich einzuordnen. Beide Substanzen gehören ebenfalls in die Gruppe der Cyclooxigenasehemmer. Naproxen eignet sich wegen seiner langsamen Elimination besonders gut für den chronischen Einsatz. Es hat eine gute antiphlogistische Wirkung und eine geringe Neigung, Nebenwirkungen hervor zu rufen. Ibuprofen ist eine Substanz mit guter antiphlogistischer und analgetischer Wirksamkeit und niedriger Nebenwirkungshäufigkeit. Im Unterschied zu Naproxen wird es allerdings schneller eliminiert. Dadurch eignet es sich eher zum Einsatz bei akuten Schmerzen.

Diclofenac ist eine hochwirksame Substanz in der Behandlung von chronischen Schmerzen und Entzündungszuständen, wie sie bei der Endometriose regelhaft vorkommen. Das Medikament wird in niedrigen Dosen zugeführt und ist insgesamt gut verträglich. Allerdings sollte bei chronischer

Anwendung auch hier ein Magenschutz in den Therapieplan eingebaut werden.

Neuere Wirkstoffe mit spezifischer Wirkung sind die sogenannten COX-2 Hemmer. Sie hemmen die Bildung von Prostaglandinen durch gezielte Blockierung des Enzyms Cyclooxygenase 2. Im Gegensatz dazu hemmen die klassischen Prostaglandinsynthesehemmer nicht nur die Bildung von Prostaglandinen, sondern auch die des Thromboxans. Cyclooxygenase-2 Hemmer sind weniger schädlich für die Homöostase des Magens, wirken entzündungshemmend und analgetisch. Vertreter der Gruppe der COX-2 Hemmer sind: Celecoxib (Celebrex®), Rofecoxib (Vioxx®), Parecoxib (Dynastat®), Valdecoxib (Bextra®).

Ein ebenfalls gut bekannter Wirkstoff in der Therapie moderater Schmerzen ist das Paracetamol (PCM). Der Wirkmechanismus ist bisher immer noch nicht bekannt, was es bewirkt allerdings schon: Es wirkt gut analgetisch, hat aber keine antiphlogistische Wirkkomponente. Die um die Endometrioseherde auftretenden lokalen Ödeme, die ihrerseits Schmerzen verursachen können, werden also nicht mit behandelt. Die Ödeme sind Folge des lokalen Entzündungsreizes der durch die Prostaglandine bewirkt wird. Prostaglandine wirken vasodilatatorisch und führen so zu einer lokalen Hyperämisierung. Aufgrund der Vasodilatation kommt es zu einer erhöhten Gefäßpermeabilität und bei gleichzeitiger Hyperämisierung zu einem Austritt von Plasma in das Interstitium (Ödem).

Die Effizienz der analgetische Therapie kann von der Kombination mit Medikamenten anderer Substanzgruppen profitieren. In der Behandlung von krampfartigen Schmerzen wirken Spasmolytika entspannend und schmerzlindernd (Tabelle 2). Diese Substanzen entfalten an der glatten Muskulatur eine atropinartige Wirkung und bewirken eine Erschlaffung der glatten Muskulatur. Die Gruppe der Spasmolytika wird durch Trospiumchlorid (Spasmex®) und Butylscopolamin (Buscopan®) vertreten.

Insbesondere die Dysmenorrhoe scheint einer Therapie mit oralen Kontrazeptiva zugänglich (Tabelle 2). Dabei sollte ein Präparat mit ausgeprägt gestagener und gering östrogener Komponente gewählt werden. Ziel dieses Therapieansatzes ist es, den gestagenen Anteil im Hinblick auf eine Hemmung des proliferativen Potentials der Endometrioseherde einzusetzen. Der Einsatz von Einphasenpräparaten bietet den Vorteil einer kontinuierlichen Wirkung des gestagenen Anteils über die gesamte Einnahmephase. Besonders gut eignen sich Mikropillen mit einem Ethinylestradiolanteil von weniger als 0,05 Milligramm und damit einer Betonung des Gestagenanteils (sogenannte gestagenbetonte Pillen) (Tabelle 5).

Auch implantierbare Systeme mit rein gestagener Wirkkomponente erzielen über eine kontinuierliche Wirkstoffabgabe einen guten therapeutischen Effekt (Tabelle 2). Zur Anwendung kommt als intrauterines System ein Intrauterinpessar mit einem gestagenbestückten (52 Milligramm Levonorgestrel) Gelträger (Mirena®), das über einen Zeitraum von maximal fünf

Tabelle 5. Einphasen-Mikropillen mit einem Ethinylestradiolanteil von weniger als 0,05 Milligramm

Handelsname	Östrogen	mg	Gestagen	mg
Yermonil®	Ethinylestradiol	0,04	Lynestrol	2,0
Marvelon®	Ethinylestradiol	0,03	Desogestrel	0,15
Lovelle®	Ethinylestradiol	0,02	Desogestrel	0,15
Valette®	Ethinylestradiol	0,03	Dienogest	2,0

Jahren belassen werden kann und über den gesamten Zeitraum gleichmäßige Wirkspiegel erzeugt. Dieses System bietet den zusätzlichen Vorteil eines lokalen Wirkeffektes. Als subkutanes Dauersystem steht ein Kunststoffträger, der ausschließlich gestagenbestückt (68 Milligramm Etonogestrel) ist zur Verfügung (Implanon®). Dieser wird unter der Haut der Innenseite des Oberarmes implantiert. Er kann jederzeit wieder entfernt werden, spätestens aber nach drei Jahren. Auch dieses System bietet einen gleichmäßigen Wirkspiegel, der allerdings ausschließlich systemisch wirkt.

In der Behandlung von endometriosebedingten Schmerzen sind Kombinationen verschiedener Substanzen möglich. Es muss dabei jedoch immer das interaktive Potential bedacht werden. Insbesondere muss beim Einsatz von Hormonträgern und oralen Kontrazeptiva das Risiko für thromboembolische Ereignisse evaluiert und diesbezügliche Risikofaktoren ausgeschlossen werden.

Die Therapie chronischer Schmerzen kann sogar den Einsatz von Morphinderivaten erfordern. Die konsekutive Alteration der Darmmotilität mit spastischen und segmentalen Kontraktionen kann zu Obstipationen führen. Diese wiederum haben die Entstehung neuer Schmerzen durch die Reizung der Dehnungsrezeptoren am Darm zur Folge. Die Schmerzsituation verschlechtert sich also zusätzlich. Dann muss entschieden werden, ob eine zusätzliche Gabe von Laxanzien (z.B. Laktulose 3 x 10–20 mg/d [Bifiteral®]) oder Spasmolytika sinnvoll ist, oder auf ein anderes Opioid umgestiegen werden sollte. Im Hinblick auf die Entwicklung einer Obstipation wirken beispielsweise Buprenorphin (Temgesic®) oder die transdermale Applikation von Fentanylpflastern weniger stark. Ein Therapieversuch mit Tramadol (Tramal®) ist ebenfalls zu erwägen.

Bei starken therapierefraktären Schmerzen sollten mehrere Substanzen kombiniert werden, um an den verschiedenen Ebenen der Schmerzentstehung, -leitung und -verarbeitung anzusetzen. Eine Kombination von Spasmolytika und peripheren Analgetika mit Antidepressiva ist hier sinnvoll. Schwere Schmerzzustände werden durch Antidepressiva erleichtert. Sie wirken zentral serotoninerg und damit analgetisch und peripher anticholinerg. Zusätzlich hemmen sie den aggravierenden Effekt einer häufig begleitenden Depression.

6.2.2 Physikalisch

Physikalische Maßnahmen können insbesondere bei der milden und moderaten Endometriose erfolgreich eingesetzt werden. Balneologische und krankengymnastische Verfahren eigenen sich gut zur Behandlung der Dysmenorrhoe und bei Schmerzsymptomen in Folge von intraabdominellen Verwachsungen (Tabelle 3). Der Einsatz physikalischer Reize wirkt sowohl lokal, als auch systemisch. Es werden Energien wie Licht und Luft eingesetzt, um den Organismus zu reizen. Diese Reize sollen dann den Körper zu Reaktionen anregen und das Körpermilieu positiv beeinflussen. Mit der aktiven und passiven Bewegung einzelner Körperregionen oder des gesamten Körpers ist es möglich, zu entspannen oder nach Anspannung ein wohltuendes Nachlassen der Anspannung zu erfahren. Natürlich ist Ruhe ein geeignetes Mittel, um Patientinnen mit z.B. verwachsungsbedingten Schmerzen ein Gefühl der Erleichterung zu vermitteln. Auch Wärme- und Kältereize (Thermo-, Kryotherapie) können angewandt werden, um entweder lokal, oder systemisch den Körper zur Restitution anzuregen.

Sitzbäder mit einer Badetemperatur von 32 °C und Fußbäder mit ansteigender Wassertemperatur von 28 °C auf 32 °C über einen Zeitraum von zehn bis 20 Minuten wirken entspannend und lindern die Symptome. Zusätzlich krampflösend wirken Zusätze von Melisse, Rosmarin oder Schafgarbe (Phythobalneologie). Es sollten ausschließlich reine Öle oder Pflanzen zugegeben werden.

Die Anwendung von Wärme über die Bauchhaut kann Spasmen der glatten Muskulatur z.B. des Gastrointestinaltraktes lösen. Krampfartige Unterbauchbeschwerden um den Zeitpunkt der Menstruation können auf einer Hypermotilität des Myometriums beruhen. Die über die Bauchhaut applizierte Wärme löst den uterinen Krampf. Allerdings kann die Wärme den bei der Endometriose vorliegenden Entzündungsprozess promovieren. Die Wärmeanwendung wäre hier kontraproduktiv. Eine kurzzeitige Anwendung (z.B. Wärmflasche) kann aber dennoch hilfreich sein. Moor- und Schlammpackungen sind sicherlich kein geeignetes Mittel zur Behandlung der Dysmenorrhoe bei Endometriosepatientinnen.

Ein einfach anzuwendendes Mittel ist die Applikation eines feuchtwarmen Wickels. Auch hier können Zusätze von Melisse und Rosmarin lindernd wirken. Der Wickel sollte maximal 30 Minuten lokal verbleiben.

Dem Einsatz der Krankengymnastik in der Behandlung des Schmerzes kommt eine wichtige Rolle zu. Die Patientin kann bei den Übungen aktiv einbezogen werden und in aktiviertem Zustand den Verlauf der Anwendungen durch eigene Modifikationen mit beeinflussen. Bei der Endometriose wird die Krankengymnastik in erster Linie zur Entkrampfung und zur Aktivierung der Patientin eingesetzt. Die Evaluation des Therapieerfolges erfolgt über Schmerztagebücher und z.B. den Einsatz von visuellen Analogskalen zu Schmerz und Schmerzbeeinträchtigung (Redegeld et al. 1955).

Wesentliche Ziele der Krankengymnastik sind die Verbesserung der Körperwahrnehmung und die Steigerung der allgemeinen körperlichen Leistungsfähigkeit. Durch die Stimulierung sensibler afferenter Neurone (Aβ-Fasern) wird eine reflektorische Schmerzlinderung erreicht. Auch in der Prävention erneuter Schmerzen können krankengymnastische Übungen erfolgreich angewandt werden. Eine durch den Schmerz bedingte Schonhaltung mit Gelenkfehlstellung und Muskelverspannung erzeugt in der Folge eine Bewegungseinschränkung, die sich durch Übungen gut bessern lässt. Auch das Wiederauftreten einer solchen kann durch Krankengymnastik effizient verhindert werden.

Massageanwendungen können den lockernden und entspannenden Effekt der Krankengymnastik unterstützen. In der Anwendung der Reflexzonenmassage soll darüber hinaus über viszerokutane Reflexe von der Peripherie aus Einfluss auf die inneren Organe genommen werden. Dadurch soll insbesondere die glatte Muskulatur der inneren Organe entspannt werden. Die bei der Reflexzonenmassage massierten Bereiche entsprechen den Headschen Zonen. Diese Massageform eignet sich insbesondere als supportive Maßnahme bei der Behandlung des viszeralen Schmerzes.

6.2.3 Naturheilverfahren

Ziel der Naturheilverfahren ist die Anregung der individuellen körpereigenen Ordnungs- und Heilkräfte. Sie fordern die Mitarbeit der Patientin an ihrer Lebensgestaltung. Die Therapie mit Mitteln der Naturheilkunde umschließt insgesamt die Anwendung physikalischer Reize (z.B. Balneotherapie), die Beeinflussung der alimentären Situation (Diät) und den Einsatz von Phytotherapie und Homöopathie.

Unter den Begriff der Naturheilverfahren wird aber auch die Beeinflussung der psychosozialen Situation (Gespräche, Beratung) subsumiert. Zeichnet sich ab, dass psychische Störungen zu einer Verstärkung der endometriosebedingten Symptome geführt haben oder das Beschwerdebild psychosomatisch überlagert ist, können im schmerzfreien Intervall psychotrop wirkende Arzneipflanzen therapeutisch eingesetzt werden. Grundsätzlich sollte der Patientin aber auch eine Psychotherapie angeboten werden, die über das normale Maß einer Beratung weit hinaus geht.

Phytotherapeutika sind für die Anwendung in der Schmerztherapie gut geeignet. In Form von Externa können beispielsweise erwärmte Kräutersäckchen (z.B. mit Heublumen) eine spasmolytische Wirkung entfalten.

Passionsblumenkraut kann bei Erschöpfungszuständen eingesetzt werden. Die stimmungsaufhellende Wirkung des Johanniskraut unterstützt diesen Effekt und ist auch in Phasen mit depressiven Verstimmungen günstig. Bei Patientinnen, die durch Schmerzen in einen agitierten Status versetzt wurden, wirkt Baldrian beruhigend. Melissenkraut kann zur Verbesserung des allgemeinen Befindens beitragen. Nachteilig ist anzumerken, dass alle diese Heilkräuter offenbar eine unspezifische Wirkung erzielen, wobei der Effekt der einzelnen Substanzen nicht eindeutig wissenschaftlich belegt ist. Auch die im Einzelnen aktiven, aktivierenden oder inaktivierenden Wirkmechanismen sind bisher nicht ausreichend erforscht bzw. belegt. Dennoch gibt die Praxis der Behandlung mit Heilkräutern positive Tendenzen der Wirksamkeit wieder.

Herauszuheben ist die Wirkung des Süßholzwurzelestrakts (Radix liquiritae) als Internum. Der Hauptwirkstoff des Extraktes ist die Glyzyrrhetinsäure. Sie greift in den Entzündungsstoffwechsel ein und hemmt die Cyclooxygenase. Daraus resultiert eine geringere Prostaglandinsynthese. Allerdings sollten Tagesdosen von 200-600 Milligramm nicht überschritten und der Wirkstoff nicht länger, als vier bis sechs Wochen angewandt werden, da der Süßholzwurzelextrakt eine kortikoide Wirkkomponente besitzt.

Die ayurvedische Medizin empfiehlt bei rheumatischen Krankheiten den Einsatz von Weihrauch. Tatsächlich hat die Boswelliasäure des Gummi olibanum (Weihrauch) eine ausgeprägt hemmende Wirkung auf das Komplementsystem und die Prostaglandinsynthese. Schmerzsymptome, die auf einem Entzündungsreiz basieren, können mit Weihrauch demnach erfolgreich behandelt werden. Da es auch bei der Endometriose zu entzündungsbedingten Schmerzen kommt, scheint der Einsatz von Weihrauch zumindest erwägenswert.

Frauenmantelkraut (Alchemilla vulgaris) und Schafgarbenkraut (Achillea millefolium) sollen eine spasmolytische Wirkung im gynäkologischen Spektrum besitzen. Im Einsatz bei dysmenorroeischen Beschwerden kennen viele Frauen diese Substanzen. Ob sie bei endometriosebedingten Beschwerden eine ausreichende Wirksamkeit entfalten bleibt dahingestellt.

Die Homöopathie spiegelt zwei Jahrhunderte Erfahrung in der Naturheilkundlichen Therapie wieder. Der sächsische Arzt Christian Friedrich Samuel Hahnemann (1755–1843) hatte, basierend auf Ideen, die bereits aus dem Altertum bekannt waren, seine Grundsätze formuliert. Er ging davon aus, dass ein Leiden mit einer Substanz zu behandeln sei, die in der Lage ist, am Gesunden eben dieses Leiden zu erzeugen (*similia similibus curentur*). Ein weiterer für die Homöopathie wichtiger Grundsatz ist die Zunahme der Wirksamkeit einer Arznei mit der Zunahme ihrer Verdünnung. Die Auswahl der zur Patientin passenden Arznei ist schwierig und von individuellen Voraussetzungen der Patientin ebenso abhängig wie der subjektiv geprägten Einschätzung des Krankheitsbildes und des ratsuchenden Individuums durch den Therapeuten (Simile-Findung). Der Therapeut wird nach Erstellung eines Gesamtbildes in den Arzneimittelbildern (AMB) und in der Arzneimittellehre (AML) die passende Arznei auswählen. Eine Wirkung im Sinne des Dosis-Wirkungprinzips darf bei der Anwendung der Homöopathie aber nicht erwartet werden. Dennoch scheint der Effekt dieser Therapieform über dem Maß der Plazebowirkung zu liegen.

Die Homöopathie kann im Einzelfall sicherlich zur Linderung der Beschwerden der Endometriosepatientin beitragen. Insbesondere bei der Behandlung chronisch Kranker hat die Homöopathie ihren Platz gefunden. Sind die Beschwerden allerdings eindeutig organischer Natur, dann kommen in erster Linie Verfahren zur Anwendung, die in der Lage sind, die Ursache direkt zu behandeln. Die Homöopathie kann dann evtl. supplementär eingesetzt werden.

6.2.4 Psychosoziale Verfahren

Die Anwendung psychosozialer Verfahren dient der Behandlung von Schmerzen in einem ganzheitlichen Ansatz. Der Schmerz wird zunächst als solcher erkannt, um ihn dann multidirektional zu bekämpfen. Verhaltenstherapeutische Maßnahmen dienen dabei der Neubewertung des Schmerzes, der häufig die ursprüngliche Intensitätsebene verlassen hat, ohne dass die schmerzauslösende Noxe an Intensität zugenommen hätte. Die Patientin lernt Ängste abzubauen und gewinnt wieder mehr Autonomie. Meditative Techniken und autogenes Training verringern sogar die Grundaktivität des symptomatischen Nervensystems und führen zu einer Entspannung der Skelettmuskulatur. Die Patientin ist dadurch in der Lage, sich in ein neues/altes Körpergefühl hinein zu versetzten. Der Einsatz von Einzel- oder auch Gruppenhypnose verringert die Schmerzperzeption. Durch den Einsatz von Biofeedback soll die Bewusstmachung unbewusster Vorgänge erlernt werden.

Psychotheapeutische Maßnahmen bieten sich bei Patientinnen an, die bereits eine Einsicht in ihr Krankheitsbild genommen haben und den Umgang mit der Krankheit über die verbale Kommunikation verbessern möchten. Durch die Identifikation psychosozialer Stressfaktoren und deren Einflussnahme auf körperliche und psychische Funktionen können diese gezielt beeinflusst werden. Die Kognitive Verhaltenstherapie bietet über die Erkennung psychosozialer Stressfaktoren hinaus die Möglichkeit, Gedankengänge zu identifizieren, die den schmerzauslösenden Stress verstärken. Ziel dieses Ansatzes ist die Modulation dieser Prozesse. In der Gruppen- und Familientherapie können Probleme behandelt werden, die Beziehungen negativ beeinflussen. Konkrete Konflikte, die durch die Krankheit ausgelöst wurden, können besprochen und gemeinsame Lösungen gefunden werden. Auch eine alleinige Familienberatung kann schon ausreichen.

6.2.5 Akupunktur

Die Akupunktur ist eine Methode der angewandten Schmerztherapie in der traditionellen chinesischen Medizin (TCM). Diese Methode wird bereits seit mehreren Jahrtausenden angewandt und birgt ein entsprechendes Erfahrungspotential. Bei der Akupunktur handelt es sich um eine Reiz-Reaktionstherapie, die an der Körperoberfläche angewandt wird. Der oberflächliche Reiz soll dann in der Tiefe des Körpers wirken. Das Einbringen von speziellen Nadel verschiedener Materialien in Cutis, Subcutis, Knochen, Sehnen und Gelenke wird bestimmten Energielinien folgend (je nach Schule 14–32 Meridiane mit Haupt- und Nebenlinien) an spezifischen Punkten vollzogen. Dadurch können sowohl Sofortreaktionen als auch Langzeitwirkungen am Patienten beobachtet werden.

Eine Sofortreaktion wird vermutlich durch die Freisetzung von Neurotransmittern wie Enkephalin und Dynorphin vermittelt. Diese wirken in den Hinterhörnern des Rückenmarkes an den afferenten Neuronen hemmend. Die Weiterleitung von Schmerzreizen wird so verhindert.

Über das Zustandekommen der Langzeitwirkung kann nur spekuliert werden. Möglicherweise wird durch die zentrale Freisetzung von Endorphinen und Serotonin das Zwischenhirn stimuliert und so eine euphorisierende bzw. beruhigende Wirkung erzielt.

Beim Setzen der Nadeln werden verschiedene Punkte kombiniert. Das Setzen der Nadeln am Akupunkturpunkt ist schmerzfrei, kann aber mit einem Kribbeln im Verlauf des Meridians (De-Qi-Gefühl) verbunden sein. Die Punktkombination umfasst Punkte im Bereich des direkten (Organ-) Schmerzes (lokale Punkte), des fortgeleiteten Schmerzes (Meridianpunkte) und des übertragenen Schmerzes (Quellpunkte, Kreuzungspunkte). Die Anwendung der Akupunktur lässt die Kombination mit anderen Verfahren zu. Sie findet bei akuten und insbesondere auch bei chronischen Schmerzen Anwendung. Eine im Verlauf individuell festzulegende Therapie beginnt zunächst mit fünf bis 25 Sitzungen in Intervallen von drei Tagen bis zu zwei Wochen. Die Akupunktur sollte ausschließlich von in dieser Methode erfahrenen Therapeuten angewandt werden. Auch hier gilt natürlich, dass bei eindeutig organischen Beschwerden, in erster Linie Verfahren zur Anwendung kommen, die in der Lage sind, die Schmerzursache direkt zu behandeln. Die Akupunktur kann dann gewinnbringend supplementär angewandt werden.

6.3 Indikationen

6.3.1 Schmerzen

Die unter dem Einfluss der Endometriose in unterschiedlich ausgeprägter Intensität auftretende vielfältige Schmerzsymptomatik beeinträchtigt oft gravierend und nachhaltig die individuelle Lebensqualität der Patientin. Eine Einschränkung bzw. Aufhebung der Arbeitsfähigkeit tritt häufig noch hinzu, was kollaterale psychotrope und soziale Effekte hervorruft. Eine Störung der Vita sexualis der Endometriosepatientin führt möglicherweise zu negativen Konsequenzen für eine bestehende Partnerschaft, kann das gewünschte Zustandekommen einer Partnerschaft eventuell verhindern.

Die häufigste Schmerzlokalisation bei Patientinnen mit Endometriose ist der Unterbauch. Meist handelt es sich um bereits chronifizierte Schmerzen, da über lange Zeit hinweg eine suffiziente Diagnostik nicht erfolgt ist und die eigentliche Erkrankung nicht erkannt wurde. Eine lange Krankengeschichte mit dem Durchlaufen mehrerer erfolgloser Therapieversuche ist typisch. Es ist von entscheidender Bedeutung eine ausführliche Anamnese, nicht nur hinsichtlich der Endometriose, sondern vor allem der Schmerzen zu erheben. Damit soll ein Wiederholen bereits erfolglos angewandter therapeutischer Maßnahmen vermieden werden. Die Therapie einer Patientin mit chronischen Schmerzen ist wegen ihrer Komplexität kompliziert. Bei diesen Patientinnen überlagern psychotrope Effekte oft zusätzlich die eigentliche Schmerzlokalisation und verstärken den Schmerz über den ursprünglichen Schmerzreiz hinaus. Wichtig ist demnach ein multidirektionaler Ansatz in der Behandlung dieser Patientinnen (Tabelle 6).

Nach der initialen Konsolidierung, nach Festlegung der Therapieziele und der Abstimmung des weiteren Therapieverlaufes muss in jedem Fall im Rahmen einer ersten geplanten operativen Maßnahme die Diagnose der Endometriose durch Gewinnung einer Biopsie gesichert werden. Die Minimalform der Endometriose kann in einem ersten Schritt operativ angegangen werden. Ziel ist dabei nicht nur die Sicherung der Diagnose, sondern es wird versucht, die Endometrioseherde vollständig zu eliminieren. An diese Intervention kann sich eine exspektative Phase anschließen. Zumeist reicht die Operation als alleinige Maßnahme nicht aus und die Exspektation wird von der Patientin nicht durchgehalten. Eine Medikationsphase sollte dann möglichst frühzeitig erwogen und angeschlossen werden. Bei moderater und schwerer Endometriose muss so radikal wie möglich behandelt werden, um das rezidivfreie Intervall möglichst lange zu halten. Nach der initialen chir-

Tabelle 6. Möglichkeiten der Beeinflussung von Schmerz

Ansatzpunkt	Maßnahme
Schmerzursache	Operative Sanierung
	Endokrine Therapie (GnRH-Analoga)
Empfindlichkeit der Nozizeptoren	Antipyretische Analgetika
	Lokalanästhetika
Schmerzleitung im sensiblen Nerv	Lokalanästhetika
Umschaltung von Schmerzimpulsen im Rückenmark	Opioide
Schmerzwahrnehmung	Opioide
	Narkotika
Schmerzverarbeitung	Antidepressiva (Co-Analgetika)

Tabelle 7. Grad der Endometriose und Therapieoptionen bei Schmerzsymptomatik

Minimal	Moderat	Schwer
Chirurgisch	Chirurgisch	Chirurgisch
Exspektativ oder medikamentös	Medikamentös	Medikamentös
	Chirurgisch	Chirurgisch
	Medikamentös	Medikamentös

Die minimale Endometriose wird in einem ersten Schritt operativ angegangen. Dabei wird versucht, die Endometrioseherde vollständig zu eliminieren. Die anschließende exspektative Phase kann zumeist nicht durchgehalten werden. Eine medikamentöse Intervention ist möglichst frühzeitig zu erwägen. Bei moderater und schwerer Endometriose muss so radikal wie möglich behandelt werden, um das rezidivfreie Intervall möglichst lange zu halten. Chirurgische und medikamentöse Therapie kommen abwechselnd zum Einsatz. In jedem Fall ist im Rahmen der ersten operativen Maßnahme die Diagnose der Endometriose durch Gewinnung einer Biopsie zu sichern

urgischen Intervention wird sofort eine Medikationsphase angeschlossen, auf die ein erneuter radikaler chirurgischer Eingriff folgt. Zur Erhaltung des Therapieerfolges wird eine weitere medikamentöse Phase angeschlossen. Chirurgische und medikamentöse Therapie kommen also abwechselnd zum Einsatz (Tabelle 7).

Bei wiederholten chirurgischen Eingriffen muss der hohen Wahrscheinlichkeit für den Eintritt iatrogener Komplikationen Rechnung getragen werden. Wiederholte chirurgische Eingriffe können zu teilweise totalem Organverlust und weiteren iatrogenen Schäden führen. Narben, Fibrosierungen und Verwachsungen haben oft zur Folge, dass zusätzlich Schmerzen entstehen.

Das operative Verfahren der präsakralen Neurektomie (LUNA, *laparoscopic uterine nerve ablation*) ist eine Option für Patientinnen mit schwer therapierbaren Schmerzsymptomen. Hier wird mittels Durchtrennung bzw. Exzision der Ligamenta sacrouterina oder/und durch eine präsakrale Neurektomie die Schmerzfreiheit angestrebt. Bei dem Verfahren werden über eine Laparoskopie, ggf. auch eine Laparotomie die präsakralen parasympathischen Nerven freigelegt und durchtrennt. Entsprechen ist dieses Verfahren gleichzeitig als physikalisches Verfahren zu werten, denn hier wird durch Destruktion die Verbindung zum Nozizeptor definitiv zerstört.

6.3.2 Organbefall

Insbesondere bei der infiltrierenden Endometriose bietet sich alternativ zur operativen Behandlung die Langzeitbehandlung mit einem GnRH-Agonisten an. Nebenwirkungen des darunter auftretenden Östrogenentzugs muss insbesondere im Hinblick auf eine Knochendemineralisation entgegengetreten werden. Eine niedrig dosierte Östradiolbehandlung muss die Langzeittherapie mit einem GnRH-Agonisten substitutiv begleiten (*Add back* Therapie) (Leather et al. 1993).

In erster Linie sollte eine tief infiltrierende Endometriose operativ behandelt werden. Es hat sich aber gezeigt, dass Schmerzpatientinnen mit aktiver Endometriose von einer sechsmonatigen supportiven Therapie mit einem GnRH-Agonisten profitieren. In einer prospektiv randomisierten Studie konnte gezeigt werden, dass bei diesen Patientinnen die Rezidivrate signifikant niedriger und das rezidivfreie Intervall signifikant länger war (Schweppe 1999).

6.3.3 Sterilität

Eine Koinzidenz von Endometriose und Infertilität oder gar Sterilität wurde bereits früh beschrieben. Die Koinzidenz beider Ereignisse ist natürlich noch kein Beleg für einen Zusammenhang zwischen den Ereignissen. Dennoch ist davon auszugehen, dass ein solcher Zusammenhang besteht. Die Ursache für das Vorliegen einer Endometriose bei klinisch manifesten Störungen der Fertilität ist bis heute unklar. Es sind aber mehrere Faktoren identifiziert worden, die ursächlich oder/und promovierend sein könnten (Olive und Schwartz 1993). Die Endometriose übt in vielen Bereichen der weiblichen Reproduktion einen entscheidenden Einfluss aus.

Endometriosebedingte Veränderungen der Anatomie des Beckens erschweren oder verhindern durch Ausbildung mechanischer Hemmnisse den Prozess reproduktiver Abläufe (Venturini et al. 1997). Störungen des endokrinen Systems (Ayers et al. 1987) und hier ist nicht nur an die unmittelbar reproduktive Endokrinologie zu denken (Schmidt 1985) betreffen die Fertilität im reproduktiven System und durch eine Einflussnahme auf den gesamten Organismus der Patientin. Eine Beeinflussung der sensiblen Homöostase des peritonealen Milieus moduliert nicht nur das Mediatorsystem, sondern auch die zellulären Bedingungen (Halme et al. 1987). Eine negative lokale Modulation immunologischer Bedingungen und der immunologischen Gesamtkonfiguration des Organismus (Witz et al. 1994) und empfindliche Störungen des Vorgangs der Fertilisierung (Mills et al. 1992) können ebenfalls durch das Vorliegen einer Endometriose bedingt sein. Weitere Effektoren einer endometriosebedingten Entwicklung einer Sterilität sind sicherlich auf molekularer und molekulargenetischer Ebene anzusiedeln. So kann beispielsweise der Aufbau des eutopen Endometriums signifikante Störungen aufweisen, die auf endometriosebedingten Störungen der genetischen Regulation beruhen (Fedele et al. 1990).

Verschiedene Arbeitsgruppen haben versucht, molekulare Marker der endometrialen Rezeptivität zu finden. Dabei zeigte sich, dass bei Patientinnen mit Endometriose in der Gruppe der Integrine im nativen Endometrium signifikante Störungen vorliegen (Lessey et al. 1994; Ota und Tanaka 1997; Hii und Rogers 1998). Weitere Störungen liegen in der Regulation der Expression von Matrixmetalloproteinasen durch Steroide und Wachstumsfaktoren (Chung et al. 2002; Osteen et al. 2002; Sharpe-Timms und Cox 2002; Ueda et al. 2002; Gilabert-Estelles et al. 2003). Im Endometrium von Endometriosepatientinnen ist eine Überexpression des Plasminogenaktivatorrezeptors vom Urokinasetyp (suPA-R) zu beobachten. Endometriosezellen erhalten damit ein höheres proteolytisches Potential mit der verbesserten Fähigkeiten der ektopen Implantation (Sillem et al. 1997). Weitere Parameter einer Endometrioseerkrankung können Alterationen des Östrogenrezeptors (Fujimoto et al. 1997), des VEGF (Shifren et al. 1996), des Komplements C3 (Bartosik et al. 1987; Isaacson et al. 1990), der Aromatase (Noble et al. 1996), des CA-125 (McBean und Brumsted 1993), der HSTs (*heat shock proteins*) (Ota et al. 1997) und des IL-6 (Tseng et al. 1996) sein. Darüber hinaus sind noch weitere Faktoren identifiziert worden. Auf der Basis dieser Arbeiten haben die Erklärungsversuche der Entstehung, Erhaltung und Aggravierung der Endometriose den Bereich der rein endokrinen Modelle längst verlassen.

Eine bei ca. 17% der Endometriosepatientinnen diagnostizierbare Oligo- oder Anovulation weist bereits auf eine reduzierte ovarielle Funktionalität hin. Ein weiterer Hinweis für eine ovarielle Funktionseinschränkung ist die häufig zu findende Lutealphaseninsuffizienz. Diese könnte möglicherweise auf einen erniedrigten LH-Rezeptorbesatz in den Follikeln und Corpora lutea zurück zu führen sein (Kauppila et al. 1982). Die bei der Endometriose gestörte Ovarialfunktion kommt also nicht so sehr durch eine verkürzte Lutealphase mit verminderten peripheren Gestagenspiegeln zum Ausdruck (Pittaway et al. 1983). Sie scheint sich eher in einer verzögerten Luteinisierung zu manifestieren (Brosens et al. 1978; Cheesman et al. 1983; Cahill und Hull 2000).

Eine Ursache für die ebenfalls bei Endometriosepatientinnen häufig auftretende Störung des Regeltempos, könnte ein manchmal vorhandener erhöhter Prolaktinspiegel sein (Muse et al. 1982). Ursache hierfür könnte aber auch in eine gestörte endometriale Stimulation durch eine Alteration der ovariellen Steroidogenese sein.

Das Vorliegen einer Endometriose schließt den Eintritt einer Schwangerschaft durchaus nicht aus. Allerdings ist eine erhöhte Abortrate zu beobachten. Die Mechanismen der endometriosebedingten Infertilität sind noch unklar. Eine mögliche Ursache der Infertilität scheint aber eine genetischen Fehlregulation zu sein. Dabei kommt es zu Defekten in der Regulation von HOX (*homeobox*)-Genen im Endometrium. HOX-Gene sind an der Regulation von Proliferationsvorgängen beteiligt. Sie kontrollieren räumliche Zellmuster und sorgen für eine gewebsspezifische Zellanordnung. Die HOX-Gene unterliegen zum einen der Kontrolle der eigenen Genprodukte (HOX-

Proteine), zum anderen der Kontrolle von Wachstumsfaktoren (FGF, TGF). Ihre eigentliche Bedeutung haben HOX-Gene in der Entwicklung und Differenzierung embryonaler Gewebe (McGinnis und Krumlauf 1992, Krumlauf 1994). Es konnte gezeigt werden, dass diese Gene auch beim Erwachsenen noch oder wieder aktiv sein können. HOX-Gene übernehmen in der Kontrolle der zyklischen Entwicklung und des Aufbaus des Endometriums Regulations- und Kontrollfunktionen (Taylor et al. 1997). In Abhängigkeit der Konzentrationen der Sexualsteroide erfolgt in der Sekretionsphase eine dramatische Heraufregulierung der Expression von HOXA10 und 11, zum Zeitpunkt der Implantation des Embryo (Taylor et al. 1999). Im Mausmodell konnte gezeigt werden, das eine Fehlregulation der beiden Gene zum Zeitpunkt der embryonalen Implantationsvorgänge zum Abort führen können. Zur Evaluation des Einflusses von HOXA10 und 11 im Rahmen einer Endometriose untersuchten Taylor et al. 80 Patientinnen (Taylor et al. 1999). Die Kontrollgruppe umfasste 40 Patientinnen mit ungestörtem Menstruationszyklus ohne Endometriose. Vierzig weitere Patientinnen hatten eine histologisch gesicherte Endometriose. Im ungestörten Zyklus ist mittzyklisch mit einem Anstieg der Expression der HOX-Gene zu rechnen. Bei den Patientinnen mit Endometriose fehlt dieser mittzyklische Anstieg. Eine fehlende Hochregulation von HOXA10 oder HOXA11 zum Zeitpunkt der embryonalen Implantation könnte ein Indikator für eine gestörte endometriale Rezeptivität sein. Die histologische Untersuchung von Endometriumbiopsien beider Gruppen belegen den differenten Aufbau des Endometriums. Störungen in der Architektur des Endometriums sind auf eine molekulare Dysregulation zurückzuführen (Taylor et al. 1999).

6.3.4 Prä- oder postoperativ

Eine Entscheidung für oder gegen eine prä- oder postoperative medikamentöse Therapie kann nicht pauschal gefällt werden. Diese muss in Abhängigkeit vom Schmerzstatus, dem Grad der Endometriose (rAFS I-IV), dem Vorliegen bzw. nicht Vorliegen eines Kinderwunsches und der Rezidivfrequenz der Patientin individuell abgewogen werden.

Patientinnen mit starken Schmerzen müssen zunächst in den Zustand der Schmerzfreiheit versetzt werden. Dazu stehen präoperativ verschiedene Möglichkeiten der medikamentösen Therapie zur Verfügung. Bei der Wahl der Methoden sollte auf eine möglicherweise bevorstehende operative Intervention Rücksicht genommen werden. Morphinderivate sind beispielsweise in dieser Phase wohl kaum das geeignet Mittel zur Behandlung von Schmerzen.

Kann die Planung einer operativen Sanierung zu einem späteren Zeitpunkt erfolgen, so ist die Anwendung von GnRH-Analoga zur Vorbereitung der Operation sinnvoll. Die präoperative medikamentöse Therapie ist in der Lage, bei einer höhergradigen Endometriose ein Downstaging zu erreichen

(Hughes et al. 1993; Adamson und Pasta 1994). Es kann dann möglicherweise weniger radikal operiert werden. Auch mit einer geringeren intraoperativen Blutungsneigung ist zu rechnen. Möglicherweise lassen sich Schmerzen auf diese Weise bereits ausreichend behandeln und eine anschließende Behandlung mit einer gestagenbetonten Pille ermöglicht ein weiterhin symptomfreies Leben.

Bei Vorliegen eines unerfüllten Kinderwunsches sollte in jedem Fall die operative Sanierung angestrebt werden. Dies stellt die einzige suffiziente Methode zur Beeinflussung des pathologisch veränderten peritonealen Milieus dar. Nur auf diese Weise sind Schwangerschaftsraten im erforderlichen Maße zu steigern bzw. überhaupt erst der Eintritt einer Schwangerschaft zu erreichen. Ausgiebige Operationen sollten aber möglichst erst nach Erfüllung des Kinderwunsches durchgeführt werden. Gegebenenfalls ist eine postoperative Medikation sinnvoll. Diese kann Residuen einer Endometriose in eine inaktive Phase überführen bzw. ein Verschwinden derselben bewirken. Auch in diesem Fall ist mit einer verbesserten Fertilität zu rechnen. Bei geplanter IVF bzw. IVF/ICSI-Behandlung ist eine postoperative Phase mit einem GnRH-Agonisten sinnvoll, da aus der Suppression heraus die Stimulation erfolgen kann.

Bei stärksten Schmerzen sollte keine Zeit verloren werden und durch eine Operation der Versuch unternommen werden, die Ursache des Schmerzes zu behandeln. Hierzu können radikale Maßnahmen erforderlich sein. Insbesondere, wenn die Patientin bereits erfolglos medikamentös behandelt wurde, ist eine sofortige Operation indiziert. In einigen Fällen kann es dennoch ratsam erscheinen, zunächst die gonadotropen Funktionen der Hypophyse medikamentös zu blockieren. In diesem Fall sind die GnRH-Antagonisten den -Agonisten deutlich überlegen. Der Wirkungseintritt ist wesentlich schneller und es kommt nicht zu dem für die GnRH-Agonisten typischen *flare up*. Dieser würde die Beschwerden der Patientin in der ersten Phase deutlich verstärken. Außerdem kann nach einer Phase der Behandlung mit GnRH-Antagonisten die Operation früher unternommen werden. Die Patientin mit stärksten Schmerzen stellt höchste Anforderungen an das postoperative Management. Diese Patientinnen sollten in einem Interdisziplinären Kreis vorgestellt werden. Dann sollte nach Prüfung aller Möglichkeiten ein gemeinsames Therapieregime festgelegt werden.

Auch die bereits mehrfach voroperierte Patientin bedarf einer ganz speziellen Behandlung. Möglicherweise fällt dann der Entschluss gegen eine erneute Operation und es stellt sich gar nicht erst die Frage nach dem prä- oder postoperativ. Wie bei der Patientin mit stärksten Schmerzen sollten verschiedene Fachdisziplinen in die Festlegung der Therapie mit einbezogen werden. Die Nachbetreuung dieser beiden Patientinnengruppen ist schwierig und erfordert intensive Aufmerksamkeit.

Die Planung einer Therapie mit einem GnRH-Agonisten, der in einer postoperativen Phase im langen oder ultralangen Intervall gegeben werden kann, bedarf der Umsicht. Das Risiko für die Entwicklung einer iatrogenen Osteoporose mit Frakturgefahr ist durchaus gegeben. Eine entsprechende Aufklärung der Patientin muss vor Therapiebeginn erfolgen. Die Patientin sollte eine supportive Therapie erhalten. Insbesondere dann, wenn Risikofaktoren einer Osteoporose bestehen, ist die Kontrolle der Knochendichte ein wichtiges diagnostisches Mittel.

6.4 Hormonelle Therapie

6.4.1 Gestagene

Alternativ zum Einsatz von GnRH-Analoga ist die Proliferationshemmung endometrialen Gewebes durch Gestagene möglich (Tabelle 8). Nach der östradiolabhängigen Stimulation des Endometriums in der Proliferationsphase, geht dieses physiologisch in die gestagengesteuerte Sekretionsphase mit drüsiger Transformation über (Dezidualisierung). Unter dem Einfluss des Gestagens wird der proliferative Impuls des Östradiols gehemmt, die Prolife-

Tabelle 8. Verfügbare reine Gestagene zur Therapie der Endometriose

Wirkstoff	Handelsname	mg
Desogestrel	Cerazette®	0,075
Dydrogesteron	Duphaston®	10
Etonogestrel	Implanon® (Implantat s.c.)	68 über 3 Jahre
Levonorgestrel	Microlut®	0,03
	Micro 30 Wyeth®	0,03
	28 Mini®	0,03
	Mirena® (IUP)	52 über 5 Jahre
Lynestrenol	Orgametril®	5
Medrogeston	Prothil®	5/25
Medroxyprogesteronacetat	MPA GYN 5®	5
	G-Farlutal®	5
	Clinofem®	2,5/5/10
	MPA-beta®	500
	MPA 250/500 Hexal®	250/500
	MPA-Noury®	250/500
	Clinovir®	100/250/500
	Farlutal®	100/200/250/500
Norethisteronacetat	Gestakadin®	1
	Sovel®	1
	Norethisteron 1/5 Jenapharm®	1/5
	Primolut®-Nor	5/10

Das Nebenwirkungsprofil der reinen Gestagene lässt sich durch die Kombination mit Östrogenen günstig beeinflussen. *IUP* Intrauterinpessar; *s.c.* subcutan

ration kommt zum Erliegen, das Endometrium atrophiert (fibrinöse Atrophie). Exogen zugeführtes Gestagen ist demnach in der Lage, eine floride Endometriose in eine stationäre Phase zu überführen. Dieser Therapieansatz ist natürlich bei bestehendem Kinderwunsch kein geeignetes Mittel zur unmittelbaren Erfüllung des Kinderwunsches.

Durch den Einsatz von Gestagenen können aber negative Effekte der Endometriose so weit reduziert werden, dass die Erfüllung des Kinderwunsches zumindest wahrscheinlicher wird. Nach Absetzen der Medikation ist mit einer erhöhten Schwangerschaftswahrscheinlichkeit zu rechnen (Moghissi und Boyce 1976). Allerdings müssen hohe Gestagendosen (z.B. 30 Milligramm Medroxyprogesteronacetat (MPA) täglich) eingesetzt werden, die ihrerseits starke Nebenwirkungen haben (Durchbruchsblutungen, Kopfschmerzen, Gewichtszunahme, Ödeme, Mastodynie, Nausea, Depression, Seborrhoe und Akne). Synthetische Gestagene haben außerdem in unterschiedlichem Ausmaß diabetogene, glukokortikoide, mineralokortikoide und androgene Nebenwirkungen und beeinflussen den Lipidstoffwechsel ungünstig. So kommt es bei einem Hochdosiseinsatz von MPA nach ca. zwei Wochen zu einer Senkung der HDL_2-Subfraktion um 15 Prozent und nach 24 Wochen um 58 Prozent (Fahraeus et al. 1986). Atherogene Effekte werden durch diese Verschiebungen möglich.

Eine weitere Möglichkeit des Einsatzes von Gestagenen in der Therapie der Endometriose ist die kontinuierliche intrauterine Freisetzung von Levonorgestrel über ein Intrauterinpessar (IUP). Erprobt wurde dieses Verfahren an symptomatischen Patientinnen mit Befall des Spatium rectovaginale (Fedele et al. 2001). Nach einer zwölfmonatigen intracavitären Freisetzung konnte eine Symptomverbesserung im Hinblick auf Dysmenorrhoe, pelvinen Schmerzen und eine Dyspareunie beobachtet werden. Auch die Ausdehnung des Endometriosebefalls im kleinen Becken war signifikant rückläufig. Allerdings handelte es sich in der Studie um eine sehr kleine Population von nur elf Patientinnen. Außerdem wurde die Ausdehnung der Endometriose ausschließlich sonographisch (transrektal und transvaginal) erfasst (Fedele et al. 2001).

6.4.2 Ovulationshemmer

Ein in einer Kombination von Östrogen und Gestagen angebotener oraler Ovulationshemmer kann im Sinne einer endokrinen Imitation einer Schwangerschaft zur Regressionsinduktion einer Endometriose eingesetzt werden. Dabei wird durch den Östrogenanteil (z.B. 20 µg Ethinylestradiol) das Follikelwachstum gehemmt. Der Proliferationsreiz für die Endometriose entfällt (2001). Die Anwendung eines kombinierten Ovulationshemmers sollte über einen Zeitraum von drei bis sechs Monate erfolgen (Sulak 1999). Der Gestagenanteil führt zur endometrialen Proliferationshemmung und Dezidualisierung. Dieser Effekt ist gleichfalls an Endometrioseherden nachvollziehbar (Vercellini et al. 1993), führt dabei zu einer deutlichen Schmerzreduktion und damit zu einer deutlichen Verbesserung der Lebensqualität (2001). Allerdings sind hohe Gestagendosen zum Erreichen einer suffizienten Proliferationshemmung erforderlich. Auch hier kommt es zu einer ungünstigen Einflussnahme auf den Lipidstoffwechsel (Lipson et al. 1986).

6.4.3 Danazol

Danazol wird in der Therapie der Endometriose seit 1971 eingesetzt (Greenblatt et al. 1971). Ein wichtiges Merkmal dieses erprobten Medikaments ist seine orale Verfügbarkeit. Als Isoxazolinderivat von 17α-Ethinyl-Testosteron hat es eine stark androgene Potenz. Dadurch kann es bei einer Dosierung von 400 bis 800 Milligramm pro Tag, wie in der Therapie der Endometriose üblich, unangenehme Nebenwirkungen wie z.B. eine deutliche Stimmveränderung hervorrufen. Die unterschiedlich stark ausgeprägten Veränderungen der Stimmlage sind in fünf bis 15 Prozent irreversibel. In zwei bis 17 Prozent der Fälle kommt es außerdem zu weiteren androgenetischen Nebenwirkungen wie Mammaatrophie, Seborrhoe, Akne und Hirsutismus (Dmowski 1979).

Danazol hemmt die Follikulogenese durch Reduktion der Pulsfrequenz der LH- und FSH-Freisetzung in der Hypophyse. Dies führt sekundär im Ovar zu einer Reduktion der Synthese und Sekretion von Östradiol. Da endometrioides Gewebe einer Stimulation durch Östradiol unterliegt, kann Danazol als Östradiolsuppressor wirksam in der Therapie der Endometriose eingesetzt werden. Darüber hinaus konnte beobachtet werden, dass im Gegensatz zur Wirkungsweise der GnRH-Analoga Danazol einen reduktiven Einfuss auf autoimmunologische Prozesse ausübt (el-Roeiy et al. 1988). Im hypoöstrogenen Milieu kommt es zu einer Atrophie des Endometriums und sekundär zu einer Amenorrhoe. Endometrioseherde atrophieren gleichfalls unter Danazol. Im Gegensatz zur Amenorrhoe ist dieser Effekt erwünscht.

Endometriosepatientinnen erhalten Danazol in einer Dosierung von 400 bis 800 Milligramm pro Tag über einen Behandlungszeitraum von drei bis sechs Monaten. Ein Rückgang der Symptome ist in 55 bis 88 Prozent der Fälle zu beobachten (Greenblatt et al. 1971). Ovarielle Endometriosezysten können unter Danazol zwar größenregredient sein, verschwinden jedoch nicht völlig (Schweppe 1984). Vier bis sechs Wochen nach Absetzen der Danazolmedikation kann ein spontanes Wiederauftreten regelmäßiger Zyklen beobachtet werden (Schweppe 1984). Es muss mit einer Rezidivrate der Endometriose von 39 und 52 Prozent in einem Intervall von drei bis 48 Monaten gerechnet werden (Schmidt 1985).

Danazol übt einen negativen Einfluss auf den Lipidstoffwechsel aus, indem es die HDL-Fraktion vermindert. Dadurch wirkt Danazol sekundär atherogen. Dieser Effekt sollte bei den in der Therapie der Endometriose eingesetzten Tagesdosen in jedem Falle Berücksichtigung finden. Durch Effekte an Glukokortikoid-, Progesteron- und Östrogenrezeptoren werden außerdem eine Gewichtszunahme, Ödeme, Muskelkrämpfe und ein Anstieg der Thrombozytenzahl beobachtet.

6.4.4 GnRH-Agonisten und -Antagonisten

6.4.4.1 GnRH-Agonisten

Bei diesen Dekapeptiden konnte durch Veränderungen des Naturmoleküls in Position 6 und 10 eine signifikante Steigerung der Bindungsaffinität zum GnRH-Rezeptor erreicht werden. Gleichzeitig wurde die Halbwertszeit bei verzögertem Abbau durch Peptidasen erhöht. Die Gabe eines GnRH-Agonisten führt initial zu einer vermehrten Ausschüttung der gonadotropen Hormone FSH und LH aus den zellulären Speichern der Hypophyse (*Flare up* Effekt). Außerdem kommt es zu einer kurzfristigen Zunahme membranständiger GnRH-Rezeptoren an der gonadotropen Zelle. Zudem ist der Agonist-Rezeptorkomplex bei höherer Peptidstabilität mit verminderter Abbaurate des GnRH-Agonisten auch insgesamt länger stabil. Nach Gabe des GnRH-Agonisten ist innerhalb von zwölf Stunden ein ca. fünffacher Anstieg der FSH- und fast zehnfacher Anstieg der LH-Konzentration im Serum messbar. Gleichzeitig steigt kurzfristig die Östradiolkonzentration um das fast vierfache (Lemay et al. 1984). Dieser als *Flare up* bekannte Effekt klingt kontinuierlich ab. Dabei sinkt der FSH-Spiegel schneller, als der des LH. Nach 12–14 Tagen werden postmenopausale Östradiolwerte erreicht (Östradiol im Serum < 50 pg/ml) (Kiesel und Runnenbaum 1993).

Unter längerfristiger Anwendung eines GnRH-Agonisten und damit Imitation einer non-pulsatilen Dauerinfusion von GnRH kommt es zu einer Downregulierung der membranständigen GnRH-Rezeptorzahl durch Internalisierung und intrazellulärem Abbau der GnRH-Agonisten-Rezeptor-Komplexe. Zugleich wird der postrezeptorale Syntheseweg der Gonadotropine gehemmt. Die Blockade der physiologischen Funktion der gonadotropen Zellen der Adenohypophyse ist nach Absetzen der Therapie voll reversibel, eine Normalisierung der Zyklusfunktion ist nach ca. sechs Wochen zu erwarten. Typische und gravierende Nebenwirkungen des durch den GnRH-Agonisten induzierten Östrogenentzuges sind: Kopfschmerzen, Stimmungsschwankungen, Hitzewallungen, Libidoverlust, urogenitale Atrophie und Knochendemineralisation.

Zur Behandlung einer Endometriose werden GnRH-Agonisten wegen der besseren Compliance in Depotzubereitung einmal monatlich subkutan appliziert. Denkbar ist allerdings auch die tägliche intranasale Applikation oder die Gabe als intramuskuläres Depot (Tabelle 9). Zu bedenken ist die

Tabelle 9. GnRH-Analoga und Applikationsformen

Wirkstoff	mg	Handelsname	Applikation	Intervall
Triptorelinacetat	4,12	Decapeptyl®	s.c., i.m.	alle 4 Wochen
Goserelinacetat	3,8	Zoladex®	s.c. (Implantat)	alle 4 Wochen
Leuprorelinacetat	3,75	Enantone®	s.c.	alle 4 Wochen
	11,25	Trenantone®	s.c.	alle 3 Monate
Buserelinacetat	15,75	Suprecur®	i.n.	3 x 2 Sprühstoß à 150 µg täglich
Nafarelinacetat	0,23	Synarela®	i.n.	2 x 1 Sprühstoß à 0,2 mg täglich

s.c. subcutan; *i.m.* intramuskulär; *i.n.* intranasal

möglicherweise geringere Compliance der Patientin bei intranasaler Applikation und die höhere Sicherheit und damit Effizienz der Suppression durch Erreichen gleichmäßigerer Wirkspiegel bei der Anwendung einer Depotpräparation. Die Gabe als intramuskulärem Depot ist mit einer höheren Komplikationsrate in Folge der Applikationsform behaftet. Das Behandlungsintervall beträgt drei bis sechs Monate, kann aber auch erweitert werden. Neu ist die Möglichkeit des Einbringens eines Dreimonatsdepots in subcutaner Applikationsform (Trenantone®). Die Sinnhaftigkeit dieser Entwicklung dürfte in der Anwendung bei der Endometriose außer Frage stehen.

Da bei bestehendem Kinderwunsch im Stimulationsprotokoll zur IVF/ICSI (*in vitro* Fertilisation/Intrazytoplasmatische Spermieninjektion) entsprechend dem sogenannten langen Protokoll ohnehin eine Behandlung mit GnRH-Analoga durchgeführt wird, kann eine Stimulationsbehandlung mit Gonadotropinen unmittelbar an die Downregulierung angeschlossen werden.

6.4.4.2 GnRH-Antagonisten

GnRH-Antagonisten besitzen im Gegensatz zu den Agonisten keinerlei intrinsische Aktivität an den gonadotropen Zellen der Hypophyse (kein *Flare up* Effekt). Über eine klassische kompetetive Rezeptorblockade der GnRH-Rezeptoren wird die Aktivität der gonadotropen Hypophysenzellen unmittelbar supprimiert (Reissmann et al. 1995). Die Serumkonzentrationen von LH, FSH und Östradiol sinken sofort ab. Durch die sequentielle Gabe des GnRH-Antagonisten Cetrorelix kann sofort nach Behandlungsbeginn Beschwerdefreiheit erreicht werden. Da sich die Östradiolkonzentration unter GnRH-Antagonistentherapie im therapeutischen Fenster bewegt, ist eine *Add back* Therapie nicht erforderlich. In einem Studienprotokoll zur Prüfung der Wirksamkeit der GnRH-Antagonisten bei Endometriose erhielten Patientinnen einmal wöchentlich 3 Milligramm Cetrotide® s.c. über acht Wochen (Felberbaum et al. 2002). Im Mittel hatten die Patientinnen einen Serumöstradiolspiegel von 50 pg/ml. Nur leichte Nebenwirkungen (initialer Kopfschmerz, leichte vaginale Blutungen) wurden beobachtet. Die unter Therapie mit einem GnRH-Agonisten üblichen Erscheinungen eines Östrogenentzuges traten nicht auf (Küpker et al. 2002).

Die Substanzgruppe der GnRH-Antagonisten eröffnet neue Behandlungswege ohne die bekannten Nebenwirkungen der GnRH-Agonisten oder eine zusätzliche Belastung der Patientin mit supplementären Medikamenten (Felberbaum et al. 2000). Allerdings stellt der *„off label"* Einsatz dieser Präparate bei Fehlen einer entsprechenden Zulassung für die Therapie der Endometriose in Deutschland ein Problem dar.

6.4.5 Antigestagene

Denkbare Alternativen zu den Gestagenen sind die Antigestagene, wie z.B. das Mifepriston (RU 486) oder der Wirkstoff Gestrinon mit antiöstrogener, auch antigestagener und antiandrogener Wirkung. Die Regression der Endometriose und Abnahme der Symptome scheint hier gleichzeitig mit einer deutlich reduzierten Nebenwirkungsfrequenz einher zu gehen. Diese Wirkstoffe sind derzeit allerdings nicht Bestandteil der Standardtherapie der Endometriose. Sie würden sich auch nur zur Behandlung im Intervall vor Realisierung eines Kinderwunsches oder bei fehlendem Kinderwunsch eignen.

Im Ausblick ist die Entwicklung sogenannter SPRMs (*selective progesterone receptor modulators*) bereits weit fortgeschritten (Chwalisz 2003). Diese Substanzen haben partiell progersteronagonistische und -antagonistische Wirkungen. Sie sind in der Lage, die uterine Wirkung der Prostaglandine zu regulieren. Es hat sich gezeigt, dass die SPRMs eine hohe Selektivität für das endometriale Gewebe aufweisen. Die partielle progesteronagonistische Wirkung am endometroiden Gewebe führt zu einer effizienten Proliferationshemmung. Dies konnte im Affenmodell für das SPRM Asoprisnil (J867) gezeigt werden (Chwalisz 2003). Dabei ist die ovarielle Östrogensynthese unbeeinflusst. Die vom Einsatz hochdosierter Progesterone in der Therapie der Endometriose bekannten negativen Nebenwirkungen sind unter Therapie mit einem SPRM nicht aufgetreten. Die SPRMs stellen derzeit eine der Substanzgruppen dar, die in der Endometriosetherapie in Zukunft mit hoher Wahrscheinlichkeit eine wichtige Rolle spielen werden (Chwalisz 2003; D'Hooghe 2003).

Die SPRMs und weitere Substanzen, die sich derzeit in der Entwicklung befinden oder bereits nahe der Einführung in die Therapie der Endometriose stehen, wurden von der Arbeitsgruppe um D'Hooge im Affenmodell evalu-

Tabelle 10. Aromatasehemmer – Wirkstoff und Handelsname

Wirkstoff	Handelsname	Applikation
Letrozol	Femara®	p.o.
Anastrozol	Arimidex®	p.o.
Exemestan	Aromasin®	p.o.
Formestan	Lentaron®	14tägig i.m.

In der Therapie der Endometriose können die Aromatasehemmer eine wichtige Funktion übernehmen. Die Hemmung des Enzyms Aromatase bremst die Kumulation des Östradiols, das ein wesentlicher Proliferationsfaktor in der Entstehung und Unterhaltung einer floriden Endometriose darstellt. *p.o.* peroral; *i.m.* intramuskulär

iert (D'Hooghe 2003). Es hat sich gezeigt, dass die Aromatasehemmer, die SERMs (*selective estrogen receptor modulator*) und die SPRMs wirksame Modulatoren des Verlaufes einer Endometriose mit günstigem Wirkprofil sind. Die Hemmung des Enzyms Aromatase durch Aromatasehemmer (Tabelle 10) bremst die Kumulation des Östradiols, das ein wesentlicher Proliferationsfaktor in der Entstehung und Unterhaltung einer floriden Endometriose darstellt (Zeitoun und Bulun 1999). Antientzündliche Wirkstoffe wie die TNF-α Inhibitoren und die Matrixmetalloproteinase Inhibitoren wurden ebenfalls erfolgreich getestet, können aber derzeit noch nicht eingesetzt werden. Auf die Wirkung und Wirksamkeit der COX-2 Hemmer wurde bereits an anderer Stelle eingegangen. Im Affenmodell konnte der Beleg für die Wirkung der o.g. Substanzen erbracht werden, die zum Teil bereits bei Endometriosepatientinnen erfolgreich eingesetzt werden (D'Hooghe 2003).

6.4.6 Add back-Therapie

Unter *Add back* Therapie versteht man die kombinierte Gabe von GnRH-Agonisten zusammen mit niedrig dosiertem Östradiol oder Gestagen (Küpker et al. 2002). Es können Mono- oder Kombinationspräparate eingesetzt werden. Durch die alleinige Gabe eines GnRH-Agonisten kommt es wegen des Östrogenentzuges bei längerfristiger Anwendung über sechs Monate hinaus zur Knochendemineralisation und damit zur Minderung der Knochendichte um vier bis sieben Prozent (quantitative Computertomographie). Die vorsichtige Substitutionstherapie soll diesen Effekt abfedern (Dawood 1993; Howell et al. 1995). Der therapeutische Effekt des GnRH-Agonisten persistiert unter gleichzeitiger Minderung der klimakterischen Beschwerden wie Kopfschmerzen, Übelkeit und Müdigkeit (Leather et al. 1993; Kiesel et al. 1996; Moghissi 1996; Franke et al. 2000). Dabei ist darauf zu achten, dass das gewünschte Ziel, nämlich die Behandlung der Endometriose, nicht durch ein Überangebot an Östrogenen konterkariert wird. Unter kontrollierten Anwendungsbedingungen bleibt der regressive Effekt des GnRH-Agonisten bei der *Add back* Therapie jedoch erhalten (Surrey 1999).

In der *Add back* Therapie kann beispielsweise eine kontinuierliche Gabe von einem bis zwei Milligramm Östradiol täglich ausreichend sein. Besser scheint die Kombination von Östrogen und Gestagen. Die kontinuierliche Gabe von 0,3 bzw. 0,625 Milligramm konjugierter Östrogene pro Tag (z.B. Presomen® 0,3 bzw. 0,6) in Kombination mit fünf Milligramm Medroxyprogesteronacetat (MPA) (z.B. Climopax® 0,625/5 oder Presomen® 0,3 bzw. 0,6 kombiniert mit Clinofem® 5) ist ein bereits gut erprobtes und wirkungsvolles Therapieregime (Moghissi 1996). Östradiol ist auch wirksam und komfortabel transdermal applizierbar. Die Kombination von 25 Milligramm Östradiol pro Tag transdermal (z.B. Estraderm® MX 25, Estraderm TTS® 25) mit fünf Milligramm MPA (z.B. Clinofem® 5) pro Tag führt ebenfalls zu einer wirkungsvollen Substitution des Östradiolmangeleffektes (Howell et al. 1995). Zwei weitere ebensogut evaluierte Therapieregimes sind in der täglichen Gabe von 0,625 bzw. 1,25 Milligramm konjugierten Östrogenen (z.B. Climopax® 0,625, Femavit® 0,625 bzw. Climarest® 1,25, Femavit® 1,25) in Kombination mit 5 Milligramm Norethisteron (z.B. Primolut®-Nor 5, Norethisteron 5 mg Jenapharm®) täglich zu sehen (Hornstein et al. 1998). Bei einer Therapie mit GnRH-Agonisten über sechs Monate hat sich die Gabe von 2,5 Milligramm Norethisteron (in Deutschland derzeit nur in 1 mg und 5 mg erhältlich (z.B. Gestakadin® [1 mg], Primolut®-Nor 5, Norethisteronacetat 1/5 mg Jenapharm®), kombiniert mit 0,625 konjugierter equiner Östrogene (z.B. Climopax® 0,625, Femavit® 0,625) und fünf Milligramm MPA (z.B. Clinofem® 5, MPA GYN 5®) als sehr wirksam in der *Add back* Therapie erwiesen (Surrey 1999). Bei einer Ausweitung der GnRH-Therapie auf zwölf Monate ist die Gabe von fünf Milligramm Norethisteronacetat ggf. in Kombination mit einem konjugierten equinen Östrogen effektiv im Hinblick auf eine *Add back* Therapie (Surrey 1999). Diese Kombination scheint auch wirksam gegen den unter langfristiger Gabe eines GnRH-Agonisten zu beobachtenden Verlust an Knochenmineralisation, sollte aber ggf. mit Bisphosphonaten kombiniert werden (Surrey 1999). Bei einer sehr langen Therapie mit dem GnRH-Agonisten Goserelin einmal pro Monat über zwei Jahre konnten gute *Add back* Effekte im Einsatz von einem Milligramm Norethisteronacetat in Kombination mit 2 Milligramm Östradiol (z.B. Kliogest® N, Gynamon®) erzielt werden (Pierce et al. 2000).

Auch eine *Add back* Therapie ohne Östradiolkomponente scheint zum gewünschten Erfolg führten zu können. Hierbei werden supportiv 5 Milligramm Norethisteron (z.B. Primolut®-Nor 5, Norethisteron 5 mg Jenapharm®) täglich zur kontinuierlichen Gabe des GnRH-Agonisten hinzugegeben (Hornstein et al. 1998).

Eine weitere Möglichkeit eines *Add back* scheint in der Gabe von Tibolon (Liviella®) zu bestehen. Tibolon ist ein synthetisches Steroid. Es besitzt eine schwache östrogene Wirkkomponente, die dennoch wirksam der Entwicklung einer durch die langfristige Therapie mit einem GnRH-Agonisten induzierten Demineralisation des Skelettsystems entgegenwirken kann (Henkler et al. 1982; von Holst 2000). Außerdem besitzt Tibolon eine gestagene und eine androgene Wirkkomponente. Dadurch ist es in der Lage, die Blutungsrate bis hin zur Amenorrhoe zu senken (von Holst 2000). Tibolon kann in der Kombination mit GnRH-Agonisten sinnvoll in einem *Add back* Therapieregime eingesetzt werden (Henkler et al. 1982, von Holst 2000). Die Prüfung der Wirksamkeit in der Therapie der Endometriose ist bisher aber noch nicht erbracht worden.

6.4.7 Osteoporoseprophylaxe

Die Osteoporose ist charakterisiert durch eine Verminderung der Knochenmasse. Außerdem ist die Mikroarchitektur des Knochengewebes verschlechtert. Dabei reduziert sich die Festigkeit der Knochen und es kommt zu einer erhöhten Frakturneigung. Die Osteoporose ist eine systemische Skeletterkrankung. Während einer Langzeittherapie mit GnRH-Agonisten tritt als unerwünschter Nebeneffekt eine Reduktion der Knochendichte auf. Ursache dieses ossären Mineralisationsverlustes ist der unter Suppression der Hypophysenfunktion auftretende Hypoöstrogenismus. Die Stoffwechsellage der Patientin wird zu Ungunsten des osteoanabolen Effektes der Östrogene verschoben.

Die Messung der Knochendichte (*bone mineral density*, BMD) erfolgt mit radiologischen Verfahren am Achsenskelett und am peripheren Skelett mittels *dual energy x-ray absorptiometry* (DEXA) (Aoki et al. 2000; Chavassieux et al. 2001). Dieses Verfahren repräsentiert den Goldstandard der Knochendichtemessung (Miller et al. 2002). Die Knochendichte wird in Standardabweichungen vom Mittelwert gesunder junger Erwachsener (*peak bone mass*, PBM) angegeben (Woodson 2000). Alternativ zu der Messung mittels DEXA kann die Messung der Knochendichte aber auch mit der quantitativen Computertomographie (QCT) erfolgen (Cann 1998). Der Zustand der Knochendichte wird nach WHO (*World Health Organisation*)-Kriterien in drei Stufen eingeteilt (Tabelle 11) (Woodson 2000; Lu et al. 2001). Ein eventuell vorhandenes Frakturrisiko kann den Stufen der Einteilung zugeordnet werden (Miller et al. 2002).

Während der Therapie einer Endometriose mit einem GnRH-Agonisten kommt es zu einem Verlust der Knochendichte. Dieser Verlust ist auf den Hypoöstrogenismus zurück zu führen, der durch den GnRH-Agonisten gewollt erzeugt wird. Dabei scheint es zu keinem signifikanten Anstieg des Frakturrisikos zu kommen (Cann 1998). Patientinnen mit einem primär erhöhten Risiko sollten aber gut überwacht und ggf. entsprechend supportiv therapiert werden. Ein erhöhtes Risiko liegt vor, wenn die Patientin raucht, regelmäßig Alkohol konsumiert, eine familiäre Disposition zur Osteoporose

Tabelle 11. Einteilung der Osteoporose nach Knochendichte und Frakturrisiko

Stufe	Bezeichnung	T-Score	Frakturrisiko
1	keine Veränderung	bis –1,0	nicht erhöht
2	Osteopenie	–1,0 bis –2,5	leicht erhöht
3	Osteoporose	kleiner –2,5	hoch

Die Einteilung der Osteoporose erfolgt nach radiologischer Bestimmung der Knochendichte durch Angabe des T-Score. Der T-Score gibt den individuellen Messbefund als Zahl der Standardabweichungen unterhalb (–) [oder oberhalb (+)] des Mittelwertes gesunder junger Erwachsener (*peak bone mass*, PBM) an

bekannt ist, oder die Patientin eine bereits bekannte Osteopenie oder Osteoporose hat. Eine intensivierte Überwachung sollte auch erfolgen, wenn wiederholte Behandlungszyklen mit einem GnRH-Agonisten geplant sind, da in diesem Fall das Frakturrisiko deutlich ansteigt (Cann 1998).

Für eine supplementäre Therapie ist es allerdings nicht entscheidend, wie sehr die Knochendichte unter der Therapie abgenommen hat, sondern dass es erst gar nicht zu einer Abnahme der Knochendichte kommt. Der Ansatz der supplementären Therapie, insbesondere unter langfristiger Therapie mit GnRH-Analoga, dient der Prävention einer Demineralisation der Knochen beispielsweise durch den osteoanabolen Effekt der eingesetzten Östrogene (*Add back*). Zur Verhinderung eines Frakturrisikos können über die *Add back* Therapie hinaus noch weitere supportive Maßnahmen ergriffen werden (Tabelle 12).

Eine zusätzliche Steigerung des Osteoporoserisikos entsteht bei der Endometriose bei schmerzbedingter Immobilisation und Malnutrition. Die Immobilisation senkt die Osteoanabolie durch fehlende Belastung des Skeletts. Die Ernährung immobiler Patientinnen mit Schmerzen ist oft einseitig und unausgewogen. Die Einnahme nicht-steriodaler Antirheumatika (NSAR) in

Tabelle 12. Supportive Maßnahmen zum Erhalt der Knochendichte unter langfristiger Therapie mit einem GnRH-Agonisten bei Endometriose

Wirkung	Maßnahme
Osteoanabol	Bewegung/Belastung (Krankengymnastik)
	Diät
	Add back (Östrogene/Gestagene)
	Fluoride
Antiresorptiv	*Add back* (Östrogene/Gestagene)
	SERM (*selective estrogen receptor modulator*)
	Kalzium
	Vitamin D
	Bisphosphonate

der Intention der Analgesie führt ebenfalls zu einer Erhöhung des Osteoporoserisikos. Bei der Behandlung von Endometriosepatientinnen mit Schmerzen sollte diesem Sachverhalt Rechnung getragen werden. Bei diesen Patientinnen muss in einem vielschichtigen Ansatz vorgegangen werden, der unterschiedliche Therapieoptionen parallel mit einbezieht.

Unter einer sechsmonatigen GnRH-Therapie ist in vier bis sieben Prozent mit einer reversiblen Demineralisation des Knochens zu rechnen (quantitative Computertomographie). Verantwortlich für diese Nebenwirkung ist der in der Therapie der Endometriose durchaus erwünschte Hypoöstrogenismus (Howell et al. 1995). Eine wohldosierte supportive und substitutive Therapie mit Gestagenen und niedrig dosierten Östrogenen soll dem Effekt der unterwertigen Knochenmineralisation entgegen wirken (*Add back* Therapie) (Lunenfeld und Insler 1996). Um die Therapieeffizienz der Endometriose nicht zu gefährden, muss innerhalb eines umschriebenen therapeutischen Bereiches substituiert werden (Abb. 1).

Die Beobachtung des supportiven Effektes auf die Knochenmineralisation unter einer *Add back* Therapie ist in der Literatur allerdings nicht konsistent. So konnten Surrey unter einer sechsmonatigen Therapie mit einem GnRH-Agonisten in der *Add back* Therapie des Hypoöstrogenismus (2,5 Milligramm Norethisteron kombiniert mit 0,625 Milligramm konjugierte equine Östrogene und 5 Milligramm MPA) eine deutliche Verbesserung vasomotorisch bedingter Symptome (z.B. Kopfschmerz) beobachten. Der Verlust der Knochendichte konnte aber nur gebremst und nicht aufgehoben werden (Surrey 1999). Auch bei einer Ausweitung der GnRH-Therapie auf zwölf Monate ist die *Add back* Therapie mit 5 Milligramm Norethisteronacetat ggf. in Kombination mit einem konjugierten equinen Östrogen effektiv. Diese Kombination scheint auch wirksam gegen den unter langfristiger Gabe eines GnRH-Agonisten zu beobachtenden Verlust an Knochenmineralisation, sollte aber ggf. mit Bisphosphonaten kombiniert werden (Surrey 1999). Der Einsatz oraler Kontrazeptiva als *Add back* im Rahmen einer dauerhaften Therapie mit einem GnRH-Agonisten kann eine durch den Hypoöstrogenismus bedingte Osteopenie aufhalten, wenn nicht sogar verhindern. Dieses Ergebnis beschreibt Kaunitz nach Einsatz eines triphasischen Kontrazeptivums mit 35 Mikrogram Ethinylestradiol (Kaunitz 1999).

Um die Langzeitwirkung eines GnRH-Agonisten auf die Knochenmineralisation und den Effekt einer supportiven Östrogengabe zu evaluieren, untersuchte die Arbeitsgruppe um Leather 60 Frauen im Alter zwischen 21 und 45 Jahren in einem doppelblind randomisierten und plazebokontrollierten Studiensetting (Leather et al. 1993). Die Frauen wurden in drei Studienarme randomisiert. Eine erste Gruppe erhielt ausschließlich Plazebo: GnRH-Plazebo und Östrogen-Plazebo. Die Patientinnen der anderen zwei Gruppen erhielten Goserelin (3,6 Milligramm Zoladex®) alle vier Wochen als Implantat. In der zweiten Gruppe wurde zusätzlich Östrogen-Plazebo gegeben und in der dritten Gruppe (*Add back* Gruppe) erhielten die Patientinnen Goserelin und 2 Milligramm Östradiolvalerat täglich, kombiniert mit 5 Milligramm Norethisteron täglich vom 22. bis 28. Zyklustag. Die Knochendichte wurde vor Behandlungsbeginn und nach sechs Behandlungszyklen radiologisch an lumbaler Wirbelsäule und proximalem Femur bestimmt. Der Therapieerfolg wurde in Prozent des Verlustes an Knochenmineralisation zwischen erster und zweiter Röntgenaufnahme gemessen. In der Gruppe mit Goserelin und ohne Östrogen konnte nach sechs Wochen ein signifikanter Abfall der Knochendichte im Vergleich zur Knochendichte vor Therapiebeginn und zur reinen Plazebogruppe diagnostiziert werden. Die Messung der Knochendichte in der *Add back* Gruppe ergab keine signifikante Änderung der Knochendichte nach sechswöchiger Therapie. Die Therapie mit Östrogenen im Sinne eines *Add back* unter Suppression der Hypophysenfunktion, ist eine gute präventive Maßnahme zur Verhinderung einer verminderten Knochenmineralisation (Leather et al. 1993).

Der Einsatz von Bisphosphonaten in der Osteoporoseprävention wurde bereits angesprochen (Tabelle 12). Die Kombination von *Add back* mit Bisphosphonaten scheint den Erhalt der Knochendichte positiv zu beeinflussen (Surrey 1999). Bisphosphonate sind auch oral verfügbare Substanzen (Clondronat, Risedronat, Etidronat, Tiludronat, Alendronat). Als Analoga des Pyrophosphats verringern sie den Knochenabbau durch Hemmung der Knochenresorption. Bisphosphonate sind auch außerhalb eines *Add back* Therapieregimes sinnvoll einsetzbar und gut wirksam (Wehren 2002). Es konnte gezeigt werden, dass die Gabe von Bisphosphonaten während einer Therapie einer Endometriose mit GnRH-Agonisten vor einer Minderung der Knochenmineralisation schützt. Dabei wurde der therapeutische Effekt auf den Verlauf der Endometriose nicht ungünstig beeinflusst (Matsuo 2003).

Möglicherweise stellt der Einsatz von selektiven Östrogenrezeptormodulatoren (SERM) eine weitere Alternative bei dem durch GnRH-Agonisten bedingten Verlust der Knochenmineralisation dar (Chavassieux et al. 2001; Wehren 2002). In einer Studie zur Evaluation des Einflusses des SERM Raloxifen auf die Knochendichte in einem Therapieregime mit einem GnRH-Agonisten, untersuchte die Arbeitsgruppe um Palomba Patientinnen mit einem Uterus myomatosus. Das Design war prospektiv randomisiert angelegt. Alle 100 Patientinnen erhielten 3,5 Milligramm Leuprorelin pro Tag. Sie wurden in zwei Gruppen (60 Milligramm Raloxifen pro Tag und Plazebo) *single blind* randomisiert. Das Behandlungsintervall betrug 28 Tage. Nach 28 Tagen konnte ein signifikanter Unterschied der Knochendichte zwischen den beiden Gruppen festgehalten werden. Raloxifen ist demnach geeignet, den Verlust der Knochenmineralisation unter einer Therapie mit einem GnRH-Agonisten bei prämenopausalen Frauen mit Uterus myomatosus zu hemmen (Palomba et al. 2002). In einer vergleichenden Studie wurde die Wirkung von Raloxifen versus Tibolon auf die Knochenmineralisation in der Menopause untersucht. Tibolon stellte sich als interessante Alternative zu dem SERM heraus. Der Effekt beider Wirkstoffe auf die Knochenmineralisation war vergleichbar (von Holst 2000).

Den Effekt des SERM Tamoxifen unter Gabe eines GnRH-Agonisten (Buserelin) untersuchten auch Goulding et al. In einem Tiermodell (Ratte) wurde die Wirkung von Tamoxifen auf den Erhalt der Knochenmineralisation verfolgt. Tamoxifen konnte die unter Therapie mit GnRH-Agonisten bekannte Knochendemineralisation hemmen, ohne den erwünschten Hypoöstrogenismus zu tangieren (Goulding et al. 1992). Patientinnen mit Endometriose könnten nach Studienlage möglicherweise von einer Begleittherapie mit SERMs profitieren. Allerdings scheint das Tamoxifen im Gegensatz zum Raloxifen am ektopen Endometrium eine agonistische Wirkung zu entfalten. Dem Raloxifen ist daher der Vorzug im Einsatz bei der Endometriose zugeben (Evans et al. 1999).

Fluoridsalze (Natriumfluorid und Monofluorphosphat) sind starke Stimulatoren der Knochenbildung. Ihr osteoanaboler Effekt wirkt sich insbesondere an der Wirbelsäule aus. Eine periphere Wirkung ist aber ebenfalls zu erwarten. Das lipophile Vitamin D (Calcitriol) wirkt, verstärkt noch durch die Kombination mit einer Kalziumsupplementation, effizient in der Prävention einer Osteoporose (Chapuy et al. 1987; Heaney 1992; Aloia et al. 1994). Fluoride und Kalzium (1 Gramm täglich) kann die Patientin über eine Diät durch einen entsprechenden Ernährungsplan unkompliziert zu sich nehmen (Baran et al. 1989; Aloia et al. 1994).

6.4.8 Therapiedauer

In 24 von 26 prospektiv kontrollierten Studien wird eine mittlere Behandlungsdauer mit einem GnRH-Agonisten von insgesamt sechs Monaten angegeben (Prentice et al. 2000). Es finden sich allerdings auch deutliche längere Therapieregimes mit einer maximalen Dauer von sechs Jahren. Die Therapiedauer hängt im Wesentlichen von den Symptomen und der Krankengeschichte der Patientin ab. Außerdem ist zu berücksichtigen, ob und in welchem Maß der Radikalität ein operativer Therapieversuch sinnvoll ist. Weiterhin muss bei bestehendem Kinderwunsch die Dauer des Kinderwunsches und das Alter des Patientin in die Therapieplanung einbezogen werden. Die langen und ultralangen Therapieregimes bleiben sicherlich der Patientin mit chronischen Beschwerden und der bereits operativ austherapierten Patientin vorbehalten.

In der Regel finden sich Behandlungsintervalle von zunächst drei bis sechs oder drei bis neun Monaten. Dann scheint eine Ausweitung des Therapieintervalls auf zwölf Monate sinnvoll. Die Ausweitung der Therapiedauer erfolgt weiterhin über 24 Monate auf bis zu sechs Jahre. Bei den langen und ultralangen Therapieregimes muss die Patientin in einer gründlichen Nachsorgesprechstunde geführt werden, da die unerwünschten Effekte der Behandlung mit GnRH-Agonisten hier besonders stark zum Tragen kommen. Insbesondere der Östrogenentzug muss in einer kritischen Supervision in dreimonatigen Abständen evaluiert werden. Eine regelmäßige Bestimmung der Knochendichte mit entsprechender supplementärer Therapie beugt einer zu erwartenden ausgeprägten Osteoporose vor.

Bei der längerfristigen Anwendung von GnRH-Agonisten sind klimakterische Beschwerden ein wichtiger Parameter des Befindens der Patientin. Die Patientinnen berichten über Symptome wie Kopfschmerzen, Übelkeit und Müdigkeit, die die Lebensqualität zum Teil in gravierendem Maße beeinträchtigen können (Leather et al. 1993; Kiesel et al. 1996; Moghissi 1996; Franke et al. 2000). Unter einer *Add back* Medikation sind diese Beschwerden allerdings gut rückläufig.

6.4.9 Ergebnisse randomisierter Therapiestudien

In der Vergangenheit haben viele Studien über den erfolgreichen Einsatz von GnRH-Agonisten, Medroxyprogesteronacetat (MPA), Danazol und operative Verfahren in der Therapie der Endometriose berichtet. Eine Übersichtsarbeit aus dem Jahre 1993 erfasste 25 relevante Studien mit kontrolliert randomisiertem Studiendesign und Kohortenstudien (Hughes et al. 1993). Darin wurden zur Effizienzevaluation im Rahmen der Endometriosetherapie 37 verschiedene Therapieregimes angeboten. Sieben Studien verglichen die Suppression der Ovulation (Danazol, MPA, Gestrinon) mit der Gabe eines Plazebo oder keiner Therapie. Keines der Therapieregimes schien einen Vorteil in der Therapie zu erbringen (*odds ratio* 0,85). In Bezug auf die Schwangerschaftsraten im Vergleich der Therapie mit Danazol versus MPA, Gestrinon oder einem GnRH-Agonisten ergab sich kein signifikanter Unterschied (*odds ratio* 1,07). Die Studien zur laparoskopischen Therapie waren in der Anlage und in der Formulierung der Ergebnisse so unterschiedlich, dass eine Aussage zu diesen Studien nicht getroffen werden konnte. Hughes kommt zu dem Schluss, dass die Unterdrückung der Ovulation ein ineffizientes Verfahren der Behandlung einer endometriosebedingten Infertilität ist (Hughes et al. 1993).

Sieben Jahre nach der Studie von Hughes (Hughes et al. 1993) unternahm Prentice eine erneute Evaluation der Studienlage anhand der Cochrane Datenbank (Prentice et al. 2000). Die Auswahl der Studien bezog sich auf randomisierte Studien, die die Evaluation der Behandlung endometriosebedingter Schmerzen mit GnRH-Agonisten zum Ziel hatten. Zum Vergleich wurden in den Studien die Gabe von Plazebo, keine Therapie und die chirurgische Therapie herangezogen. Es konnten 26 Studien identifiziert werden, die den Kriterien entsprachen. Davon verglichen 15 Studien GnRH-Agonisten gegen Danazol. Fünf Studien verglichen GnRH-Agonisten gegen GnRH-Agonisten mit einer *Add back* Therapie. In drei Studien wurden

GnRH-Agonisten in verschiedenen Dosierungen miteinander verglichen. Je eine weitere verglich GnRH-Agonisten versus Gestrinon, eine Pille bzw. Plazebo. Elf Studienleiter wurden wegen unklarer oder fehlender Daten kontaktiert, vier haben auf die Anfrage reagiert und Daten eingebracht. Aus allen Studien wurden Daten zum Schmerz, zur Veränderung des rAFS-Scores unter der jeweiligen Therapie und zu Kollateraleffekten exzerpiert. Insgesamt konnte kein therapiebedingter Unterschied im Hinblick auf den Schmerz und auf die Endometriose in allen 26 Studien gefunden werden. Lediglich im Hinblick auf die Kollateraleffekte fanden sich die bekannten Veränderungen: bei Danazol und Gestrinon die Androgenisierungserscheinungen respektive beim GnRH-Agonisten die Effekte des Hypoöstrogenismus (Prentice et al. 2000).

Beide großen Übersichtsarbeiten suggerieren, die GnRH-Agonisten seien sowohl in der Anwendung zur Behandlung der endometriosebedingten Infertilität als auch zur Behandlung des endometriosebedingten Schmerzes ungeeignet. Auch die Behandlung der Endometriose selbst ist scheinbar nicht die Domäne der Behandlung mit einem GnRH-Agonisten. Dennoch belegen neuere Studien gegenteilige Erfahrungen. Eines haben die beiden Übersichtsarbeiten jedoch eindeutig belegt: obwohl als Grundlage für die Evaluation in beiden Fällen nur die tauglichsten Arbeiten nach klar definierten Kriterien herausgefiltert wurden, konnten die Ergebnisse unter den verwendeten Studiendesigns nicht überzeugen. In Zukunft müssen strukturierte Studienprotokolle erstellt werden, die prospektiv randomisiert die Grundlage für eine evidenzbasierte Medizin (EBM) bilden können.

Im Folgenden werden einige Studien zum Einsatz der GnRH-Agonisten exemplarisch vorgestellt, die nach dem Jahre 2000 veröffentlicht wurden und deren Ergebnisse nicht in die beiden oben genannten Studien (Hughes et al. 1993; Prentice et al. 2000) eingegangen sind. Die dargestellten Studien entsprechen in ihrer Anlage und Durchführungen den Anforderungen der EBM und können daher valide und praxistaugliche Daten liefern. Weitere Studien wurden bereits vorgestellt und diskutiert. Studien zum Einsatz von GnRH-Antagonisten in der Therapie der Endometriose stellen ein Novum in der Studienlandschaft dar. Das Datenmaterial ist entsprechend rar.

In einer prospektiv randomisierten Studie untersuchten Surrey et al. den Effekt einer dreimonatigen Therapie mit einem GnRH-Agonisten nach operativer Sanierung einer histologisch gesicherten Endometriose (Surrey et al. 2002). Es wurden 51 Patientinnen zur IVF/ICSI stimuliert. Fünfundzwanzig Patientinnen erhielten nach Operation einen GnRH-Agonisten in Depotpräparation über drei Monate und wurden anschließend stimuliert. Sechsundzwanzig Patientinnen wurden direkt nach Operation hypophyseal downreguliert und dann stimuliert. Der Behandlungserfolg war nach dreimonatiger postoperativer Behandlung mit einem GnRH-Agonisten deutlich besser. In dieser Gruppe zeigte sich ein Trend zu einer höheren Implantationsrate (42,68 versus 30,38 Prozent) und eine signifikant höhere Rate weiter bestehender Schwangerschaften (80,0 versus 53,85 Prozent) (Surrey et al. 2002). Diese Studie zeigt durchaus positive Effekte des Einsatzes von GnRH-Agonisten in der Therapie der endometriosebedingten Infertilität.

Die Arbeitsgruppe um Rickes untersuchte den Erfolg einer Therapie mit einem GnRH-Agonisten nach Durchführung einer operativen Sanierung einer Endometriose in einem Sterilitätskollektiv (Rickes et al. 2002). Das Studiendesign war vergleichend prospektiv randomisiert angelegt. Zielwert der Studie war die Schwangerschaftsrate. Einhundertzehn Patientinnen der rAFS-Stadien II-IV fanden Eingang in die Studie. Die Patientinnen wurden in zwei Studienarme randomisiert. Fünfundfünfzig Patientinnen erhielten in einer sechsmonatigen Phase einen GnRH-Agonisten (Zoladex®) unmittelbar nach Operation und durchliefen anschließend bis zu drei Stimulationszyklen. Die anderen 55 Patientinnen begannen sofort nach Operation bis zu drei Stimulationszyklen. Die Stimulation erfolgte in Abhängigkeit der Sterilitätsursache zur IUI (intrauterine Insemination) oder zur IVF/ICSI. Die Schwangerschaftsraten in der IUI-Gruppe lag nach Einsatz des GnRH-Agonisten signifikant höher (89 versus 61 Prozent). Die Aufschlüsselung der Ergebnisse nach Behandlung mit dem GnRH-Agonisten ergab ein uneinheitliches Bild. Im Stadium rAFS II war in beiden Gruppen (IUI und IVF/ICSI) kein eindeutiger Vorteil durch den Agonisten zu vermerken. In den Stadien III und IV wirkte sich die Behandlung durch den Agonisten allerdings eindeutig positiv auf die Schwangerschaftsraten aus. Ein signifikantes Niveau wurde jedoch nur in der IVF/ICSI-Gruppe erreicht (82 versus 40 Prozent) (Rickes et al. 2002). Der Einsatz eines GnRH-Agonisten über einen langen Behandlungszeitraum hinweg scheint die Schwangerschaftsraten nach Stimulation zur IVF/ICSI signifikant zu verbessern. Dieses Ergebnis ist allerdings nur bei direkt postoperativ begonnener Suppression zu erreichen.

Eine deutliche Reduktion des Therapieintervalls kann durch den Einsatz von GnRH-Antagonisten erreicht werden. Zudem ist hier nicht mit einem *flare up* Effekt zu rechnen. Das Behandlungsintervall kann auf einen Zeitrahmen von acht Wochen verkürzt werden. Durch den Erhalt einer ovariellen Reststimulation kommt es außerdem nicht zu dem von den GnRH-Agonisten bekannten Hypoöstrogenismus. Entsprechend treten die damit verbundenen Symptome nicht auf. Die sequentielle Gabe des GnRH-Antagonisten Cetrorelix (Cetrotide®) in einer Dosierung von drei Milligramm einmal pro Woche über einen Zeitraum von acht Wochen wurde in einer Beobachtungsstudie durchgeführt (Küpker et al. 2002). Die Studie diente der Prüfung der Effizienz des Einsatzes eines GnRH-Antagonisten in der Endometriosetherapie über einen kurzen Zeitraum. Es wurden 15 symptomatische Patientinnen mit histologisch gesicherter Endometriose nach oben genanntem Schema behandelt. Nach acht Wochen der Behandlung erfolgte eine Laparoskopie zur Prüfung des Therapieerfolges. Alle Patientinnen waren im Behandlungsintervall symptomfrei. Typische Symptome der Menopause traten nicht auf. Mittlere Östradiolspiegel von 50 pg/ml wurden gemessen. Damit befand sich der Östradiolspiegel innerhalb des therapeutischen Fensters zwischen Stimulation endometroiden Gewebes (>40 pg/ml) und auslösen vasomotorischer Symptome bzw. erreichen osteoporosebedingender Spiegel (<60 pg/ml) (Felberbaum et al. 2002). In 60 Prozent der Fälle (9/15) konnte eine Regression der Erkrankung dokumentiert werden (Küpker et al. 2002).

6.4.10 Aktuelle Empfehlungen

Entscheidend für die korrekte Festlegung einer Therapie ist die individuelle Situation der Patientin.

Es muss zunächst zusammen mit der Patientin differenziert werden, welches Ziel die Therapie verfolgen soll. Ein Ziel könnte beispielsweise die Erreichung einer Schwangerschaft bei Vorliegen eines unerfüllten Kinderwunsches sein. Bei einer Patientin mit einer asymptomatischen Endometriose könnte das Ziel die Verhinderung des Auftretens von Symptomen oder die Erhaltung der Fertilität sein. Eine Patientin mit chronischen Schmerzen erfordert als Zielsetzung die Schmerzfreiheit. Berichtet eine Patientin über Defäkationsbeschwerden, dann ist die Wiederherstellung der normalen Funktion des Verdauungsapparates das vornehmliche und die Verhinderung des Wiederauftretens von Beschwerden das langfristige Therapieziel.

In einem weiteren Schritt müssen dann die Mittel der Therapie festgelegt werden. Dabei gilt es, der Patientin ein hohes Maß an Flexibilität in Angebot und Wahl der therapeutischen Mittel entgegen zu bringen und der Varianz des Verlaufes entsprechend zu reagieren.

Bei der Patientin mit chronischen Schmerzen ist der Primat der Therapie die Schmerzfreiheit. Dazu ist es erforderlich, auf verschiedenen Ebenen aktiv zu werden. Da Endometriosepatientinnen mit chronischen Schmerzen häufig bereits über mehrere Jahre vorbehandelt worden sind, stellt diese Patientinnengruppe eine besondere Herausforderung dar. Eine Patientin mit chronischen Schmerzen muss zunächst suffizient schmerztherapeutisch eingestellt werden. Um eine längerfristige Schmerzreduktion oder -freiheit erreichen zu können, kann es erforderlich sein, operativ zu intervenieren. Oft sind diese Patientinnen aber bereits mehrfach voroperiert. Es gilt also zu bedenken, ob die Patientin von einem erneuten Eingriff wirklich profitiert, oder ob ein weiterer Eingriff die Situation eher verschärfen könnte.

Frauen mit unerfülltem Kinderwunsch sind ebenfalls Patientinnen, die häufig bereits mehrere erfolglose Therapieversuche durchlaufen haben. Dabei war meist nicht die Therapie der Endometriose im Zentrum des therapeutischen Interesses, sondern die Kinderlosigkeit. Die Endometriose als Ursache der Kinderlosigkeit wird oft quasi im Nebenweg im Rahmen der Stimulationsbehandlung mit einem GnRH-Agonisten „mitbehandelt" und dabei oft noch nichteinmal als Ursache in Betracht gezogen. Eine Sanierung der Endometriose kann aber erst nach histologische Sicherung der Diagnose erfolgen. Erst während bzw. nach der dazu notwendigen Laparoskopie kann dann auch das Maß der Ausdehnung in die therapeutischen Überlegungen mit einbezogen werden.

6.4.11 Effekt auf Rezidiv- und Schwangerschaftsrate

Alle Therapieansätze verfehlen das Ziel dauerhafter Heilung der Endometriose (Lu und Ory 1995). Im 5-Jahres *Follow up* werden Rezidivraten von 20 bis 80 Prozent beschrieben (Candiani et al. 1991; Waller und Shaw 1993; Busacca et al. 1999). Die Kombination von medikamentöser mit chirurgischer Therapie reduziert zumindest die Rezidivrate (Falcone et al. 1996). Auch wenn sich nach medikamentöser und/oder operativer Therapie ein Kinderwunsch nicht realisieren lässt, ist die stadiengerechte Therapie zur Verbesserung der Lebensqualität der Patientin zwingend erforderlich.

Mit der Entwicklung verbesserter laparoskopischer Techniken in den vergangenen 10-15 Jahren und der Möglichkeit der endokrinen Therapie mit den GnRH-Agonisten, stehen potente Mittel zur Behandlung der moderaten bis schweren Endometriose zur Verfügung. Die GnRH-Antagonisten eröffnen zusätzlich nebenwirkungsärmere Therapieoptionen. Nach dem Dreistufenkonzept der Endometriosebehandlung wird die Endometriose zunächst laparoskopisch bioptisch gesichert, dann einer endokrinen Therapie und anschließend der operativen Sanierung zugeführt. Eine alleinige medikamentöse Therapie scheint weniger erfolgreich zu verlaufen, als die kombinierte medikamentös-operative Behandlung (Hughes et al. 2002). Dies gilt insbesondere auch für die Patientin mit Kinderwunsch (Adamson und Pasta 1994; Donnez et al. 2002). Mit der sog. ultralangen GnRH-Agonisten Therapie nach operativer Sanierung soll eine signifikante Steigerung der Schwangerschaftsraten nach IUI bzw. IVF/ICSI im Vergleich zum Verzicht auf eine erneute GnRH-Agonisten Gabe erreichbar sein (Dicker et al. 1992; Nakamura et al. 1992; Marcus und Edwards 1994; Rickes et al. 2002).

Bei der schweren Endometriose wird die medikamentöse Behandlung vor allem mit dem Ziel des *Downstagings* vor geplanter operativer Sanierung durchgeführt. Andere positive Effekte konnten hier bisher nicht plausibel belegt werden (Pouly et al. 1996). Eine Ausnahme stellt die Reinduktionstherapie bzw. Erhaltungstherapie bei Rezidiven im Intervall dar. Besondere Bedeutung kommt den GnRH-Analoga in dieser Phase der Behandlung zu. Bei Kinderwunsch ist der Durchführung einer IVF bzw. IVF/ICSI gegenüber einer erneuten operativen Intervention der Vorzug zu geben, da stets mit einem Tubenschaden zu rechnen ist (Pagidas et al. 1996; Tinkanen und Kujansuu 2000). Ovarialendometriome sollten aber nach Möglichkeit im Vorwege entfernt werden, damit sie bei der Follikelpunktion kein Hindernis darstellen oder Komplikationen bedingen (Padilla 1993).

Die der operativen Therapie vorgeschaltete diagnostische Laparoskopie dient der Diagnose der Endometriose, aber auch der Planung des Zweiteingriffes zur operativen Befundsanierung. Es gilt abzuwägen, welcher Zugangsweg zu wählen ist (endoskopisch oder offen chirurgisch) und ob gegebenenfalls Kollegen anderer operativer Disziplinen (Abdominalchirurgen, Urologen) primär hinzuzuziehen oder im Standby zu halten sind. Zu beachten ist, dass es natürlich auch Befunde gibt, die der vaginal-operativen Therapie durchaus zugänglich sind.

Die Endometriose der Stadien I-III nach rAFS kann häufig durch laparoskopische Sanierung therapiert werden. Dabei werden die Endometriosebefunde elektrisch oder laserchirurgisch koaguliert oder exzidiert. Schon die alleinige chirurgische Therapie ist in der Lage, die Schwangerschaftsraten signifikant zu steigern (Pouly et al. 1996; Marcoux et al. 1997). Eine ausgedehnte Endometriose der Stadien III-IV ist einer laparoskopischen Therapie nicht immer zugänglich. Hier ist eine Laparotomie zur weitestgehenden Wiederherstellung der ursprünglichen anatomischen Verhältnisse dann unumgänglich. Der Erfolg der Operation bemisst sich nicht nur in der Schmerzfreiheit der Patientin, sondern bei Kinderwunsch auch in der Erzielung höherer Schwangerschaftsraten und längerer Intervalle der Rezidivfreiheit (Crosignani et al. 1996). Dabei kann die Resektion befallener Organe und Strukturen zur suffizienten Behandlung erforderlich sein.

Adhäsionen und Schokoladenzysten sind einer alleinigen medikamentösen Therapie meist nicht zugänglich und dann im besten Fall größenregredient (Brosens 1994; Rana et al. 1996). Zysten werden unter organerhaltenden Bedingungen ausgeschält. Zunächst wird das Ovar mobilisiert, wobei es häufig schon zu einer Eröffnung des Endometrioms kommt. Dann sollte der Zystenbalg vom Ovarialstroma abpräpariert werden (Abb. 4). Ist das Gewebe des betroffenen Ovars völlig aufgebraucht, so bleibt keine andere Möglichkeit, als die Durchführung einer Ovarektomie. Dies ist erfreulicherweise nur selten erforderlich. Bei Patientinnen mit Kinderwunsch ist zu erwägen, ob zunächst ein medikamentöser Therapieversuch zum *downstaging* unternommen werden kann, um in einem weiteren Eingriff möglicherweise organerhaltend vorgehen zu können. Adhäsionen werden gelöst und Endometrioseherde vaporisiert. Nach Sanierung einer Ovarialendometriose können deutlich höhere Schwangerschaftsraten erzielt werden (Jones und Sutton 2002).

Ziel der operativen Therapie ist die komplette Beseitigung aller Endometrioseherde, da bei einer unvollständigen Sanierung die Rezidivwahrscheinlichkeit hoch ist und sich mit jeder weiteren Operation das Komplikationsrisiko bei zunehmendem Verwachsungsbauch erhöht. Die Patientin muss daher vor der Sanierungsoperation entsprechend vorbereitet und umfassend aufgeklärt sein.

Bei Vorliegen einer Endometriose rAFS I-II und Kinderwunsch kann es ausreichend sein, auf eine operative Sanierung zu verzichten und aus-

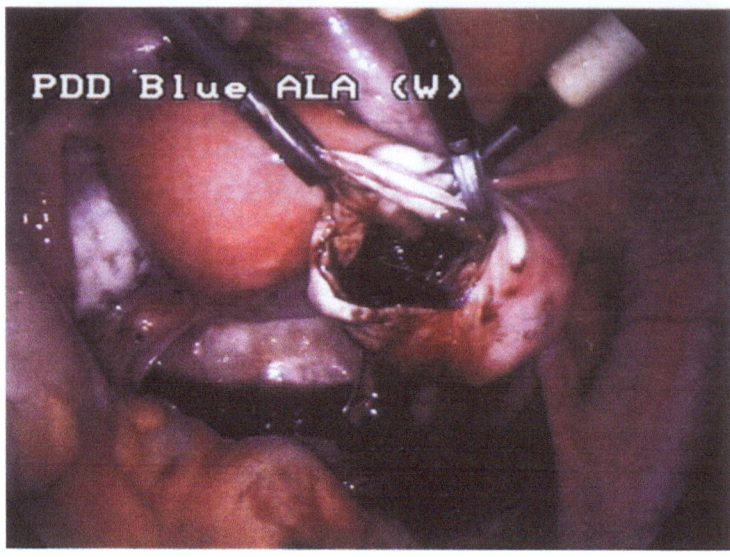

Abb. 4. Endometriom des rechten Ovars. Intraoperative Aufnahme bei Laparoskopie. Ausschälung des Zystenbalges eines Endometrioms im rechten Ovar nach Eröffnung der Zystenkapsel

schließlich medikamentös zu behandeln (Paulson et al. 1991). Im Anschluss an eine GnRH-Analoga Therapie ist zum Beispiel der sofortige Stimulationsbeginn für eine IVF oder IVF/ICSI Behandlung denkbar. Die ovarielle Antwort auf die Stimulation mit exogenen Gonadotropinen scheint in allen Schwergraden der Endometriose (rAFS I-IV) gleich (Anzahl, Reife und Qualität der gewonnenen Eizellen). Signifikante Unterschiede finden sich allerdings bei den Fertilisationsraten zwischen rAFS I-II und rAFS III-IV (Pal et al. 1998). Bei Patientinnen mit Endometriose konnte eine verminderte follikuläre Luteinisierung und eine Lutealphasenschwäche nachgewiesen werden (Cahill und Hull 2000). Die operative Sanierung insbesondere bei höhergradiger Endometriose (rAFS III-IV) könnte sich hier positiv auswirken. Dabei sinkt die Schwangerschaftsrate mit größer werdendem zeitlichem Abstand zum Abschluss der operativen Sanierung, so dass die Realisierung des Kinderwunsches möglichst sofort nach Operation versucht werden sollte (Milingos et al. 1998). Durch die Kombination von operativer und medikamentöser Therapie können höhere Schwangerschaftsraten erzielt werden (Adamson 1997).

Bei Endometriosepatientinnen ist eine schlechtere Embryoqualität nachweisbar (Pellicer et al. 2000; Vercammen und D'Hooghe 2000; Garrido et al. 2002). Diese Embryonen weisen außerdem eine geringere Fähigkeit zur Implantation auf (Vercammen und D'Hooghe 2000; Garrido et al. 2002). Zudem finden sich hier höhere IL-6 Spiegel im Serum, als bei Endometriosepatientinnen im stimulierten Zyklus (Pellicer et al. 2000). Demnach scheint die Wahrscheinlichkeit für den Eintritt und den Erhalt einer Schwangerschaft bei Patientinnen mit Endometriose durch die kontrollierte ovarielle Stimulation, insbesondere nach hypophysärer Suppression deutlich höher zu liegen, als im Spontanzyklus.

Die Möglichkeit einer sog. ultralangen Therapie mit einem GnRH-Agonisten nach operativer Sanierung über sechs Monate wird ebenfalls diskutiert. Dabei soll eine signifikanten Steigerung der Schwangerschaftsraten nach intrauteriner Insemination (IUI) bzw. IVF/ICSI im Vergleich zum Verzicht auf eine erneute GnRH-Agonisten Gabe und der sofort im Anschluss an die operative Sanierung begonnene Realisierung des Kinderwunsches erzielt werden (Rickes et al. 2002). Insbesondere unter ultralanger Therapie mit einem GnRH-Agonisten muss zur Minimierung des Osteoporoserisikos begleitend eine *Add back* Therapie durchgeführt werden.

6.5 Rehabilitation

Die Endometriose sollte als chronische Erkrankung der Frau betrachtet und behandelt werden. Dabei gilt es, ein Maximum an Lebensqualität bei möglichst niedrigem Nebenwirkungsspektrum zu erreichen. Neue Therapieoptionen wie z.B. die GnRH-Antagonisten scheinen hier den Weg zu weisen.

Eine Rehabilitation kann beispielsweise nach einem operativen Eingriff erfolgen. Dies kann mit Hilfe des Sozialdienstes des behandelnden Krankenhauses als Anschlussheilbehandlung organisiert werden. Aber auch außerhalb der Klinik kann eine Rehabilitation durch den Frauen- oder Hausarzt beantragt werden. Ziel eines solchen Rehabilitationsverfahrens ist es, die Arbeitsfähigkeit wieder herzustellen bzw. eine drohende Erwerbsunfähigkeit abzuwenden. Eine professionell durchgeführte rehabilitative Maßnahme kann selbstverständlich auch privat finanziert werden.

Die Rehabilitation sollte ganzheitlich erfolgen. Alle Ebenen von Soma und Psyche müssen in den Therapieplan mit einbezogen werden. Entscheidend wird hier die Palette der Möglichkeiten sein, derer sich Therapeut und Patientin bedienen können. Insbesondere müssen soziale Befindlichkeiten beleuchtet werden. Die Aufgabe der Rückführung der therapierten Patientin in ein normales Umfeld leitet zu der Anwendung psychosozialer Verfahren. Mit dieser Aufgabe verbunden ist das „Fähig-machen" für die zukünftige Rolle. Die Patientin muss nicht nur wissen wohin sie mit ihren Problemen gehen, sondern vor allem, wie sie selbst die Probleme lösen kann.

Eine Patientin, die in diesem Sinne fähig ist, wird ein längeres rezidivfreies Intervall, höhere Schmerzfreiheit, größere innere Zufriedenheit erleben und hoffentlich einen bislang unerfüllt gebliebenen Kinderwunsch realisieren oder mit dem Unerfüllt-bleiben zurecht kommen. Dieses Vorgehen trägt dem gesamten Gesundheitswesen Rechnung. Zu den Möglichkeiten der „Fähig-Machung" gehören Handlungen, die die Patientin selbständig durchführen kann. Anwendungen aus dem Bereich der Naturheilverfahren, Ernährung, Aktivität und Eingebundensein in eine sichere bzw. gesicherte Umgebung gehören zu diesen Fähigkeiten.

6.5.1 Ernährung

In Anbetracht der Komplexität des Krankheitsbildes überrascht es nicht, dass es keine spezielle Diät für die Endometriosepatientin gibt. Eine gesunde und ausgewogene Ernährung stärkt unspezifisch die Körperfunktionen. Dabei ist die Mischkost mit einem überwiegend pflanzlichen Anteil günstig. Es sollten frische, vitaminreiche Zutaten verwendet werden. Ungesättigte Fettsäuren, vollwertige und vollkörnige Zutaten sind wichtige Bestandteile des Ernährungsplanes. Tierische Fette und Zucker gelten als ungünstig. Nikotin und Alkohol sind zu meiden. Ruhepausen vor dem Essen, langsames Essen und gutes Kauen verbessern die Verträglichkeit der Nahrungsaufnahme. Zu und zwischen den Mahlzeiten sollte ausreichend Flüssigkeit eingenommen werden. Es ist besser, fünf bis sieben kleine Mahlzeiten, als drei große einzunehmen.

Die Zusammenstellung sollte saisonal orientiert sein. Sogenannte Ausgleichstage (z.B. Fasttag, Obsttag, Molketag, Reistag) erhöhen die körperliche Fitness. Viel Frischkost, Balaststoffe und eine Salzarme Nahrung verstärken diesen Effekt. Jede Form von einseitiger Nahrungsaufnahme wirkt sich ungünstig auf das allgemeine Befinden aus und sollte daher vermieden werden.

Patientinnen unter und nach einer langfristigen Therapie mit GnRH-Agonisten sollten auf eine Nahrungsmittelzusammenstellung achten, die dem Effekt des Verlustes der Knochenmineralisation Rechnung trägt. Nahrungsmittel mit einem hohen Kalziumanteil sollten verstärkt in den Ernährungsplan eingebaut werden (Chapuy et al. 1987; Heaney 1992; Aloia et al. 1994). Die Knochenmineralisation wird durch Aufnahme von Fluoriden unterstützt. Die Anwendung von Fluorsalz zum Würzen der Speisen kann hier schon ausreichend sein (Baran et al. 1989).

6.5.2 Aktivität

Körperlicher Aktivität kann die Patientin mit Endometriose nur nachgehen, wenn die Krankheit es ihr erlaubt. Die Therapie muss also ein möglichst hohes Maß an Beschwerdefreiheit erreichen. Die Möglichkeiten der Schmerztherapie wurden bereits ausführlich diskutiert. Die Aufhebung depressiver Symptome im Rahmen einer suffizienten Schmerztherapie fördert die Aktivität der Patientin. Der Einsatz von Wassers in der Therapie des chronischen Schmerzes birgt ein zweifaches Potential. Der Auftrieb lindert die Symptome, die Patientin kann sich mehr belasten. Diese Steigerung der Aktivität führt zu einer Anhebung des allgemeinen Aktivitätspotentials der Patientin. Begleitende depressive Verstimmungen werden so in den Therapieeffekt einbezogen und mitbehandelt.

Schmerzen führen zu einer Schonhaltung mit der Ausbildung von Gelenkfehlstellungen und Muskelverspannungen. Die Patientin gerät in einen immer stärker werdenden Zustand der Immobilisation. Mit Hilfe krankengymnastischer Übungen können Muskelverspannungen langsam gelöst und Gelenkfehlstellungen korrigiert werden. Voraussetzung für den Erfolg der Maßnahmen ist ein möglichst frühzeitiger Therapiebeginn, da in fortgeschritteneren Stadien nur eine Verbesserung, aber keine Aufhebung des Zustandes erreicht werden kann. Der Therapieerfolg muss von der Patientin erhalten und fortgeführt werden. Die Patientin muss also aktiv an der Verbesserung der Situation mitwirken.

Der Effekt einer *Add back* Therapie mit osteoanaboler Wirkung unter einer langfristigen GnRH-Agonistentherapie kann durch körperliche Aktivität unterstützt werden. Art und Umfang der Knochenmineralisation wird in einem hohen Maße durch die Belastung und Bewegung der Extremitäten und des Achsenskeletts gesteuert. Unter Anleitung eines Krankengymnasten kann ein effizientes und physiologisches Bewegungsmuster erstellt werden.

Ein Ziel in der Behandlung von Endometriosepatientinnen ist die Motivation zum Auffinden von Lösungen für ihre als chronisch zu verstehende Krankheit. Die Patientin soll dazu angeleitet werden, einen individuellen Weg zur Reduktion bzw. Beendigung des Leidens zu finden. Der Kanon der Möglichkeiten dient ihr als Spiegel für ihre eigene Situation. Ärzte und Therapeuten sind Helfer in mehrfacher Hinsicht. Sie heilen, begleiten und leiten die Patientin durch ihre Erkrankung.

6.5.3 Selbsthilfegruppen

6.5.3.1 Deutschland

Aschaffenburg	Selbsthilfegruppe Aschaffenburg Claudia Kock-Freund Kilian-Müller-Straße 25 63846 Laufach Tel 06093 996320 http://ab-to-date.de/selbsthilfe/endo.htm
Auerbach	Endometriose-Auerbach Gesundheitsamt Auerbach Frau Eilenberger Tel 03744 264163 ha-mar@edv-seidel.de

Bad Endorf	Selbsthilfegruppe Bad Endorf/Bayern Treffen für Frauen aus dem LK Traunstein, LK Rosenheim und Umgebung Ort: Kurklinik Sophienhof Chiemseestraße 5 83093 Bad Endorf
Berlin	Selbsthilfegruppe Berlin KISS Fehrbelliner Straße 92 Prenzlauer Berg Tel 030 4434317, 030 4434320
Bielefeld	Selbsthilfegruppe Bielefeld BIKIS – Bielefelder Kontakt- und Informationsstelle für Selbsthilfe Stapenhorststraße 5 33615 Bielefeld Tel 0521 121802, Fax 0521 1365788 bikis-bielefeld@t-online.de
Bremen	Selbsthilfegruppe Bremen Frauengesundheitszentrum Elsflether Straße 29 in Walle Tel 0421 3809747
Damme	Gesprächskreis Damme Gesundheitszentrum in Damme/Dümmer Landkreis Vechta/Nähe Landkreis Osnabrück christina.molitor@t-online.de
Essen	Paritätischer Wohlfahrtsverband Kreisgruppe Essen Camillo-Sitte-Platz 3 45136 Essen Wiese e.V. Beratungsstelle für Selbsthilfe in Essen Tel 0201 207676 wiese.selbsthilfe@t-online.de
Flensburg	KIBIS Flensburg Kontakte, Information, Beratung im Selbsthilfebereich Wrangelstraße 18 24937 Flensburg Tel 0461 5032618 (Frau Janssen) endo-flbg@gmx.de
Frankfurt am Main	Endometriose-Selbsthilfe e.V. Goethestraße 38 63263 Neu-Isenburg katja@endometriose-online.org www.endometriose-online.org/
Göttingen	Dachverband der Frauengesundheitszentren in Deutschland Goetheallee 9 37073 Göttingen Tel 0551 487025, Fax 0551 5217836

Halle/Saale	SHG Halle/Saale, Gesprächskreis Diakoniewerk Halle, Mutterhaus Lafontainstraße 15 06114 Halle Tel 034606 21798 Mobil 0177 2634162
Hamm	Selbsthilfekontaktstelle Hamm im Paritätischen Neue Bahnhofstraße 5 59065 Hamm Tel 023 81 12028, Fax 02381 22207
Hanau/Büdingen	Endometriose-Selbsthilfe-Gruppe Hanau/Büdingen Marina Gröpper Taunusstraße 11a 63654 Büdingen Tel 06048 3565, Fax 06048 950292 Mobil 0172 6605010 marina.groepper@t-online.de phenning@ecos.net www.endotreff.de
Heidelberg	BiBeZ – Ganzheitliches Bildungs- und Beratungszentrum zur Förderung und Integration behinderter/chronisch kranker Frauen und Mädchen e.V. Alte Eppelheimer Straße 38 69115 Heidelberg
Heidelberg	Endomäuse Heidelberg Selbsthilfebüros Heidelberg Alten Eppelheimer Straße 38 Heidelberg Frauengesundheitszentrum Heidelberg Tel 06221 21317, 07253 24529 rosi.batzler@web.de www.endo.de.vu
Kassel	Selbsthilfetreffpunkt der KISS Kurt-Schumacher-Straße 2 34117 Kassel Tel 0561 7875399 www.selbsthlfe-kassel.de www.krankheitdh.htm
Lampertheim	Inge Bergstraesser Nibelungenstraße 3 68623 Lampertheim/Hessen Tel 06241 28289 ibergstraesser@web.de www.beepworld.de/members3/endoshg/
Leipzig	Endometriose-Vereinigung Deutschland e.V. Bernhard-Göring-Straße 152 04277 Leipzig Tel/Fax 0341 3065304 endometriose@t-online.de http://endometriose-vereinignug.de/

Lübeck	Im Selbsthilfezentrum im Bürgerhaus Peenestieg 2 23554 Lübeck Kontakt über KISS Lübeck Tel 0451 1225377, 0451 625628
Mannheim	Endometriose-Selbsthilfegruppe Tel 06221 475205 evelyn.bukowski@gmx.de gesundheitstreffpunkt-mannheim@t-online
Marburg	Arbeitskreis der Frauengesundheit Marburg Ockershäuser Allee 32 35037 Marburg Tel 06421 36457
München	Selbsthilfezentrum München Bayerstraße 77a, Rückgebäude 80335 München Tel 089 53295611 www.endometriose-selbsthilfegruppe-muenchen.de
Nürnberg	Regionalzentrum für Selbsthilfegruppen Mittelfranken e.V. KISS – Kontakt- und Informationsstelle Frauentorgraben 69 90443 Nürnberg Tel 0911 2349449
Oldenburg	Selbsthilfezentrum BeKoS Lindenstraße 12a Tel 0441 884848
Ostringen	Landesnetzwerk Endometriose Baden-Württemberg Rosi Batzler Kolpingstraße 11 76684 Östringen Tel 07253 24529, Fax 01212 512359332 endo@basieg.de
Saarbrücken	Selbsthilfegruppe Saarland ETC (Europäisches Trainingscenter für gynäkologische Endoskopie) Rheinstraße 93 66113 Saarbrücken KISS (Kontaktstelle für Selbsthilfe im Saarland) Tel 0681 375738
Stuttgart	KISS Kontakt- und Informationsstelle für Selbsthilfegruppen e.V. Stuttgart Marienstraße 9 70178 Stuttgart Tel 0711 6406117, Fax 0711 6074561
Traunstein	Selbsthilfekontaktstelle der AWO Traunstein Güterhallerstraße 2 83275 Traunstein selfhelp@t-online.de

Wiesbaden	Selbsthilfegruppe Wiesbaden Sirona Frauengesundheitszentrum e.V. Dotzheimer Straße 9 65185 Wiesbaden Tel 0611 301694, Fax 0611 3608258 frauengesundheitszentrumSirona@t-online.de http://home.t-online.de/home/frauengesundheitszentrum- sirona/Kurse/Endometriose1.htm
Wuppertal	Endometriose-Selbsthilfegruppe Wuppertal Paritätischer Wohlfahrtsverband Kreisgruppe Wuppertal Chlodwigstraße 30 42119 Wuppertal Tel 0202 2822355, 02305 546247 endomaulwurf@hotmail.com, my@habeebee.de www.endomaulwurf.de www.habeebee.de

6.5.3.2 Österreich

Debant	Selbsthilfegruppe Debant 9990 Debant (Osttirol) Petra Ortner Tel +43 676 6154804 Manuela Manucredo Tel +43 676 4936884 www.members.aon.at/kwma/kwma.html
Dornbirn	Selbsthilfegruppe Dornbirn/Vorarlberg Moosmahdstraße beim Club Antenne Tel +43 0557 226374
Graz	Selbsthilfegruppe Graz Sylvia Adelmann Siedlungsstraße153 8113 St. Bartholomä Tel +43 0312339812, Mob +43 06766108399 sylviaadelmann@hotmail.com www.endofighter.s5.com
Graz	Frauengesundheitszentrum Graz Brockmanngasse 48 / 1. Stock 8010 Graz Tel +43 0316 837998, Fax +43 0316 83799825 frauen.gesundheit@fgz.co.at www.fgz.co.at/plan.html
Linz	Linzer Frauengesundheitszentrum Mirjam Wöber Kaplanhofstraße 1 A-4020 Linz Tel +43 0732 774460, Fax +43 0732 774460-60 www.fgz-linz.at

Salzburg	Selbsthilfegruppe Salzburg im Büro „Isis" Gesundheit und Therapie für Frauen Willibald Hauthaler Straße 12/1 5020 Salzburg Tel +43 0662 442255
Wien	Österreichische Endometriose Vereinigung Martha-Frühwirt-Zenturm Obere Augartenstraße 26–28 1020 Wien Tel +43 0664 4231884, Fax +43 02236 866653 office@endometriose-wien.at
Wien	Selbsthilfegruppe Wien Sandra de Vall Dommayergasse 1 1130 Wien Tel +43 06643 827444, +43 0699 1 9561356 Fax +43 01 877 220818 endometriose@gmx.at

6.5.3.3 Schweiz

Zürich	KOSCH – Koordination und Förderung von Selbsthilfegruppen in der Schweiz www.kosch.ch Team Selbsthilfe Zürich www.kosch.ch/kontaktstellen.html?name=#zurich
Zürich	Selbsthilfegruppe Zürich Verein Selbsthilfe Endometriose Zürich Team Selbsthilfe Zürich Tel 01 2523036
Zürich	Selbsthilfegruppe Zürich Zentrum Karl der Grosse Kirchgasse 14 8001 Zürich www.endo-shg.ch

6.5.3.4 Kinderwunsch

Berlin	Wunschkind e.V. Fehrbellinerstraße 92 10119 Berlin Tel 01805002166, Fax 01805002166 wunschkind@directbox.com www.wunschkind.de
Bonn	Ungewollt Kinderlos Sekis Bonn Lotharstraße 95 53115 Bonn Tel 0228 9145917 sekis_bonn@t-online.de

Gera	Selbsthilfegruppe Ungewollt kinderlos Elke und Heiko Duberow Seligenstedt. Dorfstraße 10 07554 Gera Tel 036695 21951, Fax 036695 21951 Duberow@t-online.de
Hamm	Ungewollt Kinderlos Elke Fröse Kurt-Schumacher-Straße 44 59077 Hamm Tel 02381 438355 Aurora30@gmx.de
Herdecke	Selbsthilfegruppe „der größte Wunsch– ein eigenes Kind" M. Marienfeld Zu den Brauckstücken 3a 58313 Herdecke M1marienfeld@aol.com
Jena	Selbsthilfegruppe Jena Frau Nierbauer Marktstraße 27 07747 Jena Tel 03641335388 mn.nierbauer@t-online.de
Köln	SHG Traumkind Christiane Bröhenhorst Büsdorfer Straße 9a 50933 Köln Tel 0221 49438 broehenhorst@netcologne.de
Minden	Selbsthilfegruppe unerfüllter Kinderwunsch Kontakt und Informationsstelle KISS Simeonstraße 19 32423 Minden Tel 0571 8280217 info@kiss-minden-luebbecke.de
München	Ungewollt kinderlos Frauengesundheitszentrum e.V. Nymphenburger Straße 38 80335 München Tel 089 1291195, Fax 089 1298418 fgz@fgz-muc.de
München	Selbsthilfegruppe „Ungewollt kinderlos" O. Wacker Häberlstraße 17 München Tel 089 532076, Fax 089 5328901
Nordhorn	SHG Nordhorn Silvia Fries Ootmarsumer Weg 4 48527 Nordhorn Tel 05921 880215, Fax 05921 880249 Silvia.Fries@evlka.de

Rostock	Unerfüllter Kinderwunsch Birgit Lamprecht 18055 Rostock Tel 0381 442830 itak68@hotmail.com
Rottenburg/Tübingen	Selbsthilfegruppe Tübingen Monika Helber Neckarhalde 46 72108 Rottenburg/Tübingen Tel 07472 283161 Fax 07472 283162 monika.helber@freenet.de
Singen	Unerfüllter Kinderwunsch Mathias Graf Pro Familia Singen Schwarzwaldstraße 32 78224 Singen Tel 07731 61120 Fax 07731 12585 profa-singen@t-online.de
Wien	Selbsthilfegruppe „WUKI-KIWU" Doris Korec Postfach 43 1213 Wien Tel +43 664 4223550 Fax +43 1 2923179 wuki.kiwu@nextra.at
Wülfrath	Selbsthilfegruppe Wülfrath Gaby Ziegler, Ralf Linneweber Julius-Imig-Straße 11 42489 Wülfrath Tel 02058 5763 Fax 02058 5763 xsih@wtal.de

www.endometriose.de
www.endometriose-vereinigung.de

Literatur

Adamson GD (1997) Treatment of endometriosis-associated infertility. Semin Reprod Endocrinol 15: 263–271

Adamson GD, Pasta DJ (1994) Surgical treatment of endometriosis-associated infertility: meta-analysis compared with survival analysis. Am J Obstet Gynecol 171: 1488–1504; discussion 1504–1485

Aloia JF, Vaswani A, Yeh JK, Ross PL, Flaster E, Dilmanian FA (1994) Calcium supplementation with and without hormone replacement therapy to prevent postmenopausal bone loss. Ann Intern Med 120: 97–103

Aoki TT, Grecu EO, Srinivas PR, Prescott P, Benbarka M, Arcangeli MM (2000) Prevalence of osteoporosis in women: variation with skeletal site of measurement of bone mineral density. Endocr Pract 6: 127–131

Ayers JW, Birenbaum DL, Menon KM (1987) Luteal phase dysfunction in endometriosis: elevated progesterone levels in peripheral and ovarian veins during the follicular phase. Fertil Steril 47: 925–929

Baran D, Sorensen A, Grimes J, Lew R, Karellas A, Johnson B, Roche J (1989) Dietary modification with dairy products for preventing vertebral bone loss in postmenopausal women: a three-year prospective study. J Clin Endocrinol Metab 70: 264–270

Bartosik D, Damjanov I, Viscarello RR, Riley JA (1987) Immunoproteins in the endometrium: clinical correlates of the presence of complement fractions C3 and C4. Am J Obstet Gynecol 156: 11–15

Brosens IA (1994) New principles in the management of endometriosis. Acta Obstet Gynecol Scand [Suppl] 159: 18–21

Brosens IA, Koninckx PR, Corveleyn PA (1978) A study of plasma progesterone, oestradiol-17beta, prolactin and LH levels, and of the luteal phase appearance of the ovaries in patients with endometriosis and infertility. Br J Obstet Gynaecol 85: 246–250

Busacca M, Bianchi S, Agnoli B, Candiani M, Calia C, De Marinis S, Vignali M (1999) Follow-up of laparoscopic treatment of stage III–IV endometriosis. J Am Assoc Gynecol Laparosc 6: 55–58

Cahill DJ, Hull MG (2000) Pituitary-ovarian dysfunction and endometriosis. Hum Reprod Update 6: 56–66

Candiani GB, Fedele L, Vercellini P, Bianchi S, Di Nola G (1991) Repetitive conservative surgery for recurrence of endometriosis. Obstet Gynecol 77: 421–424

Cann CE (1998) Bone densitometry as an adjunct to GnRH agonist therapy. J Reprod Med 43: 321–330

Chapuy MC, Chapuy P, Meunier PJ (1987) Calcium and vitamin D supplements: effects on calcium metabolism in the elderly. Am J Clin Nutr 46: 324

Chavassieux P, Garnero P, Duboeuf F, Vergnaud P, Brunner-Ferber F, Delmas PD, Meunier PJ (2001) Effects of a new selective estrogen receptor modulator (MDL 103,323) on cancellous and cortical bone in ovariectomized ewes: a biochemical, histomorphometric, and densitometric study. J Bone Miner Res 16: 89–96

Cheesman KL, Cheesman SD, Chatterton RT Jr, Cohen MR (1983) Alterations in progesterone metabolism and luteal function in infertile women with endometriosis. Fertil Steril 40: 590–595

Chung HW, Lee JY, Moon HS, Hur SE, Park MH, Wen Y, Polan ML (2002) Matrix metalloproteinase-2, membranous type 1 matrix metalloproteinase, and tissue inhibitor of metalloproteinase-2 expression in ectopic and eutopic endometrium. Fertil Steril 78: 787–795

Chwalisz K (2003) New selective progesterone receptor modulators (SPRMs) in the treatment of endometriosis. 19th ESHRE Annual Meeting xviii 87–88

Crosignani PG, Vercellini P, Biffignandi F, Costantini W, Cortesi I, Imparato E (1996) Laparoscopy versus laparotomy in conservative surgical treatment for severe endometriosis. Fertil Steril 66: 706–711

Dawood MY (1993) Impact of medical treatment of endometriosis on bone mass. Am J Obstet Gynecol 168: 674–684
D'Hooghe TM (2003) Immunomodulators and aromatase inhibitors: are they the next generation of treatment for endometriosis? Curr Opin Obstet Gynecol 15: 243–249
Dicker D, Goldman JA, Levy T, Feldberg D, Ashkenazi J (1992) The impact of long-term gonadotropin-releasing hormone analogue treatment on preclinical abortions in patients with severe endometriosis undergoing in vitro fertilization-embryo transfer. Fertil Steril 57: 597–600
Dmowski WP (1979) Endocrine properties and clinical application of danazol. Fertil Steril 31: 237–251
Donnez J, Squifflet J, Pirard C, Jadoul P, Wyns C, Smets M (2002) The efficacy of medical and surgical treatment of endometriosis-associated infertility and pelvic pain. Gynecol Obstet Invest 54 [Suppl 1]: 2–10
el-Roeiy A, Dmowski WP, Gleicher N, Radwanska E, Harlow L, Binor Z, Tummon I, Rawlins RG (1988) Danazol but not gonadotropin-releasing hormone agonists suppresses autoantibodies in endometriosis. Fertil Steril 50: 864–871
Evans A, Vollenhoven B, Healy D (1999) Modern antioestrogens and the coming revolution in women's health care. Aust NZ J Obstet Gynaecol 39: 334–340
Fahraeus L, Sydsjo A, Wallentin L (1986) Lipoprotein changes during treatment of pelvic endometriosis with medroxyprogesterone acetate. Fertil Steril 45: 503–506
Falcone T, Goldberg JM, Miller KF (1996) Endometriosis: medical and surgical intervention. Curr Opin Obstet Gynecol 8: 178–183
Fedele L, Bianchi S, Zanconato G, Portuese A, Raffaelli R (2001) Use of a levonorgestrel-releasing intrauterine device in the treatment of rectovaginal endometriosis. Fertil Steril 75: 485–488
Fedele L, Marchini M, Bianchi S, Dorta M, Arcaini L, Fontana PE (1990) Structural and ultrastructural defects in preovulatory endometrium of normo-ovulating infertile women with minimal or mild endometriosis. Fertil Steril 53: 989–993
Felberbaum RE, Kupker W, Diedrich K (2002) Will GnRH antagonists assist in the treatment of benign gynaecological diseases? Reprod Biomed Online 5: 68–72
Felberbaum RE, Ludwig M, Diedrich K (2000) Clinical application of GnRH-antagonists. Mol Cell Endocrinol 166: 9–14
Franke HR, van de Weijer PH, Pennings TM, van der Mooren MJ (2000) Gonadotropin-releasing hormone agonist plus „add-back" hormone replacement therapy for treatment of endometriosis: a prospective, randomized, placebo-controlled, double-blind trial. Fertil Steril 74: 534–539
Fujimoto J, Ichigo S, Hirose R, Sakaguchi H, Tamaya T (1997) Expression of estrogen receptor wild type and exon 5 splicing variant mRNAs in normal and endometriotic endometria during the menstrual cycle. Gynecol Endocrinol 11: 11–16
Garrido N, Navarro J, Garcia-Velasco J, Remoh J, Pellice A, Simon C (2002) The endometrium versus embryonic quality in endometriosis-related infertility. Hum Reprod Update 8: 95–103
Gilabert-Estelles J, Estelles A, Gilabert J, Castello R, Espana F, Falco C, Romeu A, Chirivella M, Zorio E, Aznar J (2003) Expression of several components of the plasminogen activator and matrix metalloproteinase systems in endometriosis. Hum Reprod 18: 1516–1522
Goulding A, Gold E, Feng W (1992) Tamoxifen in the rat prevents estrogen-deficiency bone loss elicited with the LHRH agonist buserelin. Bone Miner 18: 143–152
Greenblatt RB, Dmowski WP, Mahesh VB, Scholer HF (1971) Clinical studies with an antigonadotropin – danazol. Fertil Steril 22: 102–112
Group TECW (2001) Ovarian and endometrial function during hormonal contraception. Hum Reprod 16: 1527–1535
Halme J, Becker S, Haskill S (1987) Altered maturation and function of peritoneal macrophages: possible role in pathogenesis of endometriosis. Am J Obstet Gynecol 156: 783–789

Heaney RP (1992) Calcium in the prevention and treatment of osteoporosis. J Intern Med 231: 169–180

Henkler G, Klotzbach M, Koch H, Muller W, Richter J (1982) Progress in the area of drug development, 15. Pharmazie 37: 753–765

Hii LL, Rogers PA (1998) Endometrial vascular and glandular expression of integrin alpha(v)beta3 in women with and without endometriosis. Hum Reprod 13: 1030–1035

Hornstein MD, Surrey ES, Weisberg GW, Casino LA (1998) Leuprolide acetate depot and hormonal add-back in endometriosis: a 12-month study. Lupron Add-Back Study Group. Obstet Gynecol 91: 16–24

Howell R, Edmonds DK, Dowsett M, Crook D, Lees B, Stevenson JC (1995) Gonadotropin-releasing hormone analogue (goserelin) plus hormone replacement therapy for the treatment of endometriosis: a randomized controlled trial. Fertil Steril 64: 474–481

Hughes EG, Fedorkow DM, Collins JA (1993) A quantitative overview of controlled trials in endometriosis-associated infertility. Fertil Steril 59: 963–970

Isaacson KB, Galman M, Coutifaris C, Lyttle CR (1990) Endometrial synthesis and secretion of complement component-3 by patients with and without endometriosis. Fertil Steril 53: 836–841

Jones KD, Sutton CJ (2002) Pregnancy rates following ablative laparoscopic surgery for endometriomas. Hum Reprod 17: 782–785

Kaunitz AM (1999) Oral contraceptive health benefits: perception versus reality. Contraception 59: 29S–33S

Kauppila A, Rajaniemi H, Ronnberg L (1982) Low LH (hCG) receptor concentration in ovarian follicles in endometriosis. Acta Obstet Gynecol Scand 61: 81–83

Kauppila A, Vierikko P, Isotalo H, Ronnberg L, Vihko R (1984) Cytosol estrogen and progestin receptor concentrations and 17 beta-hydroxysteroid dehydrogenase activities in the endometrium and endometriotic tissue. Effects of hormonal treatment. Acta Obstet Gynecol Scand Suppl 123: 45–49

Kiesel L, Runnenbaum B (1993) Gonadotropin-releasing-Hormon und Analoga. Physiologie und Pharmakologie. Gynäkol Geburtsh Rundsch 32: 22

Kiesel L, Schweppe KW, Sillem M, Siebzehnrubl E (1996) Should add-back therapy for endometriosis be deferred for optimal results? Br J Obstet Gynaecol 103 [Suppl 14]: 15–17

Krumlauf R (1994) Hox genes in vertebrate development. Cell 78: 191–201

Küpker W, Felberbaum RE, Krapp M, Schill T, Malik E, Diedrich K (2002) Use of GnRH antagonists in the treatment of endometriosis. Reprod Biomed Online 5: 12–16

Leather AT, Studd JW, Watson NR, Holland EF (1993) The prevention of bone loss in young women treated with GnRH analogues with „add-back" estrogen therapy. Obstet Gynecol 81: 104–107

Lemay A, Maheux R, Faure N, Jean C, Fazekas AT (1984) Reversible hypogonadism induced by a luteinizing hormone-releasing hormone (LH-RH) agonist (Buserelin) as a new therapeutic approach for endometriosis. Fertil Steril 41: 863–871

Lessey BA, Castelbaum AJ, Sawin SW, Buck CA, Schinnar R, Bilker W, Strom BL (1994) Aberrant integrin expression in the endometrium of women with endometriosis. J Clin Endocrinol Metab 79: 643–649

Lipson A, Stoy DB, LaRosa JC, Muesing RA, Cleary PA, Miller VT, Gilbert PR, Stadel B (1986) Progestins and oral contraceptive-induced lipoprotein changes: a prospective study. Contraception 34: 121–134

Lu PY, Ory SJ (1995) Endometriosis: current management. Mayo Clin Proc 70: 453–463

Lu Y, Genant HK, Shepherd J, Zhao S, Mathur A, Fuerst TP, Cummings SR (2001) Classification of osteoporosis based on bone mineral densities. J Bone Miner Res 16: 901–910

Marcoux S, Maheux R, Berube S (1997) Laparoscopic surgery in infertile women with minimal or mild endometriosis. Canadian Collaborative Group on Endometriosis. N Engl J Med 337: 217–222

Marcus SF, Edwards RG (1994) High rates of pregnancy after long-term down-regulation of women with severe endometriosis. Am J Obstet Gynecol 171: 812–817

Matsuo H (2003) Bone loss induced by GnRHa treatment in women. Nippon Rinsho 61: 314–318

McBean JH, Brumsted JR (1993) In vitro CA-125 secretion by endometrium from women with advanced endometriosis. Fertil Steril 59: 89–92

McGinnis W, Krumlauf R (1992) Homeobox genes and axial patterning. Cell 68: 283–302

Milingos S, Kallipolitis G, Loutradis D, Liapi A, Drakakis P, Antsaklis A, Michalas S (1998) Factors affecting postoperative pregnancy rate after endoscopic management of large endometriomata. Int J Gynaecol Obstet 63: 129–137

Miller PD, Njeh CF, Jankowski LG, Lenchik L (2002) What are the standards by which bone mass measurement at peripheral skeletal sites should be used in the diagnosis of osteoporosis? J Clin Densitom 5: S39–45

Mills MS, Eddowes HA, Cahill DJ, Fahy UM, Abuzeid MI, McDermott A, Hull MG (1992) A prospective controlled study of in-vitro fertilization, gamete intra-fallopian transfer and intrauterine insemination combined with superovulation. Hum Reprod 7: 490–494

Moghissi KS (1996) Add-back therapy in the treatment of endometriosis: the North American experience. Br J Obstet Gynaecol 103 [Suppl 14]: 14

Moghissi KS, Boyce CR (1976) Management of endometriosis with oral medroxyprogesterone acetate. Obstet Gynecol 47: 265–267

Muse K, Wilson EA, Jawad MJ (1982) Prolactin hyperstimulation in response to thyrotropin-releasing hormone in patients with endometriosis. Fertil Steril 38: 419–422

Nakamura K, Oosawa M, Kondou I, Inagaki S, Shibata H, Narita O, Suganuma N, Tomoda Y (1992) Menotropin stimulation after prolonged gonadotropin releasing hormone agonist pretreatment for in vitro fertilization in patients with endometriosis. J Assist Reprod Genet 9: 113–117

Noble LS, Simpson ER, Johns A, Bulun SE (1996) Aromatase expression in endometriosis. J Clin Endocrinol Metab 81: 174–179

Olive DL, Schwartz LB (1993) Endometriosis. N Engl J Med 328: 1759–1769

Osteen KG, Bruner-Tran KL, Ong D, Eisenberg E (2002) Paracrine mediators of endometrial matrix metalloproteinase expression: potential targets for progestin-based treatment of endometriosis. Ann NY Acad Sci 955: 139–146; discussion 157–138, 396–406

Ota H, Igarashi S, Hatazawa J, Tanaka T (1997) Distribution of heat shock proteins in eutopic and ectopic endometrium in endometriosis and adenomyosis. Fertil Steril 68: 23–28

Ota H, Tanaka T (1997) Integrin adhesion molecules in the endometrial glandular epithelium in patients with endometriosis or adenomyosis. J Obstet Gynaecol Res 23: 485–491

Padilla SL (1993) Ovarian abscess following puncture of an endometrioma during ultrasound-guided oocyte retrieval. Hum Reprod 8: 1282–1283

Pagidas K, Falcone T, Hemmings R, Miron P (1996) Comparison of reoperation for moderate (stage III) and severe (stage IV) endometriosis-related infertility with in vitro fertilization-embryo transfer. Fertil Steril 65: 791–795

Pal L, Shifren JL, Isaacson KB, Chang Y, Leykin L, Toth TL (1998) Impact of varying stages of endometriosis on the outcome of in vitro fertilization – embryo transfer. J Assist Reprod Genet 15: 27–31

Palomba S, Orio F Jr, Morelli M, Russo T, Pellicano M, Nappi C, Mastrantonio P, Lombardi G, Colao A, Zullo F (2002) Raloxifene administration in women treated with gonadotropin-releasing hormone agonist for uterine leiomyomas: effects on bone metabolism. J Clin Endocrinol Metab 87: 4476–4481

Paulson JD, Asmar P, Saffan DS (1991) Mild and moderate endometriosis. Comparison of treatment modalities for infertile couples. J Reprod Med 36: 151–155

Pellicer A, Albert C, Garrido N, Navarro J, Remohi J, Simon C (2000) The pathophysiology of endometriosis-associated infertility: follicular environment and embryo quality. J Reprod Fertil [Suppl] 55: 109–119

Pierce SJ, Gazvani MR, Farquharson RG (2000) Long-term use of gonadotropin-releasing hormone analogs and hormone replacement therapy in the management of endometriosis: a randomized trial with a 6-year follow-up. Fertil Steril 74: 964–968

Pittaway DE, Maxson W, Daniell J, Herbert C, Wentz AC (1983) Luteal phase defects in infertility patients with endometriosis. Fertil Steril 39: 712–713

Pouly JL, Drolet J, Canis M, Boughazine S, Mage G, Bruhat MA, Wattiez A (1996) Laparoscopic treatment of symptomatic endometriosis. Hum Reprod 11 [Suppl 3]: 67–88

Prentice A, Deary AJ, Goldbeck-Wood S, Farquhar C, Smith SK (2000) Gonadotrophin-releasing hormone analogues for pain associated with endometriosis. Cochrane Database Syst Rev 2

Rana N, Thomas S, Rotman C, Dmowski WP (1996) Decrease in the size of ovarian endometriomas during ovarian suppression in stage IV endometriosis. Role of preoperative medical treatment. J Reprod Med 41: 384–392

Redegeld M, Weiß L, Denecke H, Glier B, Klinger R, Kröner-Herwig B, Nilges P (1955) Qualitätssicherung in der Therapie chronischer Schmerzen. Ergebnisse einer Arbeitsgruppe der Deutschen Gesellschaft zum Studium des Schmerzes (DGSS) zur psychologischen Diagnostik – II. Verfahren zur Erfassung des Schmerzerlebens. III. Verfahren zur Erfassung des Schmerzverhaltens. IV. Verfahren zur Erfassung der Schmerzintensität und Schmerztagebücher. Der Schmerz 9: 151–158

Reissmann T, Felberbaum R, Diedrich K, Engel J, Comaru-Schally AM, Schally AV (1995) Development and applications of luteinizing hormone-releasing hormone antagonists in the treatment of infertility: an overview. Hum Reprod 10: 1974–1981

Rickes D, Nickel I, Kropf S, Kleinstein J (2002) Increased pregnancy rates after ultralong postoperative therapy with gonadotropin-releasing hormone analogs in patients with endometriosis. Fertil Steril 78: 757–762

Schmidt CL (1985) Endometriosis: a reappraisal of pathogenesis and treatment. Fertil Steril 44: 157–173

Schweppe KW (1999) Aktive und inaktive Endometriose – eine prognose- und therapierelevante Differentioldiagnose. Zentralbl Gynäkol 121: 330–335

Sharpe-Timms KL, Cox KE (2002) Paracrine regulation of matrix metalloproteinase expression in endometriosis. Ann NY Acad Sci 955: 147–156; discussion 157–148, 396–406

Shifren JL, Tseng JF, Zaloudek CJ, Ryan IP, Meng YG, Ferrara N, Jaffe RB, Taylor RN (1996) Ovarian steroid regulation of vascular endothelial growth factor in the human endometrium: implications for angiogenesis during the menstrual cycle and in the pathogenesis of endometriosis. J Clin Endocrinol Metab 81: 3112–3118

Sillem M, Prifti S, Monga B, Buvari P, Shamia U, Runnebaum B (1997) Soluble urokinase-type plasminogen activator receptor is over-expressed in uterine endometrium from women with endometriosis. Mol Hum Reprod 3: 1101–1105

Sulak PJ (1999) Oral contraceptives: therapeutic uses and quality-of-life benefits – case presentations. Contraception 59: 35S–38S

Surrey ES (1999) Add-back therapy and gonadotropin-releasing hormone agonists in the treatment of patients with endometriosis: can a consensus be reached? Add-Back Consensus Working Group. Fertil Steril 71: 420–424

Surrey ES, Silverberg KM, Surrey MW, Schoolcraft WB (2002) Effect of prolonged gonadotropin-releasing hormone agonist therapy on the outcome of in vitro fertilization – embryo transfer in patients with endometriosis. Fertil Steril 78: 699–704

Taylor HS, Bagot C, Kardana A, Olive D, Arici A (1999) HOX gene expression is altered in the endometrium of women with endometriosis. Hum Reprod 14: 1328–1331

Taylor HS, Vanden Heuvel GB, Igarashi P (1997) A conserved Hox axis in the mouse and human female reproductive system: late establishment and persistent adult expression of the Hoxa cluster genes. Biol Reprod 57: 1338–1345

Tinkanen H, Kujansuu E (2000) In vitro fertilization in patients with ovarian endometriomas. Acta Obstet Gynecol Scand 79: 119–122

Tseng JF, Ryan IP, Milam TD, Murai JT, Schriock ED, Landers DV, Taylor RN (1996) Interleukin-6 secretion in vitro is up-regulated in ectopic and eutopic endometrial stromal cells from women with endometriosis. J Clin Endocrinol Metab 81: 1118–1122

Ueda M, Yamashita Y, Takehara M, Terai Y, Kumagai K, Ueki K, Kanda K, Hung YC, Ueki M (2002) Gene expression of adhesion molecules and matrix metalloproteinases in endometriosis. Gynecol Endocrinol 16: 391–402

Venturini PL, Fasce V, Gorlero F, Ginocchio G (1997) Chronic pelvic pain: oral contraceptives and non-steroidal anti-inflammatory compounds. Cephalalgia 17 [Suppl 20]: 29–31

Vercammen EE, D'Hooghe TM (2000) Endometriosis and recurrent pregnancy loss. Semin Reprod Med 18: 363–368

Vercellini P, Ragni G, Trespidi L, Oldani S, Crosignani PG (1993) Does contraception modify the risk of endometriosis? Hum Reprod 8: 547–551

von Holst T (2000) Alternatives to hormone replacement therapy: raloxifene and tibolone. Z Arztl Fortbild Qualitatssich 94: 205–209

Waller KG, Shaw RW (1993) Gonadotropin-releasing hormone analogues for the treatment of endometriosis: long-term follow-up. Fertil Steril 59: 511–515

Wehren LE (2002) The role of the primary care physician in diagnosis and management of osteoporosis. Int J Fertil Womens Med 47: 116–122

Witz CA, Montoya IA, Dey TD, Schenken RS (1994) Characterization of lymphocyte subpopulations and T cell activation in endometriosis. Am J Reprod Immunol 32: 173–179

Woodson G (2000) Dual X-ray absorptiometry T-score concordance and discordance between the hip and spine measurement sites. J Clin Densitom 3: 319–324

Zeitoun KM, Bulun SE (1999) Aromatase: a key molecule in the pathophysiology of endometriosis and a therapeutic target. Fertil Steril 72: 961–969

Sachverzeichnis

A

Abortneigung 111
Abortrate 25, 32, 111, 192
Abpunktion 148
Acetylsalicylsäure 181
Add back 174, 191, 199, 201f, 204ff, 208, 215, 217
Adenomyom 85
Adenomyose 37, 45f, 65, 68f, 71, 86, 95, 98, 132, 135, 140, 153, 163
Adenomyosis uteri 1, 86, 95, 98
Adhäsiolyse 125, 142, 147, 171
Adhäsionen, peritoneale 10, 32, 37, 45f, 58, 64ff, 73, 76, 104, 107, 109f, 122, 127, 130, 132ff, 137ff, 141f, 147, 164, 177, 213
Adhäsionsmoleküle 57f
Adnexektomie 15, 129, 131, 161f, 164f
Akne 196f
Aktivität der Endometrioseherde 7, 22, 24, 28, 38, 40, 48, 50f, 53, 55, 58, 60, 65, 113f, 121, 131, 135, 150, 199, 216f
Akupunktur 187f
American Fertility Society, Stadieneinteilung der 7, 32, 73, 79
androgene Potenz 197
angiogene Aktivität 56
Angiogenese 21, 26ff, 53ff, 62
Angiogenesehemmer 29
angiogenetische Wachstumsfaktoren 28
Anovulation 110
anovulatorische Zyklen 110
Antigestagene 200
Apoptose 22, 29, 60
Applikationsform 199
Aromatase 22, 24, 26, 52f, 57, 78, 192, 201, 228, 230
assistierte Reproduktion 75
Aszites 42, 142
Autoantikörper 20, 62
autogenes Training 187
Autostimulation 22

B

Bauchwand, Endometrioseherde 69, 161
Beckenschmerzen 81, 83f, 91, 115
beidseitige Adnexentfernung 164
Beschwerdebild 12, 68, 72, 122, 142, 185
bimanuelle Palpation 70
Bisphosphonate 206
Bläschen 7, 38
Blasenendometriose 84, 91, 122, 153, 154
Blasenmuskulatur 153f
Blutungsstörungen 13, 86, 121

C

CA-125 19, 33f, 50, 77f, 98, 192, 228
Cathepsin D 58
Cetrorelix 173, 199, 210
Chemokine 60, 63, 65
chemotaktische Substanzen 63
Colon-Kontrasteinlauf 96
Coloskopie 96, 151
Computertomographie 97, 156, 201, 203, 205
Corpus luteum Insuffizienz 110
COX-2 Hemmer 181f, 201
Cyclooxigenase-2 (COX-2) 57

D

Danazol 110, 115, 131, 197, 208, 226
Darmanastomose 151
Darmbeteiligung 13, 96
Darmendometriose 13, 83, 90, 151
Defäkationsschmerz 12, 13
DEXA 203
Diagnoseverschleppung 94
diagnostische Laparoskopie 82, 94, 213
Differentialdiagnose 44, 171
Dioxin 30f
Douglas-Raum 45, 47, 66f, 70f, 73, 87, 127, 137, 142f, 147
Downstaging 177, 193
Dreistufenkonzept 12, 124f, 171, 212
Dünndarmwand 156

Dysmenorrhoe 12f, 40, 46, 64f, 67f, 81ff, 87, 98, 115, 123, 130ff, 135, 140, 143, 148, 153, 162, 179, 182, 184, 196
Dyspareunie 12f, 40, 46, 64f, 67f, 81ff, 87, 90f, 99, 115, 123, 130f, 135, 143, 153, 162, 179, 196

E
EBM (evidenzbasierte Medizin) 209
EEC (endoskopische Endometriose-Klassifikation) 73, 76, 129
EGF (epidermal growth factor) 54, 62
Eizell- und Spermienwanderung 15
embryonales Zölomepithel 18
Embryoqualität 214
Endometriom 1, 15f, 43ff, 69, 71, 75, 87, 105, 110, 130, 134, 139, 147ff
Endometriosezyste im Ovar 64, 125
Endometriosis
– extragenitalis 1, 86f
– genitalis externa 1, 86f
– genitalis interna 1, 86f
– uteri interna 135
Endometriumablation 140
endorectale Sonographie 95, 151
Endosalpingeose 48
Enteritis regionalis Crohn 156, 163
Entzündungsmediatoren 179
Enukleation 128, 135, 137, 149
Eotaxin 112
Ernährung 28, 204, 216
Excavatio vesicouterina 37, 66ff, 70, 73, 127, 153
exspektatives Management 122
Exzision 107, 123ff, 129ff, 134ff, 138ff, 148ff, 155, 157ff, 163, 190

F
Fekunditätsrate 103, 114
Fensterung einer Ovarendometriose 105, 148
FGF (fibroblast growth factor) 56, 193
Fibrinolyse 60, 66
Fibroblasten-Wachstumsfaktor 56
Fibrose 39, 45, 47, 123, 127, 139, 155
Fimbrie 46, 67, 76f, 133, 146
flare up Effekt 174, 198f
Fluoridsalze 207
Frozen pelvis 89, 91, 94, 138
Fußbäder 184

G
Geburtsverletzung 160
Gestagene 129, 166, 195f
Gestrinon 200, 208f
Gewebsinhibitoren 59

Gewichtszunahme 196, 198
glatte Muskulatur 37, 45, 139, 185
GnRH-Agonisten 28, 54, 57, 117, 125, 127f, 131f, 142, 173f, 190f, 194, 198ff, 205ff, 215f
Goserelin 173, 202, 205, 210

H
hämatogene Verschleppung, Endometrioseentstehung 19
Hämatosalpinx 46, 87, 146f
Hämatothorax 135, 157
Hämaturie 13, 71, 82, 91, 135, 153
harmonic scalpel 177
Harnstau 13
Häufigkeit 10, 43, 64, 81, 84, 93, 125, 161, 163f
HST (heat shock proteins) 192, 228
Herde, peritoneale
– aktiv 50
– braun 40
– fleckig 38, 42
– inaktiv 50
– mikroskopisch 81, 85
– tief 157
– typisch 7, 67, 87, 155, 189
– weiß 40, 43
Heteroplasie 18
Hirsutismus 197
histologische Sicherung 73, 94, 98, 122, 128, 212
Homöopathie 185ff
hormonelle Zyklusblockade 42, 128, 135, 142, 148, 154, 160
Hormonersatztherapie 165
HOX (homebox)-Gene 192
Hydronephrose 13, 93, 135, 154
Hydrosalpinx 67, 147
Hysterektomie 15f, 131f, 158, 161ff

I
iatrogene Verschleppung 18, 159
Ibuprofen 180f
ICAM-1 21
ICSI (intrazytoplasmatische Spermieninjektion) 194, 199, 209f, 212, 214f
IL-6 22, 26, 62, 64, 112, 118, 192, 214
IL-8 26, 29, 56, 62, 112
Immobilisation 204, 217
Immunglobulin-Familie 58
Immunität 20
Immunsystem 31, 58, 60, 62
Implanon® 183
IVF (in vitro-Fertilisation) 78, 107, 115ff, 134, 145, 147

inaktive Herde 50
Inflammation 38, 48, 58, 64f, 133
Inspektion 12, 50, 54, 69, 71, 76, 94, 99, 131, 144
Integrine 57, 192
Interleukin-8 (IL-8) 56
intestinale Endometriose 48, 89
intrauterine Insemination 116, 210
intrauterines System 182
iv-Pyelogramm 97

K

Kalziumsupplementation 207
Keilresektion 152
Ki-67 51
Kinderwunsch 12ff, 75, 99f, 109, 128f, 132, 135, 146f, 164, 171, 196, 199f, 207, 211ff, 215, 222ff
Klassifikation 7, 68, 72f, 76, 131, 133, 149, 177
Klassifizierungssysteme 99
klimakterische Ausfallserscheinungen 128, 208
Knochendichte 195, 201, 203ff, 208
Knochenmineralisation 174, 202, 205ff, 216f
Koagulation 42, 46, 105, 136, 141, 143, 150, 171, 177
kompetitive Rezeptorblockade 174, 199
Komplementsystem 186
komplette Exzision 133, 154
Konglomerattumor 107
Konzeptionserwartung 113f
Konzeptionsrate 104, 133
körperliche Sensibilität 100
Krankengymnastik 184, 185

L

Laparoskopie 11, 13, 38, 42, 54, 66, 68ff, 81f, 84, 90, 93f, 98, 115, 122, 124ff, 136, 152, 157f, 171, 175, 190, 210, 212
Laservaporisation 141
Latenz 82
Laxanzien 183
Lebensqualität 12, 91, 99, 131, 171, 174, 178, 188, 197, 208, 212, 215
Leber 1, 17, 23, 85, 156f
Leiomyom 46
Leistenkanal 161
Ligg. sacrouterina 1, 87f, 91, 130, 143f
Lipidstoffwechsel 196f
Liviella® 166, 202
LUF-Syndrom 110
LUNA (laparoscopic uterine nerve ablation) 133, 190

Lutealphaseninsuffizienz 25, 32, 192, 214
Luteinisierung 192, 214
Luxation 147
Lymphbahnen 20

M

Makrophagen 21f, 26, 30, 54, 57, 60, 62, 112, 133
maligne Entartung 160
Mammaatrophie 197
Massageanwendungen 185
Matrix Metalloproteinasen (MMP) 22, 58f, 113
MCP-1 29, 64
M-CSF 54
medikamentöse Nachbehandlung 127f, 171
medikamentöse Phase 177f, 190
medikamentöse Vorbehandlung 125f
meditative Techniken 187
Medroxyprogesteronacetat 196, 202, 208
Menorrhagie 17, 46
Metaplasie 18, 34, 44
Metrorrhagie 17
mikroskopische Endometrioseform 81, 85
Mirena® 182
Mitoserate 53
molekularer Marker 50, 191
Morphinderivate 193
Mucocele 155
Myomektomie 67, 69, 140, 158

N

Nabelendometriose 93, 158
Nachbetreuung 194
Naproxen 181
Narbenendometriose 1, 18, 69, 76, 94, 159ff, 168
natural killer cells (NK) 21, 34
Naturheilverfahren 185, 216
Neubildung von Adhäsionen 62, 66, 137, 139, 165
Neueinpflanzung 155
nicht-steroidale Antirheumatika (NSAR) 204
Norethisteronacetat 202, 205
Normalisierung der Fertilität 134

O

Obstruktion 153, 155
Oligo- oder Anovulation 11, 32, 110, 192

Operationskarriere 109
operative Laparoskopie 115, 127, 132, 137f
orale Kontrazeptiva 17
Organmanifestationen 85, 133, 135, 140
Organverlust 109, 131, 161, 190
Osteoporose 128, 174, 195, 203, 207f
Osteoporoseprophylaxe 203
Östradiolstimulation 173
Östradiolsuppressor 197
Östradiolvalerat 206
Östrogen- und Progesteronrezeptoren 32, 51, 173
Östrogenentzug 52, 128, 165, 208
Östrogen-Gestagen 165
Östrogenrezeptoren 52, 198
Ovarendometriose 15, 42, 44, 70, 85, 87, 95, 105, 122f, 125, 127, 135, 139, 147ff, 162, 164, 213
Ovarialendometriom 87, 94, 105, 212
Ovarialkarzinom 15f
ovarielle Reserve 107
ovarieller Zyklus 23
Ovulationshemmer 196

P
Palpation 12, 46, 69ff
Paracetamol 182
partnerschaftliche Konflikte 99
PBM 203
PDGF (platelet derived growth factor) 26, 62
pelviner Schmerz 69, 84, 125, 130, 132, 141f, 145ff, 153, 161, 163f
Perineum 87, 160
peritoneale Implantate 48, 64f, 141, 151
peritoneale Makrophagen 55f, 62
peritoneale Taschen 67
Peritonealflüssigkeit 15, 20ff, 26, 28f, 111ff
Peritonealhöhle 37, 39, 44, 47, 54, 56, 58, 60, 63, 67, 70, 87, 96, 124, 156f, 159
Peritonealmakrophagen 15, 21f, 28
Perlschnurphänomen 46
PG-E 20, 22, 26f, 57, 62, 65, 78
Phytotherapeutika 185
Pigmentierung, der Herde 39, 73, 88
Plasminogenaktivatorrezeptor 192
Pleura 83, 93, 98, 157
Pleurodese 158
postoperative Adhäsionen 109, 152
postoperative Medikation 194
powder burn lesions 40
PP-14 51
Progesteronrezeptor 52, 59, 173

Proliferationsindex 51
Prophylaxe postoperativer Adhäsionen 142
Prostaglandine 20ff, 56, 62, 84, 109, 180ff, 200
Prostaglandingehalt 20
Prostaglandinsynthesehemmer 173, 180, 182
Proteasen 58
psychotrope Effekte 189
Punktkoagulator 42, 136, 141

R
Raloxifen 206f
RANTES 26, 29f, 34, 113, 119
Rectosigmoid 48, 65, 71ff, 89, 91, 123f, 126, 128, 133, 137f, 144, 151, 155f, 168
rectovaginale Fistel 144
Rectumwand 45, 48, 69f, 143
Regression, der Herde 16, 53, 123, 148, 200, 211
Rehabilitation 100, 215
Rectosigmoidoskopie 69, 72, 85, 96, 151
retrograde transtubare Menstruation 17
Rezidiv 11, 53, 87, 107, 123, 125, 128, 131f, 139, 162f, 212
– der Dysmenorrhoe 131
Rezidivrate 12, 42, 75, 123ff, 143, 148, 164f, 191, 197, 212
Rezidivrisiko 12, 127, 149f, 154

S
Saktosalpinx 104
Salpingitis isthmica nodosa (SIN) 1, 46, 87, 126, 133, 145
Schmerzcharakter 179
Schmerzen 1, 13f, 16, 21f, 37, 40, 42, 46, 48, 53, 64f, 68f, 75, 82ff, 90f, 93, 99f, 110, 121, 123, 127, 129f, 132f, 135, 140, 143, 156, 160ff, 171, 178ff, 193f, 196, 204, 208f, 211, 217, 229
–, somatische 178
Schmerzentstehung 26, 65, 101, 178f, 183
Schmerzfreiheit 57, 128, 131, 133, 162ff, 180, 190, 193, 211, 213, 215
Schmerzkalender 179
Schmerzlokalisation 189
Schmerzqualität 84
Schmerzskala 84
Schmerztherapie 14, 101, 178, 185, 187, 216
Schokoladenzyste 44, 71, 87, 213
Schonhaltung 185, 217
Schwangerschaftsrate 105, 110, 114ff, 133, 147, 210, 212, 214

Scoresystem 7
second look Operation 12, 171
Selbstdisziplin 99
Selbsthilfegruppen 217f, 220ff
Selektine 58
Senkung der Rezidivrate 125f
Septum rectovaginale 45, 47f, 65f, 69ff, 87, 89ff, 95, 123, 126f, 135, 139, 143f, 153
SERM (selektiver Östrogenrezeptor-Modulator) 206, 207
Sitzbäder 184
sonographisch gesteuerte Punktion 139
Spasmolytika 173, 182f
Sphinkterplastik 160
Spinalkanal 161
Sport 17
SPRM (selektiver Progesteronrezeptor-Modulator) 200, 225
Stadieneinteilung 68, 72f, 75ff
Sterilität 11, 14, 22, 81f, 100, 103, 110, 114f, 117, 119, 123, 133, 191
Steroidhormone 26, 44, 56
Steroidrezeptoren 50ff, 54
Stimmlage 197
Subsegmentresektion 158
suprasymphysärer Querschnitt 139
symptomatische Therapie 171
Symptomfreiheit 163f, 178
systematisches Vorgehen 73, 99

T
Tamoxifen 207, 226
TGF-beta (transforming growth factor-beta) 62
Therapie 11f, 15, 28, 30, 44ff, 51, 57, 66, 71, 75, 94, 98, 100f, 105, 107, 116f, 119, 121ff, 126ff, 133, 136, 142, 148, 155, 156ff, 160ff, 168, 171, 173ff, 177ff, 185f, 188ff, 193ff, 200, 202ff, 222, 229
Therapiedauer 129, 207
Tibolon 166, 202, 206
tief infiltrierende Ovarendometriose 44
tiefe Endometriose 90
TNF (Tumornekrosefaktor) 21, 22, 26, 29f, 56, 63, 112, 201

transvaginale Sonographie 95
Tubenpathologie 104, 117
Tubenverschluss 46, 67, 87, 104, 134, 146

U
Umweltgifte und Schadstoffe 30, 32
ungewollte Kinderlosigkeit 64, 66, 68, 121f, 145
Ureterolyse 155
Ureterostien 154
urogenitale Beschwerden 128
uterine Kontraktionen 20, 22

V
vaginale Sonographie 69, 71, 160
Vaporisation 137, 141, 150
VEGF (vascular endothelial growth factor) 21, 26, 28f, 53, 55, 62, 77, 113, 119, 192
Vaskularisation 38f, 50, 56, 66, 76, 150
Vasodilatation 182
Verarbeitung von Schmerz 179
Vergrößerung des Uterus 69, 86
Verlötung 47, 66, 68, 90, 133f, 143f
Verschluss 68, 104, 122, 137, 146, 154f, 158
Voroperation 109

W
Wachstumsfaktoren 1, 21, 26, 53f, 62, 109, 192, 193
Weiblichkeit 99f

Z
zellvermittelte Abwehr 62
Zufallsbefund 40, 44, 81, 122, 135, 157
Zwerchfell 85, 156f
zyklische Aktivität 39, 48, 50, 132, 163ff
zyklische Dysurie 153
zyklusbezogene Schwangerschaftsrate 103
Zyklusblockade 51, 57, 121, 126, 131f, 145, 161f, 173
Zystoskopie 69, 71, 85, 153
Zytokine 21, 26, 60, 62f, 65, 109

SpringerMedizin

Frank Elste

Marketing und Werbung in der Medizin

Erfolgreiche Strategien für Praxis, Klinik und Krankenhaus

2003. Etwa 350 Seiten. Etwa 30 Abbildungen.
Broschiert **EUR 46,–**, sFr 78,50
ISBN 3-211-83875-9

Marketing und Werbung sind längst zu einem unverzichtbaren Thema in der Medizin geworden. Mehr Patientenorientierung und steigender Wettbewerb lassen den Einsatz von modernen Marketingmaßnahmen in Arztpraxis und Krankenhaus zu einem wichtigen Instrument werden.

Das Buch zeigt die Möglichkeiten von Marketing und Werbung in verständlicher Art und Weise auf. Dabei werden auch die Hintergründe der Werbeverbote und der Berufsordnung berücksichtigt. Auf häufige Fehler in werberechtlicher und gestalterischer Hinsicht wird hingewiesen. Die praxisorientierte Darstellung ermöglicht Ärzten und Angestellten der Krankenhausführung eine schnelle Aufnahme aller wichtigen Informationen.

Der Leser kann das erworbene Wissen unmittelbar umsetzen und die Beispiele sofort anwenden. Das Werk darf in keiner medizinischen Praxis und in keinem Krankenhaus fehlen. Auch Angehörige von Heilberufen, Betriebswirte und Werbefachleute finden in diesem Basiswerk viele neue Informationen.

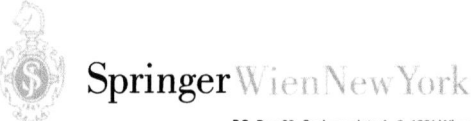

P.O. Box 89, Sachsenplatz 4–6, 1201 Wien, Österreich, Fax +43.1.330 24 26, e-mail: books@springer.at, **springer.at**
Haberstraße 7, 69126 Heidelberg, Deutschland, Fax +49.6221.345-4229, e-mail: orders@springer.de, springer.de
P.O. Box 2485, Secaucus, NJ 07096-2485, USA, Fax +1.201.348-4505, e-mail: orders@springer-ny.com
Eastern Book Service, 3–13, Hongo 3-chome, Bunkyo-ku, Tokyo 113, Japan, Fax +81.3.38 18 08 64, e-mail: orders@svt-ebs.co.jp
Preisänderungen und Irrtümer vorbehalten.

SpringerMedizin

Peter A. M. Weiss

Diabetes und Schwangerschaft

2002. XIII, 824 Seiten. Zahlreiche Abbildungen.
Gebunden **EUR 98,–**, sFr 155,–
ISBN 3-211-83738-8

Dieses Werk ist das erste umfassende deutschsprachige Handbuch über Diabetes und Schwangerschaft und den zugehörigen physiologischen und pathophysiologischen Besonderheiten des Stoffwechsels. Das Buch stützt sich auf langjährige Erfahrungen, da Diabetes und Schwangerschaft an der Grazer Frauenklinik seit mehr als 25 Jahren ein permanenter Forschungsschwerpunkt ist.
Die klinischen Erfahrungen beruhen auf ca. 1400 insulinbehandelten und rund 1200 diätbehandelten Diabetikerinnen. Neben den Forschungsarbeiten der Klinik haben zahlreiche Publikationen der internationalen Fachliteratur in die verschiedenen Kapitel Eingang gefunden.

Im Buch werden gleichermaßen die klinische Routine, klinische Probleme und Forschungsbereiche behandelt. Es ist als Nachschlagwerk für alle jene gedacht, die in der Praxis, am Krankenbett oder in der Forschung mit Diabetes und Schwangerschaft befasst sind und damit auch mit ausgefallenen Fragen konfrontiert werden.

„... füllt ... eine große Lücke in der deutschsprachigen Literatur und ist damit jetzt schon ein Standardwerk."

Geburtshilfe und Frauenheilkunde

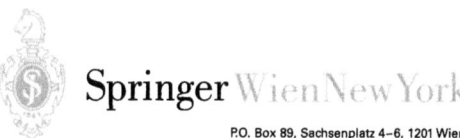

Springer Wien New York

P.O. Box 89, Sachsenplatz 4–6, 1201 Wien, Österreich, Fax +43.1.330 24 26, e-mail: books@springer.at, **springer.at**
Haberstraße 7, 69126 Heidelberg, Deutschland, Fax +49.6221.345-4229, e-mail: orders@springer.de, springer.de
P.O. Box 2485, Secaucus, NJ 07096-2485, USA, Fax +1.201.348-4505, e-mail: orders@springer-ny.com
Eastern Book Service, 3–13, Hongo 3-chome, Bunkyo-ku, Tokyo 113, Japan, Fax +81.3.38 18 08 64, e-mail: orders@svt-ebs.co.jp
Preisänderungen und Irrtümer vorbehalten.

SpringerMedizin

Marianne Springer-Kremser,
Marianne Ringler, Anselm Eder (Hrsg.)

Patient Frau

Psychosomatik im weiblichen Lebenszyklus

Zweite, neu bearbeitete Auflage.
2001. X, 244 Seiten. 21 Abbildungen.
Broschiert **EUR 34,80**, sFr 59,50
ISBN 3-211-83638-1

Das Buch bietet eine umfassende Darstellung der theoretischen Grundlagen zur weiblichen Psychologie in Verbindung mit den in der Frauenheilkunde relevanten Lebensphasen (Menarche, Adoleszenz, Schwangerschaft, Geburt, Menopause und hohes Alter) und Sexualität. Ausgehend von Problemen einzelner Lebensphasen wird die Vernetztheit zwischen dem weiblichen Körper und seelischen Strukturen aufgerollt und den Einflüssen der sozialen Systeme nachgespürt. Viele Bereiche des weiblichen Lebenszyklus, welche nicht den Idealanforderungen entsprechen, werden oft pathologisiert und Frauen damit zu Patientinnen gemacht. Nicht jede Abweichung von der Norm bedeutet zwingend Pathologie.

Die Autoren zeigen die große Bandbreite normaler Reaktionen und weisen auf Auslöser hin, die den Zusammenbruch der üblichen Bewältigungsstrategien signalisieren.

„... Das für den psychoanalytischen Laien hochinteressante Buch wendet sich an alle Ärzte, die Patientinnen betreuen. Für Gynäkologen sollte das Buch eine Pflichtlektüre sein."

Deutsches Ärzteblatt

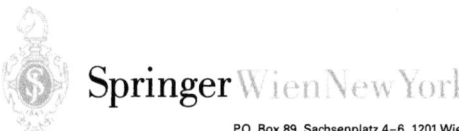

P.O. Box 89, Sachsenplatz 4-6, 1201 Wien, Österreich, Fax +43.1.330 24 26, e-mail: books@springer.at, **springer.at**
Haberstraße 7, 69126 Heidelberg, Deutschland, Fax +49.6221.345-4229, e-mail: orders@springer.de, springer.de
P.O. Box 2485, Secaucus, NJ 07096-2485, USA, Fax +1.201.348-4505, e-mail: orders@springer-ny.com
Eastern Book Service, 3-13, Hongo 3-chome, Bunkyo-ku, Tokyo 113, Japan, Fax +81.3.38 18 08 64, e-mail: orders@svt-ebs.co.jp
Preisänderungen und Irrtümer vorbehalten.

*Springer-Verlag
und Umwelt*

ALS INTERNATIONALER WISSENSCHAFTLICHER VERLAG sind wir uns unserer besonderen Verpflichtung der Umwelt gegenüber bewusst und beziehen umweltorientierte Grundsätze in Unternehmensentscheidungen mit ein.

VON UNSEREN GESCHÄFTSPARTNERN (DRUCKEREIEN, Papierfabriken, Verpackungsherstellern usw.) verlangen wir, dass sie sowohl beim Herstellungsprozess selbst als auch beim Einsatz der zur Verwendung kommenden Materialien ökologische Gesichtspunkte berücksichtigen.

DAS FÜR DIESES BUCH VERWENDETE PAPIER IST AUS chlorfrei hergestelltem Zellstoff gefertigt und im pH-Wert neutral.

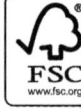

MIX
Papier aus verantwortungsvollen Quellen
Paper from responsible sources
FSC® C105338

If you have any concerns about our products,
you can contact us on
ProductSafety@springernature.com

In case Publisher is established outside the EU,
the EU authorized representative is:
**Springer Nature Customer Service Center GmbH
Europaplatz 3, 69115 Heidelberg, Germany**

Printed by Libri Plureos GmbH
in Hamburg, Germany